U0284316

「儿科疾病诊疗规范」丛书

儿童感染性疾病诊疗规范

第2版

中华医学会儿科学分会 组织编写

人民卫生出版社

·北京·

图书在版编目（CIP）数据

儿童感染性疾病诊疗规范 / 方峰，舒赛男主编 . —2 版 . —北京：人民卫生出版社，2023.3

ISBN 978-7-117-33668-0

Ⅰ.①儿⋯　Ⅱ.①方⋯　②舒⋯　Ⅲ.①小儿疾病 – 感染 – 诊疗　Ⅳ.①R72

中国版本图书馆 CIP 数据核字（2022）第 181793 号

| 人卫智网 | www.ipmph.com | 医学教育、学术、考试、健康，购书智慧智能综合服务平台 |
| 人卫官网 | www.pmph.com | 人卫官方资讯发布平台 |

儿童感染性疾病诊疗规范

Ertong Ganranxing Jibing Zhenliao Guifan

第 2 版

主　　编：方　峰　舒赛男

组织编写：中华医学会儿科学分会

出版发行：人民卫生出版社（中继线 010-59780011）

地　　址：北京市朝阳区潘家园南里 19 号

邮　　编：100021

E - mail：pmph @ pmph.com

购书热线：010-59787592　010-59787584　010-65264830

印　　刷：三河市宏达印刷有限公司（胜利）

经　　销：新华书店

开　　本：889 × 1194　1/32　印张：13.5

字　　数：376 千字

版　　次：2014 年 9 月第 1 版　2023 年 3 月第 2 版

印　　次：2023 年 3 月第 1 次印刷

标准书号：ISBN 978-7-117-33668-0

定　　价：79.00 元

打击盗版举报电话：010-59787491　E-mail：WQ @ pmph.com

质量问题联系电话：010-59787234　E-mail：zhiliang @ pmph.com

数字融合服务电话：4001118166　E-mail：zengzhi @ pmph.com

编写委员会

总 主 编　桂永浩　王天有

副总主编　孙　锟　黄国英　罗小平　母得志　姜玉武

主　　编　方　峰　舒赛男

副 主 编　俞　蕙　万朝敏　刘　钢　许红梅

编　　者（按姓氏笔画排序）

万朝敏　四川大学医学院
毛志芹　中国医科大学
方　峰　华中科技大学同济医学院
邓继岿　汕头大学医学院
刘　钢　首都医科大学
刘志峰　南京医科大学
许红梅　重庆医科大学
陈英虎　浙江大学医学院
赵东赤　武汉大学医学院
俞　蕙　复旦大学医学院
徐　翼　中山大学医学院
曹　清　上海交通大学医学院
舒　敏　四川大学医学院
舒赛男　华中科技大学同济医学院

序 言

第 2 版"儿科疾病诊疗规范"丛书是在深受欢迎的 2016 版基础上,本着高质量、高水平、同质化服务儿科人群的宗旨,由中华医学会儿科学分会率领全国儿科资深专家共同编写。

儿童保健和儿科医疗技术的发展日新月异,新理念、新技术、新方法不断涌现,尖端技术和设备不断更新。与此同时,我国有待进一步完善的儿科医疗资源和同质化的医疗质量需要与时俱进、相对统一的行业诊疗规范,并由此规范诊疗行为,缩小和消除不同地域、不同机构和不同医师之间存在的儿科医疗水平和服务效率的差距,提升临床诊治效果和降低诊疗费用。该诊疗规范同时可以作为卫生和健康管理机构培训和评价儿科医师岗位胜任力的宝贵资源。

在第 1 版所涉及的儿科临床领域基础上,该版的修订新增了儿童消化系统疾病、神经系统疾病、皮肤病、眼科疾病、罕见病、康复和儿科临床营养支持治疗这 7 个领域的诊疗规范,以及分别扩充了儿童保健和发育行为这两个领域。旨在有利于儿科医师跟踪和应对儿科世界的变化发展、疾病谱的变迁与医疗模式的调整、多维度医疗保健服务模式的建立以及慢性病与慢性病管理等。充分体现了儿科服务对象在行为习惯、社会条件以及环境状况等方面的因素将通过多维度复杂的相互作用对疾病产生影响。该版的修订突出了专业核心能力,并使之与主要实践环节相结合,加入相对成熟的新技术、新方法。在内容丰富的基础上,努力提升系统性、实用性和可读性。为了体现诊治思路且便于快速领会,特别更新突出了诊疗流程图。

使用该套丛书的儿科专业人员，在规范儿科临床服务的同时，可以借此学习儿科以及相关学科国内外新理念、新理论和新技术等新进展。可在一定程度上有助于儿科医疗工作者确定符合客观条件、符合社会需要的日常服务标准及研究方向，有助于选定具有学术意义、学术创新的研究课题，且与国家对儿科临床医学人才的专业素质要求相一致。期待本套丛书成为各级儿科从业人员日常学习和参考的案头工具书，为儿科学科发展起到积极的促进作用！

桂永浩　王天有

2023 年 3 月

前　言

　　《儿童感染性疾病诊疗规范》(第2版)是"儿科疾病诊疗规范"丛书之一,全书共有六章,包括病毒性疾病、细菌性疾病、结核病、真菌性疾病、立克次体病和螺旋体病,以及寄生虫病,重点介绍可在人与人、动物与动物和人与动物之间相互传播的传染病。本书在第1版的基础上拓展了内容,含有70余种儿科常见的传染病和感染性疾病,包括正在全球大流行的2019冠状病毒病,并参照国内外最新版本的教科书,权威专业机构或学术组织的诊疗指南、诊疗建议或共识以及2021版 *Nelson's Pediatric Antimicrobial Therapy* 等进行了内容更新,以介绍疾病的诊断依据、诊断标准、治疗手段和预防措施为重点内容;结合感染性疾病特点,特别突出病原学检查及其诊断意义,以作为感染性疾病的病原学诊断依据;并推荐最新、最经典的治疗和预防措施,方案具体,可操作性强;每个章节后附有诊疗流程图,并通过扫描二维码的形式分享数字资源,以便于临床医师学习、理解和快速掌握相关疾病的诊治思路,旨在为从事儿科专业的各级临床医师提供专业性指导,并为规范儿童感染性疾病的诊疗行为、更好地服务于广大患儿、保障与促进儿童健康做出贡献。

　　本书作为疾病的诊疗规范,具有专业的权威性。本书14位编写专家来自全国各大医学院校附属综合医院儿科或者专科医院,具备很高的专业素养,掌握本专业临床研究进展,临床经验丰富,又经过专业课教学和临床教学的历练,为本书的编写质量提供了保障。全书文字精炼、表达流畅、脉络清晰、内容经典、重点突出、理念先进,是一本具备先进性、科学性和实用性的专业工具书。

　　本书出版之际，恳切希望广大读者在阅读过程中不吝赐教，欢迎发送邮件至邮箱 renweifuer@pmph.com，或扫描封底二维码，关注"人卫儿科学"，对我们的工作予以批评指正，以期再版修订时进一步完善，更好地为大家服务。

方　峰　舒赛男

2023 年 3 月

获取图书配套增值内容步骤说明

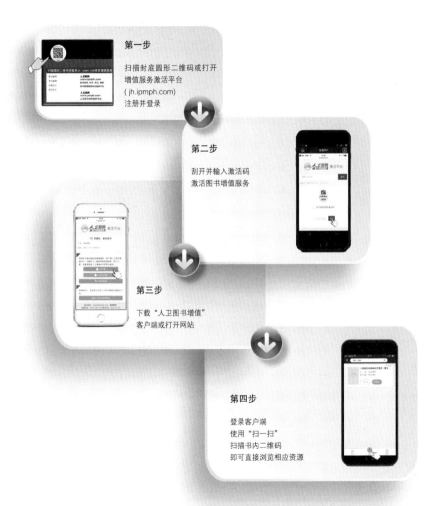

第一步

扫描封底圆形二维码或打开
增值服务激活平台
(jh.ipmph.com)
注册并登录

第二步

刮开并输入激活码
激活图书增值服务

第三步

下载"人卫图书增值"
客户端或打开网站

第四步

登录客户端
使用"扫一扫"
扫描书内二维码
即可直接浏览相应资源

目 录

第一章　病毒性疾病

第一节　麻　疹

【概述】

麻疹（measles）是由麻疹病毒引起的急性呼吸道传染病，以发热、咳嗽、流涕、结膜炎、口腔麻疹黏膜斑及全身红色斑丘疹为主要临床表现。病毒可直接损伤皮肤黏膜的血管内皮细胞，特异性细胞毒 T 细胞和抗原抗体复合物形成以及活化补体可导致血管内皮损伤和血浆渗漏。本病传染性极强，易并发肺炎。我国将麻疹纳入法定乙类传染病管理。

【病因和流行病学特征】

麻疹病毒属副黏病毒科麻疹病毒属，基因组为单股负链 RNA，已发现 8 个基因组共 24 个基因型，但只有一个血清型。传染源主要是患者，通过呼吸道飞沫或经污染周围环境接触传播。麻疹患者自出疹前 5 天至出疹后 4 天传染性最强。易感者接触后几乎均可发病，以春季发病较多，2~5 月为高峰。近年来，我国麻疹呈散发状态，间有局部小流行，发病年龄有向两极发展趋势，8 月龄以下及 15 岁以上年龄组发病比率明显增加。

【诊断】

1. **流行病学史**　未接种过麻疹疫苗或病前 3~4 周内接触过麻疹患者。

2. **临床表现**　潜伏期 6~21 天，一般 10~14 天，被动免疫者可延至 28 天。

（1）典型麻疹（普通型麻疹）：

1）前驱期:持续 2~4 天,有发热、咳嗽、结膜炎及明显的鼻卡他症状,并出现麻疹黏膜斑(又称柯氏斑,Koplik spots),是指在鲜红粗糙的口腔黏膜上出现灰白色小斑点,开始于第二磨牙相对应的位置,可增多累及整个颊黏膜甚至唇黏膜,出疹后 2~3 天内消退,具有临床诊断意义。

2）出疹期:持续 3~5 天,为玫瑰色斑丘疹,先出现于耳后和发际,渐及额面、颈部、躯干及四肢,最后达手掌和足底。疹间皮肤正常,渐融合成片,不伴痒感。同时体温升高,全身症状和呼吸道症状加重。

3）恢复期:皮疹按出疹顺序消退,其他症状也好转。疹退后,有糠麸状脱屑和棕色色素沉着。整个病程为 10~14 天。

（2）非典型麻疹:

1）轻型麻疹:见于有部分免疫力者。表现为潜伏期长、前驱期短及临床症状轻。发热低,常无麻疹黏膜斑或持续时间短,皮疹稀疏、细小和色淡,疹退后可见脱屑,无色素沉着,无并发症。

2）重型麻疹:见于免疫低下人群。表现为中毒症状重,起病即高热或体温不升。皮疹密集和融合,或疹出不透,或出而骤退,或呈出血性。常伴有黏膜和消化道出血,常有肺炎和呼吸窘迫、神经系统症状或心血管功能不全等。病死率高。

3）异型麻疹:见于接种过灭活疫苗或少数减毒活疫苗但缺乏F 蛋白抗体者。①前驱期短暂或缺如,常突发高热,麻疹黏膜斑罕见或在出疹期出现。②出疹早(多于发热第 2~3 天),出疹顺序与典型麻疹相反,先见于四肢远端,以腕踝处显著(某些患者仅见于腕踝处),后延至躯干和面部。③皮疹呈多形性:初为红色斑疹和斑丘疹,可变成小疱疹,偶伴瘙痒,常见瘀点或紫癜及荨麻疹。④全身症状重,常持续高热,伴头痛、腹痛、肌痛和胸痛,干咳明显,还可见呕吐、感觉过敏或感觉异常及肝脾大等。⑤并发症多。几乎都有肺部受累,常为小叶性或节段性肺炎。⑥恢复期皮疹消退处可有脱屑和色素沉着。

4）无皮疹型麻疹:见于潜伏期内接受被动免疫或应用免疫抑制

剂者,病程中无皮疹,可有麻疹黏膜斑,常以鼻咽部分泌物找到多核巨细胞或特异性抗体阳性为诊断依据。

(3) 并发症:

1) 呼吸系统并发症:肺炎是最常见的并发症。原发性肺炎为麻疹病毒所致,在病程早期发生;继发性肺炎的病原常见肺炎链球菌、流感嗜血杆菌、金黄色葡萄球菌或腺病毒等,多发生于出疹期。喉炎可原发于麻疹病毒或继发于细菌感染,可致气道阻塞,重者窒息死亡。还可见中耳炎、鼻窦炎及支气管炎等。

2) 神经系统并发症:麻疹脑炎的临床表现和脑脊液检查同一般病毒性脑炎,其病情与麻疹轻重无关。亚急性硬化性全脑炎(subacute sclerosing panencephalitis,SSPE)为少见的麻疹远期并发症,为脑组织慢性进行性退行性病变,主要见于幼时患过麻疹的年长儿童。先见智力和情绪改变,不久发生阵挛性肌肉抽搐,最后呈去大脑强直状态而死亡。血清或脑脊液中可检出高滴度特异性 IgG 和低滴度特异性 IgM 抗体;脑脊液中可分离出麻疹样病毒;脑组织中存在麻疹病毒或其抗原。

3) 消化系统并发症:包括胃肠炎、肝炎、阑尾炎和肠系膜淋巴结炎等。

4) 其他:麻疹可导致原有结核病恶化或潜伏结核病灶的活化,可发展为粟粒性肺结核或结核性脑膜炎。可出现营养障碍,如营养不良性水肿及维生素 A 缺乏性眼干燥症等。心肌炎、肾炎、血小板减少性紫癜等少见。

3. **实验室检查** 血常规示白细胞总数减少,淋巴细胞相对增多。若淋巴细胞严重减少提示病情严重。若白细胞总数和 C 反应蛋白(CRP)增高,提示继发细菌感染。病程早期取患者鼻、咽及眼分泌物涂片镜检可见多核巨细胞。

4. **病原学检查**

(1) 特异性抗体:特异性 IgM 阳性可诊断急性期感染。急性期和恢复期(病后 2~4 周)双份血清血凝抑制抗体或补体结合抗体或特异性 IgG 抗体滴度≥4 倍增高亦有近期感染诊断意义。异型麻疹患者以恢复期(病后第 10 天)麻疹血凝抑制抗体和补体结合抗体滴度显著升高为其特征,特异性 IgM 常呈阴性。

(2)抗原和核酸:取鼻咽分泌物或尿脱落细胞,用免疫荧光法检测病毒抗原,或用反转录-聚合酶链反应(RT-PCR)法检测病毒核酸,可快速诊断。

(3)病毒分离:发热期取鼻咽分泌物、外周血单个核细胞或尿液分离病毒。

【鉴别诊断】

1. **风疹** 低热或不发热,卡他症状轻微,常伴耳后和枕后淋巴结肿大,一般手掌及足底无皮疹,并发症少见。

2. **幼儿急疹** 无前驱症状,常急性高热,但一般状况良好,无或轻微呼吸道症状和体征,大多于发热 3 天后热退出疹,皮疹先出现于躯干,随后迅速波及颈面部和近端肢体。

3. **猩红热** 皮肤弥漫性充血基础上有鲜红色细小斑点疹,触之有细沙感,同时伴口周苍白圈、杨梅舌和化脓性扁桃体炎;白细胞总数和 CRP 常增高。

4. **川崎病** 球结膜充血,但流涕和流泪等卡他症状不明显;可有指/趾端的硬肿和脱皮;外周血白细胞总数和中性粒细胞数、CRP 和血沉明显增高。

5. **肠道病毒感染** 可出现麻疹样皮疹,但皮疹较快出齐,可呈多形性,无明确的出疹顺序等特点。

6. **药物疹** 有相关药物使用史,通常伴明显瘙痒,以荨麻疹为多见。

【治疗】

尚无抗麻疹病毒药物,主要为加强护理、对症治疗及防治并发症。

1. **营养和护理** 包括给予足够的水分和易消化、富营养的食物,居室保持适宜温湿度和空气新鲜;口、眼和皮肤应经常清洗。

2. **对症治疗** 高热时可温水灌肠或给予小量退热剂降温,切忌退热过猛以引起虚脱。咳剧时给予祛痰镇咳剂。补充维生素 A 可减少麻疹并发症和降低麻疹病死率,推荐单剂口服,<6月龄5万U;6~12月龄10万U;>12月龄20万U;有维生素A缺乏性眼病者需在24小时后和4周后再各服1剂。

3. **中医治疗**　中医认为麻疹属于"温热病"范围,前驱期治疗以辛凉透表为主;出疹期以清热解毒透疹为主;恢复期则要养阴清余热和调理脾胃。

4. **治疗并发症**　抗生素无预防并发症作用,故不宜滥用。

(1)肺炎:原发性肺炎主要给予对症支持治疗,包括氧疗等,可给予利巴韦林雾化吸入治疗;继发细菌性肺炎时应先留取呼吸道分泌物或血样本做培养和药敏试验,在未获得结果前需酌情经验性选用抗菌药物。

(2)喉炎:注意气道湿化和缓解焦虑,可适当使用镇静剂;继发细菌感染者需用抗菌药物;不建议麻疹喉炎时全身应用皮质激素,喉部水肿明显者可考虑局部雾化吸入激素;严重喉部梗阻经上述积极处理不能缓解者需气管切开。

(3)脑炎:主要是护理和对症支持治疗,包括降低颅内压和控制癫痫发作等。除非继发急性播散性脑脊髓炎,一般不使用皮质激素。

【预防】

1. **控制传播**　患者应早发现、早隔离(普通麻疹隔离至出疹后5天,并发肺炎者隔离至出疹后10天)和早治疗。异型麻疹患者不排病毒,故无传染性,无需隔离。患者逗留过的房间用紫外线消毒或通风30分钟,衣物在阳光下暴晒或用肥皂水清洗。易感者不去人群聚集场所。

2. **主动免疫**　对易感者应普遍接种麻疹减毒活疫苗或者灭活疫苗。初种年龄为生后8个月,复种时间为18~24月龄。在麻疹流行地区,可在接触麻疹后2天内,对易感者进行应急接种。

3. **被动免疫**　可维持3~8周。对于未接种过麻疹疫苗的体弱者和婴幼儿,在暴露后7天内肌内注射免疫球蛋白0.25ml/kg(最大量15ml)有高效预防作用(暴露5天内使用可预防感染与患病)。对于有疫苗接种禁忌的免疫抑制儿童,在居住地有麻疹流行期间,应肌内注射免疫球蛋白 0.5ml/kg(最大量 15ml),或静脉注射免疫球蛋白 400mg/kg。每 4 周 1 次,直至麻疹流行结束。

➤ 附:麻疹的诊治流程图

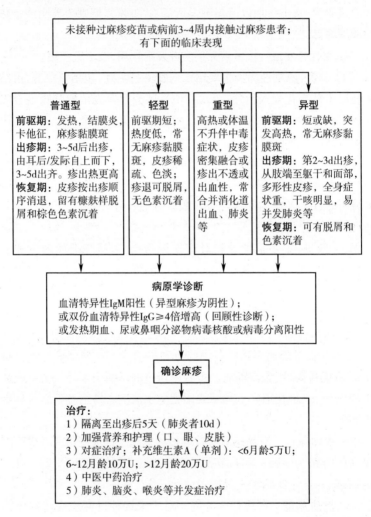

(舒赛男)

第二节 风 疹

【概述】

风疹(rubella)是由风疹病毒所致的急性出疹性传染病。主要表现为发热、皮肤斑丘疹及耳后、枕后和颈部淋巴结肿大,病情轻,预后好。孕早期感染风疹病毒可导致胎儿发生先天性风疹综合征的严重后果。我国将风疹纳入法定的丙类传染病管理。

【病因和流行病学特征】

风疹病毒为披膜病毒科风疹病毒属的唯一成员,基因组为单股正链 RNA,只有一个血清型。主要传染源是患者、亚临床型或隐性感染者和先天性风疹综合征患儿,主要通过空气飞沫传播,或经污染物-手-呼吸道或手-手-呼吸道途径传播;孕妇病毒血症期可将病毒经胎盘传给胎儿,胎儿异常与感染时胎龄密切相关,1~4 周达 61%,5~8 周为 26%,9~12 周仅 8%。本病传染性强,可在集体机构中流行,以冬春季多见。易感者接触后 30% 可发病,病后获终生免疫。

【诊断】

1. **流行病学史** 未接种过风疹疫苗,或病前 3 周内密切接触过风疹患者。

2. **临床表现**

(1) 获得性风疹:潜伏期一般为 2~3 周。

1) 前驱期:一般 1~2 天。可表现为低热、咳嗽、喷嚏、流涕及咽痛等轻微上呼吸道症状。部分患者软腭和悬雍垂可见细小红疹,能融合成片。

2) 出疹期:皮疹常于 1 天内出齐,为浅红色小斑丘疹,迅速由面、颈、躯干部波及四肢,但掌跖部大多无皮疹,面部和四肢皮疹可融合。可伴有低-中度发热和上呼吸道症状。同时有耳后、枕后及颈部淋巴结肿大为本病的另一典型表现。部分患者可无皮疹而仅有淋巴结肿大。可有轻度脾大。

3) 恢复期:皮疹 1~5 天(平均 3 天)后消退,无脱屑或有细小脱屑,无色素沉着。上呼吸道症状也好转。

(2) 先天性风疹综合征(congenital rubella syndrome)。先天性风疹病毒感染可有以下4种结局和表现:①宫内异常,包括死胎、流产、胎儿生长受限和畸形;②出生缺陷,如低体重儿、先天性心脏病、白内障和视网膜病、小头畸形、听力障碍、肝脾大、血小板减少性紫癜及骨发育不良等;③迟发性疾病,如白内障、青光眼、听力丧失、内分泌病(如糖尿病、甲状腺功能障碍及生长激素缺乏)和进行性全脑炎等;④不显性感染,出生时和生后保持正常。

3. 实验室检查　血常规显示白细胞总数减少,淋巴细胞在病初1~4天内减少,其后增多,C反应蛋白正常。部分患者在病程1周内血沉增快。

4. 病原学检查

(1) 特异性抗体:特异性 IgM 增高或双份血清 IgG 抗体滴度≥4倍升高有诊断意义。先天性风疹患儿出生时特异性 IgM 即为阳性,并在生后6个月持续存在。胎血(孕20周后)检出特异性 IgM 可证实胎儿感染。

(2) 病毒分离:取出疹前5天至出疹后3天鼻咽分泌物分离病毒,阳性率较高。取羊水或胎盘绒毛分离病毒是诊断胎儿风疹病毒最可靠的方法之一。先天性风疹应在发病后数月内取鼻咽分泌物、尿、脑脊液、骨髓或病变组织等标本分离病毒,阳性有诊断意义。

(3) 抗原和核酸:用免疫印迹法检测胎盘绒毛或胎儿活检标本中风疹病毒抗原。用 RT-PCR 法或核酸杂交检测羊水或绒毛中的病毒基因。两者联合应用可提高检出率,阳性有诊断意义。

【鉴别诊断】

主要需与其他出疹性疾病如麻疹、猩红热、幼儿急疹、川崎病、传染性单核细胞增多症、肠道病毒感染和药物疹等进行鉴别,鉴别要点见本章第一节。

【治疗】

1. 对症处理　风疹病毒感染无特殊治疗方法,主要为对症治疗。宜卧床休息,给予富营养又易于消化的食物。可使用清热解毒类中药。

2. 先天性风疹的治疗 无症状感染者无需特别处理,但应随访观察,以期及时发现迟发性缺陷。有严重症状者应相应处理:①有明显出血者可考虑静脉注射免疫球蛋白治疗;②肺炎合并呼吸窘迫、黄疸、心脏畸形及视网膜病等处理原则同其他新生儿;③充血性心力衰竭和青光眼者需积极处理,白内障治疗最好延至1岁以后;④早期和定期进行脑干听觉诱发电位检查,以早期诊断耳聋并及时干预,如戴助听器和特殊培训。

【预防】

1. 一般预防 预防重点是妊娠期女性,尤其是孕早期,无论是否患过风疹或接种过风疹减毒活疫苗,均应尽量避免接触风疹患者。

2. 主动免疫 对儿童和易感育龄女性可接种风疹减毒活疫苗,目前我国儿童计划免疫常用风疹-麻疹疫苗二联疫苗以及风疹-麻疹-腮腺炎三联疫苗。免疫缺陷或正在应用免疫抑制剂者禁忌接种。使用血制品者应间隔3个月后再接种。

3. 被动免疫 易感孕妇若在妊娠20周内接触风疹患者,可在暴露后3天内肌内注射人免疫球蛋白20ml;高危儿童,若有明确接触史,可在暴露后3天内肌内注射人免疫球蛋白,剂量0.55ml/kg,有一定预防作用。

➤ 附:风疹的诊治流程图

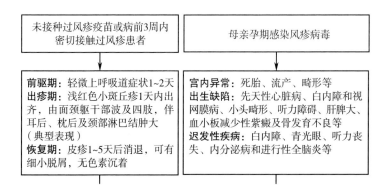

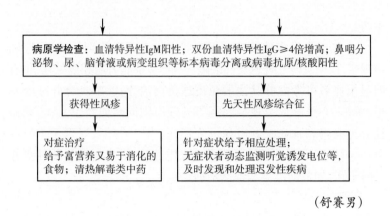

病原学检查：血清特异性IgM阳性；双份血清特异性IgG≥4倍增高；鼻咽分泌物、尿、脑脊液或病变组织等标本病毒分离或病毒抗原/核酸阳性

| 获得性风疹 | 先天性风疹综合征 |

| 对症治疗
给予富营养又易于消化的食物；清热解毒类中药 | 针对症状给予相应处理；
无症状者动态监测听觉诱发电位等，及时发现和处理迟发性疾病 |

（舒赛男）

第三节 幼 儿 急 疹

【概述】

幼儿急疹（exanthema subitum）是婴幼儿期常见的急性出疹性病毒性疾病，以高热3天后热退出疹为典型临床特征。病毒从口鼻黏膜或眼结膜入侵，CD4$^+$T细胞为主要靶细胞，高水平病毒血症期出现高热，其间可侵入神经系统，当病毒血症消退时发生皮疹。

【病因和流行病学特征】

人类疱疹病毒6型（human herpesvirus 6，HHV-6）已于2012年被正式分为HHV-6A和HHV-6B两种病毒，幼儿急疹的主要病因是HHV-6B（既往多以HHV-6进行研究），人类疱疹病毒7型（HHV-7）原发感染亦可引起本病，两者属于疱疹病毒科β疱疹病毒亚科玫瑰疹病毒属。基因组为线状双链DNA，与巨细胞病毒有较高同源性并存在抗原交叉反应。HHV-6感染后可潜伏在T淋巴细胞内，在一定条件下可被激活增殖（再发感染），但通常不引发显性疾病。传染源主要是无症状感染的成人，病毒主要经唾液传给易感儿童。HHV-6可经胎盘传播，但罕见先天性感染。95%以上的幼儿急疹发生于3岁以内，6~18个月为发病高峰年龄，3月龄前和4岁后少见。大多为散发，春季和秋季多见。

【诊断】

1. **流行病学史** 通常无明确的流行病学史。

2. **临床表现** 潜伏期一般为 5~15 天,平均 10 天。典型临床经过:
①前驱期:常无症状,可有少量流涕和轻微咽部充血。②发热期:常突
起高热,体温可达 40℃,绝大多数持续 3 天,少数延至 5 天。伴随症
状(食欲减退、轻咳、不安或激惹)和体征(咽和扁桃体轻度充血,头颈
部浅表淋巴结轻度肿大)轻微及一般状况良好,与高热不相称。高热
初期可伴惊厥,发生率为 5%~10%。③出疹期:热退后出疹,为红色斑
丘疹,主要分布于面部和躯干,维持 3 天左右消退。偶见脑炎或脑膜
炎及血小板减少性紫癜等并发症。

3. **实验室检查** 常见外周血白细胞总数和中性粒细胞减少,偶
见血小板计数轻度减少。CRP 一般正常。并发脑膜炎或脑炎时,脑
脊液细胞数和蛋白轻度增加。

4. **病原学检查**

(1) 特异性抗体:因少数成人特异性 IgM 持续阳性,一般不单独依
据特异性 IgM 诊断 HHV-6 感染。取双份血清(间隔 2~3 周)检测特异性
IgG 抗体,若发现其阳转是原发感染的可靠指标;若抗体滴度≥4 倍增高
提示活动性感染(包括原发感染和再发感染)。

(2) 抗原和核酸:取外周血单个核细胞、唾液或病变组织,可用免
疫酶法检测病毒早期抗原;还可用 PCR 技术检测上述样本或血浆中
病毒核酸。

(3) 病毒分离:在发热期内取外周血单个核细胞或唾液,接种于
新鲜人脐血单个核细胞,观察细胞病变。

【鉴别诊断】

1. **风疹** 常有前驱症状;发热后 1 天左右出皮疹;常见耳后淋巴
结肿大。

2. **麻疹** 有明显前驱期症状,如明显卡他症状和结膜充血及麻
疹黏膜斑;出疹期体温增高,皮疹首先出现于耳后发际和颜面部,3~5
天内自上而下出齐达掌跖部有助于鉴别。

【治疗】

1. **对症治疗**　注意补充水分和营养。高热者,尤其是有高热惊厥史者,应给予退热剂。

2. **并发症治疗**　并发脑炎或脑膜脑炎时,应给予相应降低颅内压和止惊等处理,病情严重者,可考虑抗病毒治疗。更昔洛韦和膦甲酸钠对 HHV-6 感染有一定疗效;更有限的资料显示,膦甲酸钠可抑制 HHV-7 病毒,可考虑选用。

➤ **附:幼儿急疹的诊治流程图**

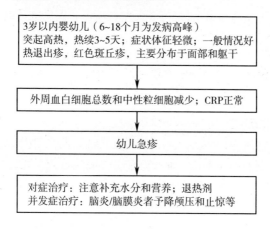

3岁以内婴幼儿（6~18个月为发病高峰）
突起高热，热续3~5天；症状体征轻微；一般情况好
热退出疹，红色斑丘疹，主要分布于面部和躯干

↓

外周血白细胞总数和中性粒细胞减少；CRP正常

↓

幼儿急疹

↓

对症治疗：注意补充水分和营养；退热剂
并发症治疗：脑炎/脑膜炎者予降颅压和止惊等

（舒赛男）

第四节　水痘和带状疱疹

【概述】

水痘和带状疱疹是由同一种病毒即水痘-带状疱疹病毒引起的两种疾病。水痘(varicella)是一种有高传染性的急性出疹性疾病,其临床特点为皮肤和黏膜相继出现和同时存在丘疹、水疱疹、结痂等各类皮疹,多见于儿童。带状疱疹(herpes zoster)以簇集性小水疱疹沿神经走向单侧分布伴明显神经痛为特征,多见于成人。本病预后一般良好,但新生儿及免疫缺陷者可发展为重症或并发脑炎等,可致死亡。先天性水痘可引起胚胎病。

【病因和流行病学特征】

水痘-带状疱疹病毒(varicella-zoster virus,VZV),属疱疹病毒α亚科。基因组为双股 DNA,仅有一个血清型,与单纯疱疹病毒抗原有部分交叉反应。VZV 具有潜伏-活化特性,原发感染(水痘)后可潜伏在三叉神经节或脊髓背神经节内,激活后引起再发感染(带状疱疹)。传染源为水痘和带状疱疹患者,以前者为主。主要通过空气飞沫经呼吸道传播,或经接触疱疹液而感染。孕前 20 周内感染水痘可经胎盘传染胎儿导致先天性水痘综合征,母亲分娩前后不久患水痘可导致新生儿围产期水痘。水痘多见于儿童,以 2~6 岁为高发年龄段。大多数带状疱疹发生在 50 岁以上或免疫低下人群。水痘四季都可发病,以冬春季最多。带状疱疹无季节性。

【诊断】

1. 流行病学史 有水痘接触史或带状疱疹密切接触史且未接种过水痘疫苗。

2. 临床表现 潜伏期为 10~23 天,平均 14 天。

(1)典型水痘:婴幼儿多无明显前驱症状,年长儿可有低热、头痛、不适及厌食等,持续约 1~2 天。皮疹初期见于发际处,继而成批出现于躯干、头面部和四肢,呈向心性分布伴瘙痒,初呈小红色斑疹或丘疹,6~8 小时内变成水疱疹,24~48 小时内疱液转为云雾状,然后干燥结痂,不留瘢痕。皮疹可波及口腔、鼻、眼和生殖道黏膜处。各期皮疹同时存在为其特征。出疹最初 2~4 天可有发热和全身浅表淋巴结肿大。病情差异较大,病程长短不一。

(2)重症水痘:多见于免疫缺陷儿童,特别是在潜伏期接受化疗和淋巴细胞绝对数 $<0.5 \times 10^9$/L 者。表现为进行性、弥漫性水痘疹,伴持续发热。皮疹呈离心性分布,为有脐状凹陷的大疱型或出血性疱疹。常并发水痘肺炎和血小板减少而致出血。严重出血或并发弥散性血管内凝血时危及生命。

(3)先天性水痘综合征:孕妇在妊娠 20 周前患水痘,2% 胎儿可发生 VZV 胚胎病,统称先天性水痘综合征。最突出特征是锯齿状皮肤瘢痕,其他包括肢体发育不良(一个或多个肢体短小或畸形)、眼部异常(脉络膜视网膜炎、小眼畸形、白内障)、中枢神经损害(大脑皮质萎缩等)和低体重儿等。

(4)新生儿水痘:若孕妇在分娩前5天至分娩后2天内患水痘常引起新生儿严重水痘,多于生后5~10天(可早至生后2天)发生弥漫性或出血性水痘,常伴发热并累及肺和肝脏,病死率高达30%。若孕妇患水痘至分娩的间期>5天,新生儿可从母体获得特异性抗体得以减轻感染,多于生后4天内发病,病情常不严重,少见死亡。易感孕妇所生新生儿也可通过水平传播获得感染而发病,可并发肺炎、肝炎或脑炎,患病时年龄越大,其并发症的发生率越低。

(5)带状疱疹:常见于HIV感染和免疫抑制者及婴儿期患水痘或其母亲妊娠期患过水痘的儿童。皮损多单侧分布于1~2个相邻皮区,常累及躯干或脑神经皮区。皮疹初为红斑或斑丘疹,于12~24小时内出现成簇的小水疱疹,疱疹群之间皮肤正常,病变呈带状分布倾向,一般不越过躯体中线,罕见数个皮区的不对称受累。局部常伴灼痒和刺痛或闷痛。局部淋巴结可肿大伴触痛。眼部带状疱疹可累及角膜。脑神经受累时有较剧烈头痛。累及面神经和听神经时出现面瘫与耳鸣及耳聋。病程一般2~3周,偶见免疫缺陷者可反复出疹,持续数月。带状疱疹后神经痛可持续存在,少数长达1年或更久,儿童少见。

3. **实验室和辅助检查** 病初3天内,外周血白细胞减少,随后淋巴细胞增多。约75%水痘患者转氨酶轻度增高。中枢神经系统感染者脑脊液蛋白轻度增高,糖水平一般正常。水痘肺炎的影像学改变为肺门周围散在结节状或粟粒状影。

4. **病原学检查**

(1)病毒分离:取出疹后3~4天内的疱疹液或破溃疹拭子接种,7~14天出现典型细胞病变,若加用免疫荧光检测,可缩短时间至2~3天。

(2)抗原和核酸:用直接免疫荧光法可检出疱疹液或皮损标本中VZV抗原。还可用PCR法检测样本中病毒基因。阳性有诊断意义。

(3)特异性抗体:用ELISA法检测血清特异性IgM抗体阳性,或双份血清特异性IgG抗体阳转或滴度≥4倍增高提示近期感染。脑脊液或胎血特异性IgM抗体阳性有助于诊断VZV脑炎和先天性水痘。

带状疱疹的特异性 IgM 抗体水平低, 持续时间短, 放射免疫法(RIA) 的检出率可达 70%。

【鉴别诊断】

1. **播散性单纯疱疹病毒感染** 皮疹常在皮肤与黏膜交界处, 多见于唇缘、口角和鼻孔周围, 伴有灼痛或刺痛及瘙痒, 可见成簇的小水疱、脓疱、溃疡和结痂。新生儿期感染病情进展迅速, 易发生休克、多脏器衰竭或中枢神经系统病变。主要依靠病原学诊断方法予以鉴别。

2. **丘疹性荨麻疹** 为坚实的红色丘疹, 大小形状不一, 伴有明显的痒感。

3. **脓疱病** 皮疹为化脓性疱疹, 疱液革兰氏染色可检出革兰氏阳性球菌或可培养出化脓菌, 抗生素治疗有效。

4. **手足口病** 由肠道病毒引起。春夏季多见, 常见于 5 岁以下儿童, 口腔内可有溃疡, 皮疹为更小的丘疱疹, 多见于四肢远端和手足心、口腔及臀等部位, 且不结痂。病程短, 1 周左右痊愈。

【治疗】

1. **一般治疗** 皮疹瘙痒时可局部用炉甘石洗剂或口服抗组胺药。剪短指甲, 避免搔破皮疹而继发细菌感染。发热时给予退热剂, 避免使用水杨酸类药, 如阿司匹林。针对并发症进行相应对症治疗。

2. **病原治疗** 尽早抗病毒治疗可缩短病程。

(1) 水痘:首选阿昔洛韦。

1) 阿昔洛韦(acyclovir, ACV):①口服:适用于 >1 岁无并发症的水痘患者。用法:20mg/kg(最大量 800mg), q.6h., 疗程 5 天。起病 24 小时内用药疗效最佳。②静脉用药:适用于重症水痘、围产期感染和有并发症的新生儿水痘及免疫抑制者。用法:10mg/kg(播散性或中枢神经系统感染时加至 15~20mg/kg, 最大量 500mg/m^2), q.8h., 静脉滴注(1~2 小时), 肾功能不良者应减至 1/3~1/2 量。疗程 7~14 天, 或直至连续 48 小时未见新出皮疹为止。③局部用药:可涂擦 ACV 软膏或凝胶。

2) 伐昔洛韦(valacyclovir, VACV):出疹后 24 小时内开始用药效佳。≥3 个月儿童用法:20mg/kg, q.8h., 最大量 3g/d, 疗程 5 天。

3）膦甲酸钠（phosphonoformic acid, PFA）：仅适用于 ACV 耐药者，推荐剂量, 60mg/kg, q.8h., 或 90mg/kg, q.12h., 静脉滴注（>1 小时），连用 2~3 周。主要不良反应为肾毒性。

（2）带状疱疹：最好在出疹 48 小时内用药。①阿昔洛韦：口服。20mg/kg（最大剂量 800mg），5 次/d, 连用 7~10 天。若为播散性疾病高风险的免疫抑制患者可静脉用药，剂量同水痘。②泛昔洛韦（famciclovir）：成人 500mg, q.8h., 疗程 7 天。③伐昔洛韦：美国食品药品管理局（Food and Drug Administration, FDA）推荐，成人 1 000mg, q.8h., 疗程 7 天。

3. **其他治疗** 带状疱疹的神经痛常需用强效镇痛药，如非甾体抗炎药或阿片类药物，成人常用普巴瑞林，但该药在儿童的安全性和疗效研究还不充分，故年龄 <17 岁患者不推荐使用。

【预防】

1. **一般预防** 水痘患者居家隔离至全部皮疹干燥结痂。易感儿童接触患者后需医学观察 21 天。带状疱疹患者无需隔离。易感的免疫抑制的儿童和孕妇应避免接触水痘患者，甚至水痘减毒活疫苗接种者。

2. **疫苗接种** 水痘减毒活疫苗（VZV Oka 株）接种后, 70%~85% 能预防各型水痘，100% 能预防严重水痘。推荐于 12~15 个月和 4~6 岁年龄段接种 2 次。免疫抑制者应避免接种水痘疫苗。在接种疫苗前 5 周内或接种后 3 周内输注全血、血浆或免疫球蛋白可降低疫苗效力。为避免诱发 Reye 综合征，接种疫苗后 6 周内避免使用水杨酸类药物。

3. **被动免疫** VZV 免疫球蛋白（VZIG）可用于高危易感人群（无水痘病史的免疫抑制者、生前 5 天内或生后 2 天内母亲患水痘的新生儿）的暴露后预防。应尽早应用（不晚于暴露后 10 天），保护期为 3 周。若 3 周后再次暴露，应追加 1 剂。剂量：新生儿 125U, 其他年龄者每 10kg 体重 125U（最大剂量 625U），肌内注射。高危新生儿被动免疫后仍有半数会发病，但病情较轻。VZIG 无治疗 VZV 感染和预防带状疱疹的作用。

4. **药物预防** 免疫正常儿童在潜伏期口服阿昔洛韦（1/2 治疗量，

连用 5 天),可预防水痘发生。

> 附:水痘或带状疱疹的诊疗流程图

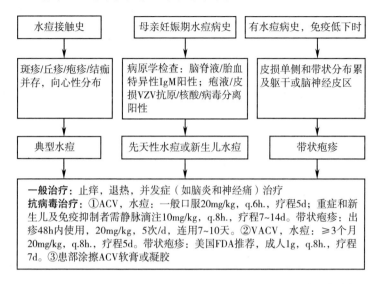

| 水痘接触史 | 母亲妊娠期水痘病史 | 有水痘病史,免疫低下时 |

| 斑疹/丘疹/疱疹/结痂并存,向心性分布 | 病原学检查:脑脊液/胎血特异性IgM阳性;疱液/皮损VZV抗原/核酸/病毒分离阳性 | 皮损单侧和带状分布累及躯干或脑神经皮区 |

| 典型水痘 | 先天性水痘或新生儿水痘 | 带状疱疹 |

一般治疗:止痒,退热,并发症(如脑炎和神经痛)治疗
抗病毒治疗:①ACV,水痘:一般口服20mg/kg,q.6h.,疗程5d;重症和新生儿及免疫抑制者需静脉滴注10mg/kg,q.8h.,疗程7~14d。带状疱疹:出疹48h内使用,20mg/kg,5次/d,连用7~10天。②VACV,水痘:≥3个月20mg/kg,q.8h.,疗程5d。带状疱疹:美国FDA推荐,成人1g,q.8h.,疗程7d。③患部涂擦ACV软膏或凝胶

(赵东赤)

第五节 流行性腮腺炎

【概述】

流行性腮腺炎(mumps,epidemic parotitis)是由腮腺炎病毒引起的急性呼吸道传染病。病毒对腺体和神经组织具有亲和力。临床以腮腺和/或其他唾液腺肿大为主要特征,可并发脑膜脑炎、睾丸炎及胰腺炎等。我国将流行性腮腺炎纳入法定丙类传染病管理。流行性腮腺炎病例表现见增值图 1-5-1。

增值图 1-5-1
流行性腮腺炎

【病因和流行病学特征】

腮腺炎病毒(mumps virus)属于副黏病毒亚科风疹病毒属,基因组为单股负链 RNA,编码 7 种蛋白:NP、P、L、F、HN、M 和 SH。只有一个血清型。传染源为患者和隐性感染者,主要经呼吸道途径传播。孕妇在孕早期感染时可将病毒经胎盘感染胎儿。感染后获终生免疫。好发年龄为 5~14 岁,婴儿很少发病。常在集体机构中流行,冬春季节高发。

【诊断】

1. **流行病学史** 有确诊或疑似流行性腮腺炎患者接触史或所在集体机构内有流行性腮腺炎流行,未接种腮腺炎疫苗者感染风险更大。

2. **临床表现** 潜伏期为 12~25 天,一般 16~18 天。

(1) **典型表现**:前驱症状包括发热、头痛、畏食及呕吐等,随后诉"耳痛",次日腮腺逐渐肿大,以耳垂为中心,有轻触痛,腮腺管口红肿。数日内可累及对侧(双侧病变约占 70%~80%),其他唾液腺如下颌下腺或舌下腺可同时肿大。

(2) **非典型表现**:多见于 5 岁以下儿童,可仅有上呼吸道症状和发热,而无腮腺和其他唾液腺肿大;或者仅见其他唾液腺如下颌下腺肿大。

(3) **并发症**:可在腮腺炎出现前、同时或后发生,也可发生于无腮腺炎时。

1) 神经系统并发症:常见脑膜炎或轻度脑膜脑炎,其次为脑炎。常发生于腮腺炎后 3~10 天,主要表现为发热、头痛、呕吐及颈项强直,很少惊厥和昏迷,时有脑神经损伤或小脑性共济失调等。脑脊液呈无菌性脑膜炎改变。

2) 胰腺炎:常为轻型或亚临床型,罕见严重胰腺炎。多发生于腮腺肿胀后 3~7 天。常突起上腹痛伴局部压痛和腹肌紧张,发热伴寒战,反复呕吐,有腹胀、腹泻或便秘。

3) 生殖腺炎:多发生于腮腺炎后 8 天内。10 岁以上男性患者20%~35% 发生附睾-睾丸炎,多为单侧,常突起发热、寒战和下腹痛;

睾丸肿痛和变硬。约半数患者睾丸发生萎缩,双侧受累可致不育症。约 7% 青春期后女性患者可并发卵巢炎,临床可有下腹疼痛和触痛,一般不影响生育。

4)腮腺炎后耳聋:每 10 万例流行性腮腺炎患者中有 0.5~5.0 例发生耳聋,多为轻度听力损害,永久性耳聋罕见。

5)其他并发症:还可见甲状腺炎、乳腺炎、泪腺炎、关节炎、肝炎、间质性肺炎、肾炎、心肌炎及神经炎等。

3. **实验室检查** 外周血白细胞数大多正常或稍高,淋巴细胞相对增多。C 反应蛋白一般正常。约 90% 患者血和尿淀粉酶轻至中度增高。并发胰腺炎时,血和尿淀粉酶增高明显,血清脂肪酶和胰腺淀粉酶同工酶(P 型)增高。

4. **病原学检查**

(1)病毒分离:取急性期唾液和脑膜脑炎发病后 5 天内的脑脊液分离病毒。用免疫荧光法可快速检出培养物中的病毒。阳性可确诊。

(2)特异性抗体:血清特异性 IgM 阳性提示近期感染。双份血清(间隔 2~4 周)特异性 IgG 效价≥4 倍增高或观察到抗体阳转可确定诊断。

(3)病毒核酸:用反转录-聚合酶链反应检测样本中的病毒 RNA,具有更高的敏感性,有助于快速诊断。

【鉴别诊断】

1. **急性淋巴结炎** 肿大淋巴结边界清楚,压痛明显,腮腺管口无红肿;外周血白细胞总数及中性粒细胞增高。

2. **化脓性腮腺炎** 腮腺部位红肿压痛明显,挤压可见脓液自腮腺导管口流出;外周血白细胞总数、中性粒细胞数及 C 反应蛋白增高。

3. **复发性腮腺炎** 可由其他病原感染或药物过敏引起,故有相应感染证据或药物使用史;如果为结石所致,腮腺导管造影检查常可发现结石影。

4. **其他病毒所致腮腺炎** 如 EB 病毒、柯萨奇病毒和埃可病毒、甲型流感病毒、副流感病毒、巨细胞病毒、人疱疹病毒 6 型和淋巴细胞性脉络膜脑膜炎病毒等,主要通过相应的病原学检查鉴别。

5. **干燥综合征** 常有间歇性交替性腮腺肿痛,且口干,明显伴干燥性角结膜炎,还有低热、皮疹、关节痛及多系统受累,自身抗体如抗SSA 或抗 SSB 阳性。

【治疗】

本病为自限性疾病,主要是对症治疗。

1. **对症治疗** 急性期注意休息,补充水分和营养,给予流质和软食,避免摄入酸性饮食(如橙汁等);高热者给予退热剂;腮腺肿痛伴发头痛严重时可使用镇痛药。

2. **局部治疗** 用青黛散调醋局部涂敷可减轻肿胀和疼痛;也可给予局部温敷,或透热及红外线等理疗。

3. **并发症处理** ①睾丸炎:用丁字带将阴囊托起;局部冷湿敷以减轻疼痛;可用止痛药,如布洛芬(不超过 4 次/d)。②胰腺炎:可考虑短期禁食;静脉输液维持水、电解质、酸碱平衡和热量供给。病情严重时,可使用生长抑素及其类似物(奥曲肽)抑制胰腺外分泌,质子泵抑制剂抑制胃酸分泌,乌司他丁等蛋白酶抑制剂抑制胰蛋白酶活性。③神经系统并发症:主要是降低颅内压(20% 甘露醇:每次0.25~1g/kg,30 分钟内静脉滴注,间隔 4~8 小时用);有惊厥者给予止惊处理等。

【预防】

1. **一般预防** 应隔离患者至腮腺肿胀完全消退为止。孕早期易感孕妇应避免接触患者,以免造成胎儿感染。

2. **疫苗接种** 接种腮腺炎减毒活疫苗(Jeryl-Lynn 株,我国为 S_{79} 减毒株),2 剂次疫苗接种的保护期至少 20 年。接种麻疹 - 腮腺炎 - 风疹(MMR)三联疫苗抗体阳转率可达 95% 以上,推荐 1 岁以上无自然感染史者普遍接种。

➤ 附：流行性腮腺炎诊治流程图

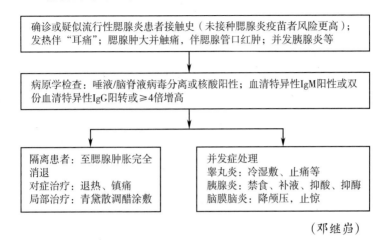

确诊或疑似流行性腮腺炎患者接触史（未接种腮腺炎疫苗者风险更高）；
发热伴"耳痛"；腮腺肿大并触痛，伴腮腺管口红肿；并发胰腺炎等

病原学检查：唾液/脑脊液病毒分离或核酸阳性；血清特异性IgM阳性或双
份血清特异性IgG阳转或≥4倍增高

隔离患者：至腮腺肿胀完全
消退治疗：退热、镇痛
局部治疗：青黛散调醋涂敷

并发症处理
睾丸炎：冷湿敷、止痛等
胰腺炎：禁食、补液、抑酸、抑酶
脑膜脑炎：降颅压，止惊

（邓继岿）

第六节 流行性感冒

【概述】

流行性感冒（influenza），简称流感，是由流行性感冒病毒（简称流感病毒）引起的急性呼吸道传染病。以急性发热伴乏力、头痛和肌肉酸痛等全身症状明显而呼吸道卡他症状轻为其临床特征。儿童发病率较高，婴幼儿和免疫低下者易并发肺炎，重者可导致死亡。我国将流行性感冒纳入法定丙类传染病管理。

【病因和流行病学特征】

流感病毒（influenza virus）属正黏病毒科，是有包膜的单股负链RNA病毒，主要表达核蛋白（NP）、基质蛋白1（M1）和3种膜蛋白：①血凝素（HA）；②神经氨酸酶（NA）；③基质蛋白2（M2）。根据流感病毒NP和M蛋白抗原性不同，感染人类的流感病毒主要有A（甲）、B（乙）及C（丙）型。甲型流感病毒又分为若干亚型，已发现18种HA亚型和11种NA亚型。流感病毒抗原性变异主要指HA和NA的变异，有两种形式：①抗原性漂移（antigenic drift）：变异幅度小，属量变，往往引起局部暴发流行；②抗原性转变（antigenic shift）：变异幅

度大,系质变,形成新亚型,可在短期内播散到世界各地,称为世界大流行(pandemic influenza)。

传染源主要是患者和隐性感染者。病毒主要通过空气飞沫传播,在人群密集场所感染率高;也可通过口腔、鼻腔及眼睛等处黏膜接触传播;患者分泌物污染环境可间接传播病毒。人群对新亚型病毒普遍易感,一般以 6~15 岁发病率最高。病后或接种后获同型病毒的免疫力,维持期不超过 2 年。流感流行有明显季节性,我国长江以北主要在冬季,长江以南主要在冬春季,南方沿海地区于春末夏初和冬季出现两个流行高峰。

【诊断】

1. **流行病学史** 在流行季节发病,有流感患者接触史。

2. **临床表现** 潜伏期一般 1~3 天,可短至数小时,长至 7 天。甲型和乙型流感的临床表现相似,但后者全身症状轻而鼻及眼部症状明显。丙型流感类似于普通感冒或典型流感,儿童少见。

(1) 单纯型流感:急性起病,发热(体温可达 39℃以上)伴畏寒、乏力和全身酸痛等明显全身症状,可伴有鼻塞、流涕、咽痛和咳嗽等上呼吸道症状。婴幼儿流感常不典型,可出现热性惊厥,易引发中耳炎、喉炎、气管支气管炎及肺炎等,腹泻和呕吐等胃肠道症状较常见。新生儿流感少见,可呈败血症样表现,易合并肺炎。体检可见眼结膜轻度充血和咽部充血,肺部听诊正常或闻及干啰音。发病 3~4 天后体温逐渐下降,全身症状好转。轻者如同普通感冒,症状轻,2~3 天即可恢复。

(2) 肺炎型流感:多见于婴幼儿和老年人、慢性心肺疾病及免疫低下者。常以流感症状起病,发病 1~2 天后病情加重,有持续高热、精神萎靡、气急、发绀、阵咳及咯血等。体检可有双肺呼吸音降低,可闻及哮鸣音和湿啰音。

(3) 胃肠型流感:除发热外,以呕吐和腹泻为显著特点,多见于婴幼儿和学龄前儿童,2~3 天即可恢复。

(4) 重症流感:病情发展迅速,多在病后 1~2 天出现肺炎,体温常持续在 39℃以上,呼吸困难伴顽固性低氧血症,可快速进展为急性呼吸窘迫、脑病、休克、心肌损伤或心力衰竭、心脏停搏和急性肾损伤或肾衰竭，甚至多器官功能障碍。

（5）并发症：

1）其他病原性肺炎：①细菌性肺炎：表现为病情加重，体温升高并有全身中毒症状，肺部细湿啰音或有局灶性肺炎体征。外周血白细胞总数和中性粒细胞显著增多，痰培养可发现致病菌。②其他肺炎：常见支原体、嗜肺军团菌、呼吸道合胞病毒、副流感病毒及真菌等其他呼吸道病原感染。

2）肌炎：儿童较常见，表现为急性良性肌炎，肌痛主要见于下肢，尤以小腿腓肠肌疼痛为甚，伴有血清肌酸激酶及其同工酶升高。

3）神经系统并发症：可并发脑炎、脑膜炎、脊髓炎、吉兰-巴雷综合征及急性坏死性脑病（acute necrotizing encephalopathy，ANE）等。

4）心脏并发症：不常见，主要引起心肌炎和心包炎。可见心电图异常和肌酸激酶升高，重症病例可出现心力衰竭。

3. 实验室和辅助检查

（1）常规和生化检查：轻症患者白细胞总数减少，淋巴细胞数相对增加，C 反应蛋白正常。部分患者可见白细胞总数和中性粒细胞以及 C 反应蛋白一过性增高。合并细菌感染时，白细胞总数和中性粒细胞数及 C 反应蛋白和降钙素原明显增高。并发肌炎者血清肌酸激酶等肌酶谱明显增高。中枢神经系统受累时脑脊液有核细胞数和蛋白可正常或升高。

（2）影像学检查：肺炎型流感胸部 X 线检查显示肺内多叶段斑片状渗出性病灶或结节状影，由肺门向四周扩散；CT 显示双侧肺内多叶段和外带的毛玻璃样改变。少数有胸腔积液。

4. 病原学检查

（1）病毒分离或病毒颗粒：采集起病初期患者的含漱液或鼻咽分泌物，接种鸡胚羊膜腔或细胞培养进行病毒分离；或用电镜或免疫电镜在症状出现 24 小时鼻咽分泌物沉渣中直接镜检病毒颗粒。

（2）抗原和核酸：取呼吸道分泌物，用胶体金法、免疫荧光法或免疫酶法检测流感病毒抗原，使用单克隆抗体可分型；或用 RT-PCR 法检测病毒特异性基因,可确认病毒型和亚型。

(3) 特异性抗体:取急性期(病后 5 天内)和恢复期(病后 3~4 周)血清,检测特异性 IgG 抗体滴度≥4 倍增高有回顾性诊断意义。血清特异性 IgM 抗体检测可用于急性期诊断。

5. **诊断标准**

(1) 临床诊断病例:有流感的临床表现,有流行病学史(发病前 7天内在无有效个人防护下与疑似或确诊流感患者有密切接触,或属于流感样病例聚集发病者之一,或有明确传染他人的证据)且排除其他引起流感样症状的疾病。

(2) 确诊病例:流感临床诊断病例,具有以下 1 种或以上病原学检查结果阳性:①流感病毒核酸阳性;②流感病毒抗原阳性;③流感病毒分离阳性;④急性期特异性 IgM 阳性或双份血清特异性 IgG 抗体水平≥4 倍升高。

(3) 重症病例:流感病例出现下列≥1 项情况者为重症流感病例:①呼吸困难和/或呼吸频率增快:5 岁以上儿童 >30 次/min;1~5 岁 >40 次/min;2~12 月龄 >50 次/min;新生儿~2 月龄 >60 次/min。②神志改变:反应迟钝、嗜睡、躁动及惊厥等。③严重呕吐和腹泻,并发脱水。④少尿:儿童尿量 <0.8ml/(kg·h),或每日尿量婴幼儿 <200ml/m²,学龄前儿童 <300ml/m²,学龄儿童 <400ml/m²,14 岁以上 <17ml/h,或出现急性肾衰竭。⑤胸部影像学显示双侧或多肺叶浸润影。⑥原有基础疾病明显加重。⑦需住院治疗的其他临床情况。

(4) 危重病例:出现以下情况之一者:①呼吸衰竭;②急性坏死性脑病(ANE);③脓毒性休克;④多脏器功能不全;⑤出现其他需进行监护治疗的严重临床情况。

【鉴别诊断】

1. **普通感冒** 常无明显的季节性;传染性不强;临床以上呼吸道卡他症状为主,发热等全身症状轻;罕见并发症;病程 1~3 天,较流感短,依靠流行病学史、症状特点及病原学检测可以鉴别。

2. **其他病原性下呼吸道感染** 肺炎型流感需与细菌性肺炎、支原体肺炎、其他病毒性肺炎及真菌性肺炎等鉴别。①细菌性肺炎:

常为肺实变;外周血白细胞总数和中性粒细胞计数及 CRP 常显著升高。②支原体肺炎:刺激性咳嗽突出,与肺部无明显体征明显不对等。③真菌性肺炎:多见于各种免疫缺陷患者或短期内反复或持续使用广谱抗菌药物或糖皮质激素的婴幼儿;早期血象和 CRP 正常,G 试验和/或 GM 试验可呈阳性;影像学显示一些特征性肺部改变如"晕轮征"和"新月征"。④其他病毒性肺炎:主要依赖病原学检查进行鉴别诊断。

3. **其他病毒性脑炎**　出现神经系统并发症时需与其他病毒性脑炎相鉴别。①流行性乙型脑炎:发病集中在夏秋多蚊季节,以突发高热起病,迅速出现意识障碍、惊厥和抽搐表现;②单纯疱疹病毒脑炎:曾有口唇或生殖器疱疹病史,脑电图和影像学提示位于颞/额叶等不对称病灶,单纯疱疹病毒抗体阳性等;③散发性脑炎:主要根据流行病学史和病原学检查等进行鉴别。

【治疗】

1. **综合对症治疗**　应卧床休息,多饮水,加强护理,预防并发症。对高热烦躁者给予解热镇静剂,避免使用阿司匹林。剧咳者给予镇咳祛痰剂。无需预防性使用抗菌药物。

2. **抗病毒治疗**　在出现症状后 48 小时内使用最为有效。凡病原学检查确认或高度怀疑流感且有并发症高危因素者,都应在发病 48 小时内抗病毒治疗,一般疗程为 5 天。对于重症病例,即使病程超过 48 小时亦应给予抗病毒治疗,疗程可加倍。

(1) 奥司他韦(oseltamivir):神经氨酸酶抑制剂。口服。治疗量:≤8 个月,3mg/kg;9~11 个月,3.5mg/kg;≥1 岁儿童,体重≤15kg 者 30mg,15~23kg 者 45mg;24~40kg 者 60mg;>40kg 者 75mg;早产儿(矫正年龄),<38 周 1mg/kg,38~40 周 1.5mg/kg,>40 周 3mg/kg,q.12h.。常见不良反应为呕吐。

(2) 扎那米韦(zanamivir):神经氨酸酶抑制剂。吸入剂。用于≥7 岁儿童:10mg,q.12h.。常见不良反应是咳嗽、头痛、咽痛及鼻部症状。

(3) 帕拉米韦(peramivir):神经氨酸酶抑制剂。静脉注射剂。用于治疗奥司他韦不能控制的流感。2~12 岁:12mg/kg(最大量 600mg),

13~17 岁 600mg，q.d.，静脉滴注 15~30 分钟。肾功能受损者应根据肌酐清除率酌情减量。常见不良反应为中性粒细胞计数降低、腹泻和呕吐等。

（4）玛巴洛沙韦（baloxavir）：核酸内切酶抑制剂。只需单次口服。适用于≥12 岁单纯型流感患者。体重 40~80kg，40mg；体重≥80kg，80mg。不良反应≤3%，有腹泻、恶心及头痛等。

3. 并发症的治疗　①继发感染：在早期抗病毒治疗获得临床好转后病情再次恶化，或应用抗病毒治疗 3~5 天仍无好转者，应考虑继发感染，应在抗病毒治疗同时进行相应微生物学检查，并给予经验性治疗，在获得微生物学证据后酌情调整。②急性良性肌炎：多为自限性，无需特殊治疗。极少数出现横纹肌溶解的严重病例，需行水化和碱化治疗，必要时行血液净化治疗。③神经系统并发症：在积极抗病毒治疗基础上给予对症支持治疗，包括控制惊厥发作、降低颅内压及维持水电解质平衡等。

4. 重症和危重病例的治疗　主要策略是积极抗病毒治疗、治疗原发病、防治并发症以及有效的器官功能支持。如出现低氧血症或呼吸衰竭，应及时给予相应的治疗措施，包括氧疗或机械通气等；合并休克时给予相应抗休克治疗；出现其他脏器功能损害时，给予相应支持治疗；出现继发感染时，给予相应抗感染治疗。

【预防】

1. 控制传播　患者应呼吸道隔离至热退后 2 天。保证室内空气流通。流行期间避免到人群聚集场所；咳嗽和喷嚏时应使用纸巾等遮掩口鼻，避免飞沫传播；经常彻底洗手，以避免污染的手接触口、眼和鼻部。

2. 疫苗接种　儿童为接种流感疫苗的重点优先人群。孕妇接种灭活流感疫苗可有效预防流感严重并发症，还可对 0~6 个月婴儿提供免疫保护。

（1）灭活疫苗：有多价纯化的灭活疫苗或裂解的亚单位疫苗（保留 HA 和 NA）。我国批准上市的流感疫苗包括 IIV3（三价流感灭活疫苗，包括裂解及亚单位疫苗）和 IIV4（四价流感灭活裂解疫苗），肌内注射接种,被批准用于≥6个月以上儿童。接种2~4周后可产生具有保护水平的抗体,6~8个月后抗体滴度逐渐衰减。

(2) 减毒活疫苗:采用鼻腔喷雾法接种,被批准用于≥2岁以上儿童。

3. **药物预防** 作为未接种疫苗或接种疫苗后尚未获得免疫力的高危人群的应急预防措施。可采用奥司他韦和扎那米韦(用于≥5岁),预防量为治疗量的1/2量,即单次使用。一般人群用10天;免疫抑制者可达4~8周或联合应用灭活疫苗预防(用至疫苗接种后机体产生保护性抗体,约2~4周)。

➤ 附:流行性感冒的诊治流程图

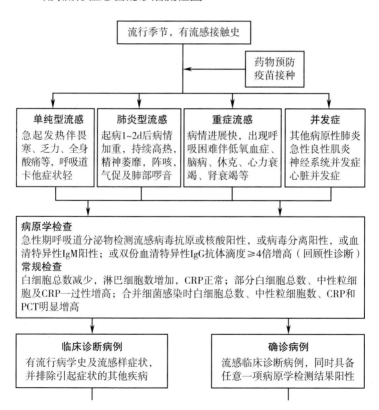

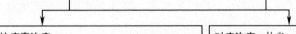

| 抗病毒治疗：
高度怀疑流感者应在起病48h内抗病毒治疗：
①奥司他韦：口服，2~3mg/kg，q.12h.；②帕拉米韦：2~12岁，12mg/kg，13~17岁600mg，q.d.，静脉滴注；③玛巴洛沙韦：≥12岁单纯型流感，单次口服，体重40~<80kg，40mg；体重≥80kg，80mg | 对症治疗：休息，多饮水
并发症治疗：
合并细菌感染，用抗生素治疗；有横纹肌溶解者需水化和碱化治疗；神经系统并发症，控制惊厥，降低颅内压，维持水电解质平衡等 |

（舒赛男）

第七节　人禽流感

【概述】

　　人禽流感(human avian influenza)是由禽流感病毒的某些亚型感染人类而导致的急性呼吸道传染病。根据病毒对禽类动物的致病性分为高致病性、低致病性和非致病性禽流感。1997年在中国香港，首次发生人感染高致病性禽流感病毒(H5N1)，18人患病，病死率33%，主要累及儿童。此后，全球以亚洲为主的许多国家报告人禽流感病例，除H5N1外，还有H9N2、H7N7、H7N2、H7N3及H7N9亚型，后者在禽类仅引起低致病性流行，但却能导致人类重症感染和死亡。禽流感病毒主要通过基因突变或重组而突破受体的"种属屏障"感染人体细胞，并引发全身炎症反应和肺组织急性渗出性炎症、肺出血、弥漫性肺泡损伤和透明膜形成。我国将人感染高致病性禽流感和人感染H7N9禽流感纳入法定乙类传染病。

【病因和流行病学特征】

　　禽流感病毒属于甲型流感病毒。野生禽类是甲型流感病毒的天然宿主。禽流感病毒除感染禽类外，还可感染人、猪、马和海洋哺乳动物。至今发现能直接感染人的禽流感病毒亚型有：H4N8、H5N1、H6N1、H7N2、H7N3、H7N7、H9N2、H7N9、H5N6、H10N7和H10N8。传染源主要为携带禽流感病毒的鸡、鸭及鹅等禽类。主要经呼吸道传播，也可通过密切接触感染禽类的分泌物或排泄物，或直接接触病毒毒株被感染。禽流感病毒可通过家庭密切接触而发生有限的人际间传播,但尚未发现禽流感病毒具有持续人与人之间的传播能力。人类对禽流感病毒不易感,但任何年龄都可被感染。在发病前10天内接触过禽类者,如从事禽类饲养、销售、贩运、宰杀及加工等人员,以及接触禽流感病毒感染材料的实验室人员为高危人群。以冬春季节多发。

【诊断】

1. **流行病学史** 发病前10天内有接触禽类及其分泌物或排泄物,或者到过活禽市场,或者与人禽流感患者有密切接触史。

2. **临床表现** 潜伏期一般在7天以内,也可长达10天。急性起病,早期表现为流感样症状:主要为发热(体温大多持续在39℃以上),可伴头痛、肌肉酸痛和全身不适等,以及流涕、鼻塞、咳嗽及咽痛等呼吸道症状;部分患者尤其是儿童可伴有呕吐和腹泻等消化道症状。重症患者病情进展迅速,多在5~7天出现重症肺炎,持续高热,呼吸困难呈进行性加重,可在短期内出现急性肺损伤和呼吸窘迫。部分可有纵隔气肿和胸腔积液,还可并发肺出血、全血细胞减少、心力衰竭、肾衰竭、脓毒性休克及多器官功能衰竭等。

3. **实验室和辅助检查**

(1)常规检查:白细胞总数一般正常或降低,C反应蛋白正常。重症多有白细胞总数和淋巴细胞减少。合并细菌感染时白细胞总数和C反应蛋白增高。

(2)影像学检查:肺炎者可见肺内片状阴影;重症病例可呈现双肺多发毛玻璃影及肺实变影;可有少量胸腔积液。

4. **病原学检查**

(1)抗原和核酸:采集呼吸道标本送检(如鼻咽分泌物、痰液、气道吸取物、支气管肺泡灌洗液),用免疫荧光法或酶联免疫法检测甲型流感病毒核蛋白抗原及H亚型抗原;或用RT-PCR法可检测禽流感病毒核酸。对疑似病例首选核酸检测,对重症病例应定期检测呼吸道分泌物核酸直至转阴。

(2)病毒分离:取上述呼吸道标本分离禽流感病毒。

(3) 特异性抗体：发病初期和恢复期双份血清抗禽流感病毒抗体效价≥4倍升高有助于回顾性诊断。

5. **诊断标准**

(1) 疑似病例：符合上述流行病学史和临床表现，尚无病原学检测结果。

(2) 确诊病例：有上述临床表现和病原学检测阳性。

(3) 重症病例：符合下列1项主要标准或≥3项次要标准诊断为重症病例。

1）主要标准：①需要气管插管行机械通气治疗；②脓毒性休克经积极液体复苏后仍需要血管活性药物治疗。

2）次要标准：①呼吸频率高于所在年龄段正常值；②氧合指数≤250mmHg；③多肺叶浸润；④意识障碍和/或定向障碍；⑤血尿素氮≥7.14mmol/L；⑥收缩压低于所在年龄段正常值，需要积极的液体复苏。

【鉴别诊断】

应注意与普通感冒、流行性感冒、细菌性肺炎、其他病毒性肺炎、非典型肺炎等疾病进行鉴别。主要依靠病原学检查。详细要点请参见第一章第六节。

【治疗】

1. **隔离治疗** 对疑似病例和确诊患者应进行隔离治疗。呼吸道标本禽流感病毒分离或核酸检查2次阴性方可解除隔离。

2. **对症治疗** 可应用解热药或止咳祛痰药等，儿童忌用阿司匹林，以避免引起Reye综合征。

3. **抗病毒治疗** 对疑似人禽流感患者，应进行抗流感病毒治疗。在使用抗病毒药物之前留取呼吸道标本；抗病毒药物应在发病48小时内尽早使用，无需等待病原学检测结果。首选神经氨酸酶抑制剂奥司他韦和扎那米韦，治疗剂量及疗程详见本章第六节。

4. **重症病例的治疗** 重症病例应给予吸氧及其他相应呼吸支持，监测器官功能状态，发生相应并发症者应积极采取相应治疗。

【预防】

1. **加强禽类疾病监测** 一旦发现疑似禽流感疫情,应立即通报疾病预防控制机构,尽可能减少人,特别是儿童,与家禽和鸟类的不必要接触,尤其是病或死禽类。

2. **加强密切接触禽类人员监测** 一旦出现流感样症状,应立即进行流行病学调查,采集标本送指定实验室检测以明确病原,同时采取相应防治措施。

3. **个人防护** 接触人禽流感患者时应采取适当防护如戴口罩、戴手套和穿隔离衣,接触后应流水洗手。

4. **疫苗预防** 人用H5N1禽流感疫苗已研制成功,人用H7N9疫苗已进入临床研究阶段。

5. **药物预防** 密切接触者必要时可使用抗病毒药物预防。方法同流感。

➤ 附:人禽流感的诊治流程图

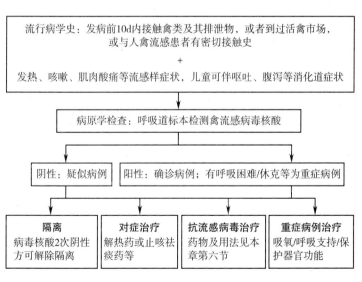

（舒赛男）

第八节 2019冠状病毒病

【概述】

2019冠状病毒病(coronavirus disease 2019,COVID-19)又称新型冠状病毒肺炎(简称新冠肺炎),是由严重急性呼吸综合征冠状病毒2(severe acute respiratory syndrome coronavirus 2,SARS-CoV-2)引起的急性呼吸道新发传染病,其传染性很强,已引起世界范围内的大规模流行,临床上多数表现为轻型和普通型,但危重型患者病死率高。COVID-19的发病机制还不明确。病毒通过刺突蛋白与靶细胞表面ACE-2受体结合,需利用细胞TMPRSS-2蛋白酶作用进入靶细胞,在疾病早期出现外周血淋巴细胞绝对数明显或进行性减少可能是病毒增殖和播散的重要原因。重症病例通常在起病后7~10天出现病情进展,提示适应性免疫参与疾病进展期的免疫性病理损伤,病毒诱导的"细胞因子风暴"及随后的血管内血栓形成和肺部结构功能破坏与肺部损伤加重及继发多脏器功能障碍的机制相关。我国已将其列为按照甲类传染病采取预防和控制措施的乙类法定传染病。

【病因和流行病学特征】

SARS-CoV-2为人冠状病毒的第7个新成员,为β属病毒,有包膜,基因组为单股正链RNA,有4种主要结构蛋白,包括:①刺突糖蛋白(spike glycoprotein,S):是主要抗原蛋白,参与细胞黏附和膜融合及诱导中和抗体,可用于分型;②膜蛋白(M);③被膜蛋白(E);④核衣壳蛋白(N):可用作抗原诊断。SARS-CoV-2易发生变异,在全球大流行过程中不断出现新的变异毒株,有些基因突变可影响其传染性、致病性和疫苗敏感性,这些毒株被称为值得关注的变异株(variants of concern,VOC),已发现α(阿尔法)毒株(B.1.1.7)、β(贝塔)毒株(B.1.351)、γ(伽马)毒株(P.1)、δ(德尔塔)毒株(B.1.617.2)和o(奥密克戎)毒株(B.1.1.529等),δ毒株的传染性明显增强,而o毒株的传染性更强。

患者是主要传染源,从潜伏末期到恢复期连续2次呼吸道病毒核酸转阴之前都有很强的传染性。无症状感染者及其他排病毒者(如处于潜伏期和恢复期）亦是重要传染源。传播途径包括：①呼吸道飞沫：近距离吸入感染者咳嗽或打喷嚏时形成的带病毒飞沫极易被感染。在密闭空间内极易发生传播。②接触传播：通过污染的手接触口、鼻或眼部黏膜而传播。③其他途径：从患者粪便中可检出病毒核酸，是否作为新的传播途径尚待证实。尚未发现经血液或宫内垂直途径等传播的直接证据。人群普遍易感，聚集性发病特征明显。有基础疾病或60岁以上老年人为危重症和死亡高危人群。在儿童确诊病例中，约25%有疫源地暴露史，73%有明确的家庭聚集感染史。

【诊断】

1. **流行病学史** 是儿童病例早期识别和诊断的重要依据。可分为3个等级：①高危：发病前14天内曾经密切接触过疑似病例或确诊病例或病毒核酸检测阳性者，或有家庭聚集性发病；②中危：旅居地有疑似病例或确诊病例或病毒核酸检测阳性者；③低危：旅居地为低风险流行区。

2. **临床表现** 潜伏期一般为1~14天。儿童病例分为5种临床类型。

（1）无症状感染：无任何临床症状和体征，胸部影像学检查正常，但SARS-CoV-2核酸检测为阳性，或者血清特异性抗体阳性回顾性诊断为感染。

（2）轻型：主要有急性上呼吸道感染表现，包括发热、乏力、肌痛、咳嗽、咽痛、流涕及喷嚏等症状，可见咽部充血，肺部无阳性体征。部分患儿可无发热，或伴或仅有恶心、呕吐、腹泻及腹痛等消化道症状。

（3）普通型：表现为肺炎。常有发热和咳嗽，部分有喘息，但无明显呼吸急促等缺氧表现，肺部可闻及啰音，胸部CT证实有肺炎。部分患儿无任何临床症状和体征，但胸部CT发现有肺部病变，为亚临床型肺炎。

（4）重型：早期有发热和咳嗽等呼吸道症状，可伴腹泻等消化道症状，常在1周左右病情进展，出现呼吸困难，有中心性发绀或不吸氧情况下脉搏血氧饱和度<0.93等缺氧表现。

（5）危重型：重症者可快速进展为急性呼吸窘迫综合征（acute

respiratory distress syndrome,ARDS)或呼吸衰竭,还可出现休克、脑病、心肌损伤或心力衰竭、凝血障碍及急性肾损伤或多脏器功能障碍,可危及生命。

3. 实验室和辅助检查

(1) 血常规和炎症指标:白细胞、淋巴细胞和血小板计数大多正常。重症病例淋巴细胞绝对数明显降低。CRP正常或一过性轻度升高,降钙素原正常。

(2) 血生化和凝血功能:普通型可见转氨酶和/或肌酶一过性轻度增高;重型和危重型可见转氨酶、肌酶及肌红蛋白水平升高,白蛋白降低,或有凝血功能紊乱和D-二聚体升高。若CRP、乳酸脱氢酶(LDH)和血清铁蛋白明显增高,预示病情加重或恶化。

(3) 影像学检查:

1) 胸部X线片:初期多无异常改变;随病情进展,可表现为支气管炎或细支气管炎,或有局限性斑片影,严重时呈双肺弥漫性多发实变影。

2) 胸部CT:最好采用高分辨率CT。分为4期:①早期:病灶局限,为胸膜下分布的亚段或节段性斑片状阴影和毛玻璃影,伴或不伴小叶间隔增厚。②进展期:病灶增多,范围扩大,累及多个肺叶,部分病灶实变,可与毛玻璃影或条索影并存。③重症期:双肺弥漫性病变,以实变影为主,少数呈"白肺",可见支气管空气征。胸腔积液和气胸少见。④恢复期:原有病变吸收好转。与成人相比较,儿童除危重型外,肺部病变常较局限,病灶较小,或不典型。

4. 病原学检查

(1) 病毒核酸:是病原学诊断的主要手段,阳性是确诊依据。

1) 样本收集:首选呼吸道样本,包括上呼吸道鼻咽拭子、咽拭子和下呼吸道的痰液、气管吸出物及支气管肺泡灌洗液。对于重症疑似病例,单个上呼吸道样本阴性不能排除诊断,应增加下呼吸道样本(有条件者首选)或重复采集上呼吸道样本。应避免诱导痰液。

2) 检测方法:常用rRT-PCR法,也可采用基因测序法。

(2) 特异性抗体:观察到特异性IgM和特异性IgG双阳性,有确诊意义;取急性期(病后 1 周内)和恢复期(病程 3~4 周)双份血清检测特异性 IgG 抗体,观察到抗体阳转或抗体滴度 ≥ 4 倍增高,有回顾性确诊意义。

【鉴别诊断】

1. **其他呼吸道感染** 主要与流感病毒、副流感病毒、腺病毒、呼吸道合胞病毒、鼻病毒、人偏肺病毒、博卡病毒及其他已知呼吸道病毒感染相鉴别。还应与非典型肺炎、细菌性肺炎、真菌性肺炎及肺结核等鉴别。除考虑临床特征外,病原学检查是重要的鉴别依据。有基础疾病者,应注意排查侵袭性真菌感染。

2. **非感染性疾病** 对于无明确感染性病因者,还要与非感染性疾病如血管炎、皮肌炎、特发性间质性肺疾病和机化性肺炎等鉴别。这些疾病属于自身炎症或自身免疫性疾病,在疾病早期即有 CRP 增高、血沉增快、血清免疫球蛋白增高或相关自身抗体如抗核抗体阳性等特点,多数对激素治疗有较好反应。

【治疗】

强调早识别、早隔离、早诊断及早治疗的基本原则。对疑似和确诊病例应尽早隔离治疗。根据病情严重程度确定治疗方案:无症状感染和轻型尽量住院隔离,或考虑居家隔离治疗;普通型需住院治疗;重型和危重型患儿必须收住儿童重症医学病房(PICU)。

1. **隔离患者**

(1)住院病例:疑似病例需单间隔离,确诊病例可多人同一病室。传染性超强者最好能隔离于负压病房。医护人员实行三级防护。

(2)非住院病例:在社区监管和医生远程指导下进行治疗,包括服药、是否需要到医院复诊或住院等,并于病后 14 天内按要求定期复查病毒核酸。

(3)疑似和确诊感染产妇所生新生儿的管理:生后应立即与母亲分开,接受隔离和医学观察:①病毒核酸监测:在生后 24 小时内至 14 天需检测至少 3 次,任何 1 次阳性应立即报告和临床评估。②足月健康新生儿:需住院隔离观察至少 1 周,若 2 次病毒核酸阴性、喂养正常和状况良好,可考虑居家隔离医学观察,并按要求定期复查病毒核酸。若居家期间出现异常应立即就医。③早产儿或有窒息及其他疾病的病理新生儿：需单间隔离，接受相应治疗。

2. 一般对症治疗　卧床休息，保证充分热量；加强支持治疗，注意水、电解质和酸碱平衡。发热时可适当物理降温，高热时使用退热药物，忌用阿司匹林和含水杨酸盐退热剂；咳嗽咳痰严重者给予祛痰止咳药物等。

3. 病情监测和重型/危重型的早期识别　密切监测病情变化和生命体征，重点是脉搏血氧饱和度，以期早期识别低氧血症。根据病情监测血常规、尿常规、CRP、PCT、生化指标（转氨酶、心肌酶、胰酶、电解质及肾功能等）、凝血功能及动脉血气分析等。根据病情需要，复查胸部影像学。应重视重型和危重型病例的早期识别，对于持续高热，进行性呼吸困难，神志改变，循环不良，炎症指标、肌酶谱、肌红蛋白及凝血功能等明显异常者，应予以预警和及时处理。对于胸部影像学显示在 24~48 小时内病灶明显进展 >50% 者，应按重症管理。

4. 氧疗　一旦出现呼吸困难和低氧血症（脉搏血氧饱和度 <95%）时就应给予有效氧疗，根据病情及时调整氧流量和给氧方式，以维持肺氧合功能。

5. 抗病毒治疗

（1）抗病毒药物：获准紧急授权药物，奈玛特韦 300mg/利托那韦 100mg 复方制剂，用于治疗 ≥12 岁（体重 ≥40kg）有重症高风险的轻型和普通型患者（每天 2 次，共 5 天），在症状出现 3 天内服用，可使新冠肺炎相关住院或死亡风险降低 89%（病毒载量可降减至基线的 1/10）。

（2）免疫制剂：①静脉注射 COVID-19 人免疫球蛋白，可在病程早期用于高危患者。轻型 100mg/kg，普通型 200mg/kg，重型 400mg/kg，根据患者病情改善情况，次日可重复，总次数 ≤5 次。②安巴韦单抗/罗米思韦单抗注射剂，用于 ≥12 岁（体重 ≥40kg）儿童和成人。两药剂量均为 1 000mg，给药前分别以 100ml 生理盐水稀释，序贯静脉输注（速度 <4ml/min），之间用生理盐水 100ml 冲管。需在输注期间和完成后 >1 小时予以临床监测。

6. 合理使用抗菌药物 应避免盲目或不恰当使用抗菌药物。在继发感染时,应在充分进行微生物学检查前提下选用相应抗菌药物治疗,并根据药效和药物敏感试验结果及时调整。高度疑似继发感染者在留取样本后即可启动治疗。

7. 中医药治疗 对于成人已有推荐用于新冠肺炎的辨证施治中医药方案。儿科病例可参考应用,但不建议儿童使用中药类注射制剂。

8. 抗炎疗法

(1) 糖皮质激素:应避免常规使用,因早期应用并无益处,还可延缓病毒清除和抑制免疫功能。在具备以下 4 条中任何 3 条时是使用激素的合适时机:①发热在 38.5℃ 以上,持续≥3 天;②CRP≥30mg/L;③血清铁蛋白≥1 000μg/L;④双肺弥漫性病变。上述变化提示已进入肺病变进展期。推荐甲泼尼龙短程疗法:剂量为 1~2mg/(kg·d),分 2 次给药,热退后递减至停药,总疗程 3~5 天。

(2) 托珠单抗(tocilizumab):推荐用于双肺广泛病变且血清 IL-6 增高的重型患者。首剂 4~8mg/kg,成人推荐 400mg(≤800mg),疗效不佳者可在 12 小时后追加 1 次。

9. 抗凝治疗 用于有重症化趋向、重型及危重型患者。酌情应用低分子量肝素每天 1~2 支;当 FDP≥10μg/ml 和/或 D- 二聚体≥5μg/ml 时改用普通肝素,每小时 3~15U/kg。发生血栓栓塞事件时,按照相应指南治疗。

10. 重型和危重型的治疗 基本原则是积极综合治疗以纠正肺氧合功能障碍,提供有效的器官保护和功能支持以及防治并发症。

(1) 呼吸支持:有明显低氧血症或 ARDS 时,应及时调整氧疗方案,包括经鼻高流量氧疗或无创机械通气。若仍无法纠正或有反复发作呼吸暂停或呼吸节律改变或心跳、呼吸骤停行心肺复苏之后,应行有创机械通气。仍不能改善呼吸衰竭和/或循环衰竭者,可考虑使用体外膜氧合器。

(2) 循环支持:一旦发生休克,有条件情况下先行容量状况评估或容量反应性试验,根据评估结果行容量复苏;若无条件评估时可先予生理盐水 20ml/kg,若休克不改善或加重,应尽早使用血管活性药物。若存在 ARDS,应在保证组织灌注的前提下,严格液体管理,维持液体负平衡,并积极治疗毛细血管渗漏和维护心肾功能。抗休克治疗期间需密切监测血流动力学。

(3)其他脏器功能支持:可利用序贯器官衰竭评分进行评估,及时给予相应的器官功能支持,例如连续性肾替代治疗或血浆置换等体外血液净化技术。

(4)免疫调节:静脉注射免疫球蛋白的疗效有限,危重患儿可考虑选用。推荐剂量为 0.2g/(kg·d),疗程 3~5 天。胸腺法新可促进免疫细胞增殖,但应注意使用时机以避免其引起促炎反应,早期应用为宜。

(5)其他治疗:①营养:首选肠内营养,可经鼻饲或经空肠途径。若无法达到 60% 目标能量,可采用部分肠外营养或补充肠外营养。②肠道微生态调节剂:维持肠道微生态平衡和预防继发性肠源性细菌感染。

【预防】

1.**隔离患者和排病毒者** 隔离传染源是十分重要的防控策略。在流行区,除集中收治患者外,还应分别集中隔离疑似患者和密切接触者,并需做好病原学检查和畅通转诊渠道。具体要求:①密切接触或可疑暴露者:应医学隔离观察至末次暴露后 14 天。②疑似病例:连续 2 次呼吸道样本病毒核酸阴性(至少间隔 1 天),方可排除本病。③确诊病例:体温正常 3 天以上,呼吸道症状明显好转,胸部影像学示病灶明显吸收,连续 2 次呼吸道样本病毒核酸阴性(至少间隔 1 天),即可解除隔离。出院后建议集中或居家隔离医学观察 14 天。

2.**控制传播** 流行区采取"封城"和封闭小区、延迟开学和复工时间、取消一切聚集性活动、停运公共交通及民众居家隔离等特别措施;积极做好传染源的溯源和传播链调查,尽快隔离患者和排病毒者及密切接触者等,并做好分级防控措施,以减缓疾病扩散速度直至有效控制疾病传播。

3.**保护易感人群** 主要是积极开展卫生宣教,提倡不聚餐、不聚会和尽量不去公共场所;保持在公共场合戴口罩、保持安全社交距离、不随地吐痰、勤洗手、勤开窗通风和分餐或用公筷等良好卫生习惯;尽可能普遍接种新冠病毒疫苗,以建立群体免疫屏障和保护易感者避免患病或发生危重症。

> 附:COVID-19 的诊治流程图

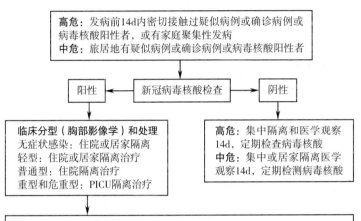

高危:发病前14d内密切接触过疑似病例或确诊病例或病毒核酸阳性者,或有家庭聚集性发病
中危:旅居地有疑似病例或确诊病例或病毒核酸阳性者

阳性 ← 新冠病毒核酸检查 → 阴性

临床分型(胸部影像学)和处理
无症状感染:住院或居家隔离
轻型:住院或居家隔离治疗
普通型:住院隔离治疗
重型和危重型:PICU隔离治疗

高危:集中隔离和医学观察14d,定期检查病毒核酸
中危:集中或居家隔离医学观察14d,定期检测病毒核酸

1)一般对症治疗和病情监测
2)重型和危重型的早期识别:持续高热,进行性呼吸困难,神志改变,循环不良,炎症指标/肌酶谱/凝血功能等明显异常者;胸部影像学显示在24~48h内病灶明显进展＞50%者,应按重症管理
3)有效氧疗:维持肺氧合功能
4)抗病毒治疗:奈玛特韦/利托那韦用于治疗≥12岁轻型和普通型高危者 COVID-19人免疫球蛋白在病程早期治疗高危患者;安巴韦单抗/罗米思韦单抗注射剂用于≥12岁(体重≥40kg)儿童和成人高危患者
5)合理使用抗菌药物
6)中医药治疗:辨证施治。儿童不建议使用中药注射剂
7)抗炎疗法:糖皮质激素避免常规使用,肺病变进展期推荐常规剂量短疗程
8)抗凝治疗:酌情应用治疗剂量的低分子量肝素或普通肝素
9)重型和危重型的治疗:纠正肺氧合障碍(无创或有创呼吸机,ECMO),提供有效器官保护和功能支持,防治并发症等

(方 峰)

第九节 病毒性肠炎

【概述】

病毒性肠炎是一组由多种病毒感染引起的急性感染性腹泻病。

最常见的病原是轮状病毒(rotavirus,RV)和诺如病毒(norovirus,NV),肠腺病毒、星状病毒及肠道病毒等也可引起。患者和无症状带毒者是主要传染源,各种病毒所致肠炎的临床表现基本类似,起病急,可有发热、恶心、呕吐及腹泻稀水便,病情严重者可出现脱水及电解质紊乱。一般病程短,病死率低。我国将病毒性肠炎纳入法定丙类传染病管理。

【病因和流行病学特征】

1. **轮状病毒** 属于呼肠病毒科轮状病毒属,为双链 RNA 病毒,成熟病毒颗粒具有独特的双层衣壳和层间车轮条辐状结构。根据其 VP1 抗原分为 A~G 7 个群,A 群致病性最强,主要侵犯婴幼儿,B 群引起成人腹泻,C 群可引起儿童及成人轻型腹泻。主要经粪-口或口-口途径传播,亦可通过飞沫及接触传播。秋冬季节多发,但热带地区季节性不明显。在流行季节,70% 以上的婴幼儿腹泻由轮状病毒引起,人工喂养者更易发病。

2. **诺如病毒** 属于人类杯状病毒科诺如病毒属,为无包膜的单股正链 RNA 病毒。有 GⅠ~GV 5 个基因组,仅 GⅠ、GⅡ和 GⅣ可感染人类,以 GⅠ和 GⅡ多见。粪-口途径是主要传播方式,水源及食品被诺如病毒污染可引起暴发流行。秋冬季多发,多见于年长儿,食源性污染可致暴发流行。可反复感染。

3. **星状病毒** 为无包膜的单股正链 RNA 病毒,属于星状病毒科哺乳动物星状病毒属,有 8 个血清型,以 I 型最常见。主要经粪-口途径传播,多见于 2 岁以下婴幼儿。温带地区冬季好发,热带地区雨季多见,一般为散发,也可暴发流行。

4. **肠腺病毒** 主要是腺病毒 40 型和 41 型,属于腺病毒 F 亚组,为无包膜的双链 DNA 病毒。主要通过接触和粪-口途径传播,少数经呼吸道传播。多见于 5 岁以下儿童,85% 以上感染者 <3 岁。无明显季节性,多呈散发,可暴发流行。感染后可获得持久免疫力。

5. **肠道病毒** 多由柯萨奇病毒 A 组 4 型,B 组 3、4 型,埃可病毒 2、3、6~9、11~14、18~20 和 22~24 型等引起。主要通过粪-口途径传播,也可经呼吸道或眼部黏膜感染,冬夏季均可发生,婴幼儿易感,可在产科和儿科病房、幼儿园及家庭内传播流行。

【诊断】

1. **病史** 在流行季节有稀水便腹泻患者接触史,或有医院就诊或住院的可疑接触史,或有群体发病特征。

2. **临床表现** 起病急,以腹泻、恶心、呕吐为主,常有发热。每天腹泻几次至 20 余次不等,多为水样、蛋花样或黄绿色稀便,无腥臭味。重者常伴发轻度至中度脱水及代谢性酸中毒;少数并发肺炎、心肌炎及惊厥等;极少数并发肠套叠、溶血尿毒症综合征及脑炎等。本病一般呈自限性。少数患儿短期内有双糖尤其是乳糖吸收不良而致腹泻迁延。除肠型腺病毒肠炎外,重复感染较为常见。免疫缺陷者可发生慢性轮状病毒肠炎。

3. **实验室检查** 外周血白细胞计数和 CRP 多为正常。粪常规偶有少量白细胞,可见脂肪球。

4. **病原学检查** 阳性有诊断意义。

(1) 抗原检测:用免疫标记技术如 ELISA 法或胶体金免疫层析法检测粪便上清液中的病毒抗原。

(2) 核酸检查:用斑点杂交法、PCR 或 RT-PCR 法检测粪便中病毒特异性 RNA 或 DNA 片段。用聚丙烯酰胺凝胶电泳法可检测轮状病毒 11 个片段的双链 RNA 并鉴定其群别。

(3) 电镜或免疫电镜:直接从粪便标本中找病毒颗粒。

【鉴别诊断】

1. **生理性腹泻** 多见于 6 个月以下母乳喂养婴儿,生后不久出现腹泻,但无其他症状,不影响生长发育,添加辅食后腹泻逐渐好转。

2. **食物蛋白诱导的小肠结肠炎综合征** 典型症状多在婴儿期开始摄入牛奶或大豆蛋白后 1~4 周内出现,表现为反复呕吐,有时伴腹泻,可并发脱水和电解质紊乱及嗜睡,慢性阶段可出现体重减轻和生长迟滞,避免过敏原症状可改善。

3. **小肠消化吸收功能障碍性疾病** 如乳糖酶缺乏症等。去除不耐受的营养物即可缓解病情。基因检测有助于疾病诊断。

4. **产毒性或致病性大肠埃希氏菌肠炎** 多发生在夏季,腹泻为水样或蛋花汤样大便,有腥臭味,大便细菌培养检出相应细菌可确诊。

5. **霍乱** 在流行期间有明确的霍乱接触史;先腹泻后呕吐,腹泻剧烈,排米泔水样便;大便涂片染色镜检见革兰氏阴性弧菌,培养可检出霍乱弧菌。

6. **抗生素相关性腹泻** 继发于抗生素应用后并排除其他病因的腹泻。大便肠道菌群检查可见菌群紊乱。若为特殊病原感染如金黄色葡萄球菌或真菌,需做大便细菌或真菌培养;艰难梭菌肠炎需做艰难梭菌毒素检测。

【治疗】

强调预防和纠正脱水以及纠正电解质紊乱。

1. **饮食疗法** 鼓励继续习惯饮食,以预防营养不良和腹泻迁延,推荐低乳糖或无乳糖奶方,避免高糖和高脂肪食物。呕吐严重者可暂时禁食 4~6 小时,但不禁饮。腹泻缓解后应每天至少加餐 1 次,持续 2 周或直到体重恢复正常。

2. **肠黏膜保护剂** 常用蒙脱石散,严重水泻时剂量可加倍。

3. **微生态制剂** 可选用鼠李糖乳杆菌、布拉氏酵母菌、双歧杆菌、乳酸杆菌及酪酸梭菌等活菌制剂,疗程 5~7 天。

4. **补锌治疗** 6 个月以下婴儿补充元素锌 10mg/d,6 个月以上 20mg/d,疗程 10~14 天。50mg 硫酸锌或 70mg 葡萄糖酸锌约含元素锌 10mg。

5. **液体疗法**

(1) 口服补液:WHO 推荐低渗型口服补液盐(ORS)。有休克、心肾功能不全或严重并发症者及新生儿不宜使用。

1) 预防脱水:建议在每次稀便后补充 ORS(<6 个月,50ml;6 个月~2 岁,100ml;2~10 岁,150ml;>10 岁,酌情口服)直至腹泻停止。

2) 治疗脱水:用于轻至中度脱水。ORS 用量(ml)= 体重(kg)×(50~75),于 4 小时内服。4 小时后需重新评估脱水程度,再选择适当方案。

(2) 静脉补液:适用于重度脱水或有严重呕吐者。根据脱水程度和性质来决定输液的种类、量和速度。补液过程中应每1~2小时评估脱水程度，随时调整，一旦可以口服即改服ORS。常用静脉补液简易配制见表1-9-1。

表 1-9-1　几种混合液的简易配制

溶液种类	张力	加入溶液/ml		
		5% 葡萄糖	10% 氯化钠	5% 碳酸氢钠
2∶1 等张含钠液	等张	加至 100（或用注射用水）	6	10
4∶3∶2 含钠液	2/3 张	加至 100	4	7
2∶3∶1 含钠液	1/2 张	加至 100	3	5
1∶2 含钠液	1/3 张	加至 100	3	—
1∶4 含钠液	1/5 张	加至 100	2	—

注：为了配制简便，加入的液量均为整数，配成溶液是近似浓度。

1）第 1 天补液方案：①补液量：总量见表 1-9-2。先按 1/2~2/3 计算量给予，余量据病情决定。营养不良、肺炎、心肾功能不全和学龄期儿童应酌减 1/4~1/3。②补液种类：低渗性脱水（血钠 <130mmol/L）给予 2/3 张；等渗性脱水（血钠 130~150mmol/L）给予 1/2 张；高渗性脱水（>150mmol/L）给予 1/5~1/3 张。未知血钠浓度时可先按等渗脱水补液。明显低钠血症者可用 3% 氯化钠液（12ml/kg 可提高血钠 10mmol/L）以提升血钠至 125mmol/L 为宜。③补液速度：先快后慢，有休克者先扩容。步骤和速度见表 1-9-3。高渗性脱水时补液速度要慢，以每天降低血钠 10mmol/L 为宜。④纠正酸中毒：重度代谢性酸中毒伴重度脱水者可用 1.4%NaHCO$_3$ 扩容。若常规补液后酸中毒未纠正，根据血气分析结果计算 5% 碳酸氢钠用量（ml）= 剩余碱绝对值（ABE）× 0.5 × 体重（kg），先给 1/2 量，余量酌情补充。⑤补钾：见尿补钾，膀胱中有潴留尿或治疗前 6 小时内曾排尿即视为有尿。10% 氯化钾补充量：轻度低血钾，2~3ml/（kg·d）；重度低血钾，3~4.5ml/（kg·d）。补钾浓度 0.15%~0.3%；输液时间≥8 小时；常需补钾 4~6 天。⑥补钙及补镁：纠正酸中毒期间或其后可缓慢静脉滴注 10% 葡萄糖酸钙,每次 1~2ml/kg (最大量 10ml)。补钙无效者即需补镁。

表 1-9-2　第 1 天静脉补液量

脱水程度	累计损失量	继续损失量	生理需要量	补液总量
轻度脱水	50~80ml/kg			90~120ml/kg
中度脱水	80~100ml/kg	10~30ml/kg	60~80ml/kg	120~150ml/kg
重度脱水	100~120ml/kg			150~180ml/kg

表 1-9-3　第 1 天补液方案

补液阶段	溶液种类	补液量	补液总时间(速度)
扩容	2∶1 等张含钠液或 1.4% 碳酸氢钠	10~20ml/kg (总量≤300ml)	30~60 分钟
补累计损失	根据脱水性质	总量-扩容量或 1/2 总量	8~12 小时 (每小时 10ml/kg)
维持补液	1/3~1/2 张	总量-扩容和累计损失量	12~16 小时 (每小时 5ml/kg)

2) 第 2 天后的补液方案:若脱水和电解质紊乱已基本纠正,第 2 天以后主要补充继续损失量和生理需要量。继续损失量按"丢多少补多少"和"随丢随补"原则,常用 1/3~1/2 张含钠液;生理需要量给予 1/5~1/4 张液体,于 12~24 小时内均匀静脉滴注。仍要注意继续补钾、纠正酸中毒及营养支持。

【预防】

1. **控制传播**　应重视水源、饮食及个人卫生;及早发现和隔离患者;对患者粪便应消毒处理;提倡母乳喂养。

2. **疫苗接种**　6~24 月龄幼儿推荐口服轮状病毒疫苗,为目前最有效预防轮状病毒肠炎的措施。

➤ 附:病毒性肠炎的诊治流程图

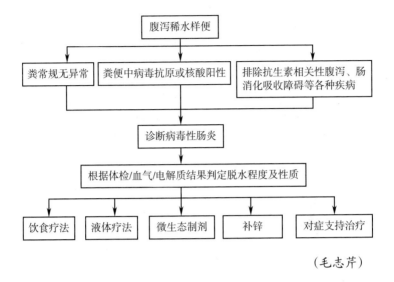

（毛志芹）

第十节 手足口病

【概述】

手足口病（hand-foot-and-mouth disease，HFMD）是由肠道病毒引起的急性传染病，多发生于学龄前儿童。多数患儿以发热和手、足、口腔及臀等部位斑丘疹或丘疱疹为主要临床表现（增值图 1-10-1），少数患儿可累及神经系统并出现心肺损伤，甚至导致死亡。我国已将本病纳入法定丙类传染病管理。

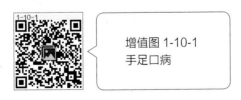

增值图 1-10-1
手足口病

【病因和流行病学特征】

肠道病毒（enterovirus，EV）属小 RNA 病毒科，为无包膜的单股正

45

链 RNA 病毒,EV 血清型已超过 120 型,各血清型之间一般无交叉免疫。根据病毒基因组分子生物学特征,将 EV 分为 A~D 四个种,引起 HFMD 的 EV 包括 EV-A 组中的 71 型(EV-A71)和柯萨奇病毒 CV-A2、4、5、6、7、10、16 型和 EV-B 组中柯萨奇病毒 CV-A9 和柯萨奇病毒 CV-B1、2、3、5 型及部分埃可病毒,以 EV-A71 和 CV-A16 最常见。重症病例主要由 EV-A71 感染所致。根据 VP1 序列差异,将 EV-A71 分为 A、B、C 三个基因型,B 型和 C 型又进一步分为 B1~B5 和 C1~C5。患者及隐性感染者为传染源。主要经密切接触传播,也可经呼吸道或由污染的手、食品、衣服及用具等传播。多发生于 5 岁以下儿童,重症病例多见于 3 岁以下婴幼儿。全年散发,以夏秋季多见。本病传染性强,在流行季节易发生托幼机构和家庭聚集性发病。

【诊断】

1. **流行病学史** 在流行季节发病,有手足口病接触史或去人群密集区域的病史。

2. **临床表现** 潜伏期 2~14 天,平均 3~5 天。

(1) 第 1 期(出疹期):主要表现为发热和手、足、口及臀等部位出疹(斑丘疹、丘疹及小疱疹),可伴咳嗽、流涕及食欲缺乏等症状。部分仅表现为疱疹性咽峡炎;个别病例可无皮疹。仅有此期表现者属于普通型,绝大多数在 1 周左右进入恢复期。

(2) 第 2 期(神经系统受累期):多发生在病程 1~5 天内,表现为持续或反复高热,有精神差、嗜睡、易惊、头痛、呕吐、烦躁、肢体抖动、肌无力或急性弛缓性麻痹以及惊厥和脑膜刺激征等神经系统异常。进入此期病例属于重型,大多数病例可恢复。

(3) 第 3 期(心肺功能衰竭前期):多发生在病程 5 天内,表现为心率和呼吸增快、出冷汗、皮肤花纹、四肢发凉及毛细血管再充盈时间延长,血压升高,血糖升高。进展至此期病例属于危重型。

(4) 第 4 期(心肺功能衰竭期):通常由第 3 期迅速发展到本期,表现为心动过速(个别心动过缓)、呼吸急促伴发绀、咳粉红色泡沫痰或咯血、持续低血压或休克。亦有病例以严重脑功能衰竭为主要表现,肺水肿不明显,出现频繁抽搐、严重意识障碍及中枢性呼吸循环衰竭等。进入此期的危重型患者病死率高。

(5) 第 5 期(恢复期):体温逐渐恢复正常,病情逐渐好转,对血管活性药物的依赖逐渐减少,心肺功能逐渐恢复,少数有神经系统后遗症。部分病例(多见于 CV-A6 和 CV-A10 感染)在病后 2~4 周有脱甲现象。

3. 实验室和辅助检查

(1) 血常规和 C 反应蛋白(CRP):多数病例外周血白细胞总数和 CRP 正常,部分有白细胞总数、中性粒细胞比例及 CRP 升高。

(2) 血生化:部分病例谷丙转氨酶(ALT)、天门冬氨酸氨基转移酶(AST)及肌酸激酶同工酶(CK-MB)轻度升高,病情危重者肌钙蛋白、血糖及乳酸升高。

(3) 动脉血气:呼吸系统受累时或重症病例可有氧分压降低、氧饱和度下降、二氧化碳分压升高和酸中毒。

(4) 脑脊液:神经系统受累时外观清亮,压力增高,白细胞数增多,早期以多核细胞为主,后以淋巴细胞为主,蛋白正常或稍增高,糖和氯化物正常。

(5) 辅助检查:

1) 胸部影像学:重症及危重症并发神经源性肺水肿时,两肺野透亮度减低,呈毛玻璃样改变,有局限或广泛分布的斑片状或大片状阴影,甚至呈"白肺"。

2) 头颅 MRI 或 CT:脑干脑炎者 MRI 表现为脑桥、延髓及中脑的斑点或斑片状长 T_1 长 T_2 信号。急性弛缓性麻痹者 MRI 显示受累节段脊髓前角区的斑点状对称或不对称的长 T_1 长 T_2 信号。头颅 CT 的诊断价值不如 MRI。

3) 心电图:可见窦性心动过速或过缓,Q-T 间期延长及 ST-T 改变等。

4) 脑电图:神经系统受累者可表现为弥漫性慢波,少数可出现棘(尖)波。

5) 超声心动图:重症病例可出现心肌收缩和/或舒张功能减低,节段性室壁运动异常,射血分数降低等。

4. 病原学检查

（1）病毒分离：取鼻咽拭子或呼吸道分泌物、粪便或肛拭子、疱疹液及血液分离到肠道病毒可确诊。利用抗血清中和试验可鉴定血清型。

（2）病毒核酸：上述临床标本采用 RT-PCR 方法检测肠道病毒特异性核酸，阳性可确诊。

（3）特异性抗体：急性期血清相关肠道病毒特异性 IgM 抗体阳性，或恢复期血清相关肠道病毒特异性 IgG 抗体较急性期≥4 倍升高，有诊断价值。

【鉴别诊断】

1. **其他出疹性疾病** 普通病例需与丘疹性荨麻疹、水痘、不典型麻疹、幼儿急疹和风疹等鉴别。可根据流行病学特点、皮疹形态和部位、出疹与发热的关系、有无淋巴结肿大以及伴随症状等进行鉴别，以皮疹形态及部位最为重要。最终可依据病原学检测进行鉴别。

2. **其他病毒性脑炎或脑膜炎** 临床表现与手足口病合并中枢神经系统损害病例相似，皮疹和口腔黏膜疹为手足口病的重要线索。对皮疹不典型者，应根据流行病学史帮助判断，并尽快留取标本进行肠道病毒（尤其是 EV71）的病毒学检查，作出鉴别诊断。

3. **脊髓灰质炎** 重症病例合并急性弛缓性瘫痪时需与脊髓灰质炎鉴别。后者主要表现为双峰热，通常是再次发热后第 3~4 天出现弛缓性瘫痪，随发热而加重，热退后瘫痪不再进展，且常无皮疹，病毒学检查可确诊。

4. **肺炎** 重症病例发生神经源性肺水肿时应与重症肺炎鉴别。肺炎主要表现为发热、咳嗽、呼吸急促等呼吸道症状，一般无皮疹，无粉红色或血性泡沫痰；胸部 X 线片加重或减轻均呈逐渐演变过程，可见肺实变病灶、肺不张及胸腔积液等。

5. **暴发性心肌炎** 重症病例以循环障碍为主者需与本病鉴别。本病无皮疹，有严重心律失常、心源性休克及阿-斯综合征发作等；心肌酶谱多明显升高；胸部 X 线片或心脏彩超提示心脏扩大，心功能异常恢复较慢。病原学检查有助于鉴别。

【治疗】

1. **普通病例** 可在门诊治疗,居家隔离 14 天,避免交叉感染。控制高热,适当休息,清淡饮食,做好口腔和皮肤护理。

2. **重症病例** 需住院隔离治疗,严密监护和观察病情变化。

(1)神经系统受累的治疗:

1)控制颅内高压:限制入量。甘露醇:0.25~1g/kg,q.4~8h.,快速静脉滴注,根据病情调整给药间隔时间及剂量,必要时加用呋塞米。

2)糖皮质激素:有脑脊髓膜炎和危重型的病例酌情使用,可选用甲泼尼龙 1~2mg/(kg·d),或氢化可的松 3~5mg/(kg·d),或地塞米松 0.2~0.5mg/(kg·d),疗程一般 3~5 天。

3)静脉注射免疫球蛋白(IVIG):不建议常规使用,有脑脊髓膜炎和危重型病例酌情使用,剂量为 1g/kg,连用 2 天。

4)其他对症治疗:降温、镇静及止惊。

(2)呼吸循环衰竭的治疗:

1)一般治疗:头肩抬高 15°~30°,保持中立位。维持气道通畅和持续氧疗。确保两条静脉通道通畅。监测呼吸、心率、血压和血氧饱和度。留置胃管和导尿管。在维持血压稳定情况下,限制液体入量(有条件者根据中心静脉压、心功能、有创动脉压监测情况调整液体量)。

2)机械通气:呼吸功能障碍时,及时气管插管,使用正压机械通气。仅有中枢性呼吸衰竭时建议呼吸机初调参数为 FiO_2 21%~40%,PIP 15~20cmH$_2$O,PEEP 4~5cmH$_2$O,呼吸频率 20~40 次/min,潮气量 6~8ml/kg。如有肺水肿和肺出血表现时呼吸机初调参数为 FiO_2 60%~100%,PIP 20~30cmH$_2$O,PEEP 8~12cmH$_2$O,呼吸频率 20~40 次/min,潮气量 6~8ml/kg。根据动脉血气和胸部 X 线片结果随时调整呼吸机参数。不宜频繁吸痰等降低呼吸道压力的护理操作。

3)血管活性药物:第 3 期以使用扩血管药物为主。可使用米力农,负荷量 50~75μg/kg,于 15 分钟内输注完毕,维持量从每分钟

0.25μg/kg 起始,最大可达 1μg/kg,一般不超过 72 小时。严重高血压可持续输注酚妥拉明每分钟 1~20μg/kg,或硝普钠每分钟 0.5~5μg/kg,由小剂量开始逐渐调整到合适剂量。

4)正性肌力及升压药物:第 4 期应停用血管活性药物,应用正性肌力及升压药物。可选用药物的每分钟用量:多巴胺 5~20μg/kg、去甲肾上腺素 0.05~2μg/kg、肾上腺素 0.05~2μg/kg 或多巴酚丁胺 2.5~20μg/kg,从低剂量开始,以能维持接近正常血压的最小剂量为佳。以上药物无效时,可试用血管升压素或左西孟旦。血管升压素:20μg/kg,q.4h.,缓慢静脉注射,用药时间视血流动力学改善情况而定。左西孟旦:负荷剂量 6~12μg/kg,10 分钟内静脉注射,再以每分钟0.1μg/kg 维持,根据病情可调整至 0.2~0.5μg/kg。

5)血液净化:有条件时可行床旁连续性血液净化治疗,适用于第 3 期和第 4 期患者。

6)体外生命支持:包括体外膜氧合器(ECMO)、体外左心支持(ECLVS)或 ECMO+ 左心减压(LV vent)等,适于常规治疗无效的心肺衰竭者。ECMO+ 左心减压适用于严重肺水肿和左心衰竭者,但严重脑功能衰竭者不建议使用。

(3)恢复期治疗:促进各脏器功能恢复,尤其是神经系统康复治疗和护理。

【预防】

1. **控制传播** 普通型居家隔离 14 天,重症病例应在指定医院隔离。应加强疫情监测,托幼机构等做好晨检,医院加强预检和设立专门诊室以防交叉感染。

2. **疫苗接种** EV-71 灭活疫苗适用于 6 月龄~5 岁儿童,基础免疫为 2 剂,间隔 1 个月,鼓励在 12 月龄前完成接种。

➤ 附:手足口病诊治流程图

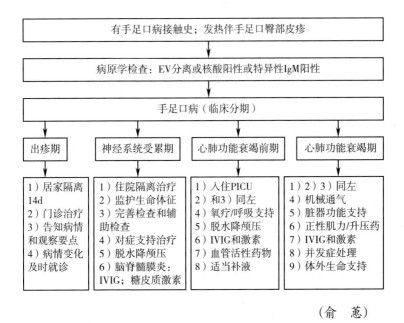

（俞 蕙）

第十一节 病毒性肝炎

病毒性肝炎（viral hepatitis）是一组由肝炎病毒引起的以肝脏炎症和坏死病变为主的传染病。临床上主要表现为乏力、食欲缺乏、肝大及肝功能异常,部分患者可有黄疸和发热。无症状感染者较为常见。按病原分类,目前已确定的有5种病毒性肝炎,包括甲型、乙型、丙型、丁型和戊型,其病原分别为甲型肝炎病毒（hepatitis A virus,HAV）、乙型肝炎病毒（hepatitis B virus,HBV）、丙型肝炎病毒（hepatitis C virus,HCV）、丁型肝炎病毒（hepatitis D virus,HDV）和戊型肝炎病毒（hepatitis E virus,HEV）。其中,甲型和戊型主要表现为急性肝炎;乙型、丙型和丁型主要表现为慢性肝炎,并可发展为肝硬化和肝细胞癌。除肝炎病毒外,还有其他病毒如巨细胞病毒、EB病毒、风疹病毒、单纯疱疹病毒、肠道病毒以及黄热病毒等也可引起肝脏炎症,但主要有肝脏以外的临床表现,且各有其特点,故不属于本病范畴之内。我国将病毒性肝炎列为法定乙类传染病。

一、甲型病毒性肝炎

【概述】

甲型病毒性肝炎(viral hepatitis A),简称甲肝,是由 HAV 引起的急性消化道传染病,以黄疸和肝损害为主要表现,临床分为急性黄疸型、急性无黄疸型、淤胆型、亚临床型和重症型。儿童易感,发病率较高,可暴发流行。

【病因和流行病学特征】

HAV 属于小 RNA 病毒科嗜肝病毒属,无包膜,基因组为单股正链 RNA。HAV 只有 1 个血清型,有 7 个基因型(Ⅰ~Ⅶ型),其中的Ⅰ、Ⅱ、Ⅲ和Ⅶ型可感染人类,我国的主要流行株为ⅠA 型。患者和无症状感染者是传染源,主要经粪-口途径传播,食物和水源的严重污染可引起暴发流行。由于病毒血症短暂,血源性传播概率很小,尚无经胎盘传播的证据。我国以学龄前及学龄期儿童发病率最高,青年次之,在普遍接种甲型肝炎病毒疫苗后发病率已显著下降。患病后可获得持久免疫力。

【诊断】

1. **流行病学史** 未接种过甲型肝炎疫苗,病前 14~45 天内有家庭内或集体机构内与甲型病毒性肝炎患者的接触史,或有不洁饮食史。

2. **临床表现** 潜伏期 14~45 天,一般 30 天左右。

(1)急性黄疸型:分为黄疸前期(3~7 天)、黄疸期(1~2 周)和恢复期(4~8 周)。急性起病,黄疸前期有发热、上呼吸道症状、食欲缺乏、恶心、呕吐和乏力等。热渐退进入黄疸期,先有尿黄,继之皮肤巩膜黄染,肝大伴触痛,少数伴脾大。

(2)急性无黄疸型:起病较急性黄疸型缓慢,除无黄疸外,其他临床症状和体征与黄疸型相似,仅在程度上较轻,多在 1~2 个月内恢复。

(3)淤胆型:黄疸较深,但其他全身症状及消化道症状较轻,多有粪便颜色变浅,可伴皮肤瘙痒,黄疸持续时间常超过 3 周。儿童少见。

（4）亚临床型：多见于儿童。临床无明显症状，多因有流行病学接触史或暴露就医或经健康体检而发现肝大、肝功能异常和 HAV 特异性 IgM 抗体阳性。

（5）重型：可持续高热、极度乏力、明显畏食及呕吐；黄疸进行性加深（血清胆红素≥171μmol/L 或每天上升≥17.1μmol/L）；很快出现嗜睡、烦躁不安及神志恍惚，进而昏迷（肝性脑病）；可伴肝大迅速回缩、腹胀、水肿和出血倾向。按其起病后 14 天内出现以上表现且可排除其他原因者，称为急性重型肝炎，又称暴发型肝炎；起病 15 天~24 周内出现者称亚急性重型肝炎。重型肝炎发病率虽低，但病死率很高。本型病程较长，完全恢复常超过 3 个月。

3. **实验室和辅助检查**

（1）尿常规：病程早期尿中尿胆原阳性，黄疸期尿胆原及尿胆红素均阳性。

（2）肝功能和凝血功能：血清 ALT 和 AST 明显升高。黄疸型血清总胆红素（TB）、直接胆红素（DB）和总胆汁酸（TBA）升高。重症型血清 TB 常 >170μmol/L 伴肝细胞严重损伤，表现为酶胆分离现象、凝血酶原时间（PT）明显延长、凝血酶原活动度（PTA）<40% 和国际标准化指数（INR）>1.5 等。淤胆型血清 TBA、谷氨酰转移酶（GGT）和碱性磷酸酶（ALP）明显增高，ALT 仅有轻至中度升高。

4. **病原学检查**

（1）特异性抗体：血清抗 HAV IgM 抗体阳性是早期诊断依据。恢复期血清抗 HAV IgG 抗体滴度较急性期≥4 倍升高有诊断意义。单份血清抗 HAV IgG 阳性提示既往感染或甲肝疫苗接种后反应。

（2）核酸检查：取粪便样本，检测到 HAV RNA 阳性亦可确诊。

【鉴别诊断】

本病在黄疸出现前或无黄疸者，尤其有发热、呼吸道症状或消化道症状者易误诊为上呼吸道感染、胃炎或腹泻病；如有发热、黄疸和腹痛需与胆道蛔虫症和胆囊炎症鉴别；淤胆型肝炎需与胆总管囊肿和胆石症鉴别。主要依据流行病学资料、临床表现特点和肝胆影像学检查加以区别，病原学检查是鉴别诊断的重要依据。

【治疗】

1. **一般治疗** 避免剧烈活动,适当休息,有发热、呕吐及乏力时必须卧床。合理饮食,不能进食者给予补液。

2. **药物治疗** 可适当酌情选用保护肝细胞和利胆药物:①复方甘草酸苷:2~4mg/(kg·d),口服或静脉滴注。②还原型谷胱甘肽:1~4岁,0.3g/d;5~10岁,0.6g/d;≥11岁,0.9g/d,口服或静脉滴注。③维生素C:0.5~1g/d,静脉滴注或口服。④熊去氧胆酸:10~20mg/(kg·d),分2~3次口服。

3. **重型肝炎治疗** 需住院隔离,绝对卧床,加强护理和监护,采取综合措施包括降低血清胆红素、改善肝脏微循环、促进肝细胞再生、防治并发症。

(1) 一般支持治疗:严格限制每天蛋白质摄入量为 0.5~1g/kg,昏迷者禁食蛋白质。给予足够的维生素和热量,酌情输注白蛋白和新鲜冷冻血浆。

(2) 维持水电解质和酸碱平衡:按生理需要量补液,每天 60~80ml/kg,控制在低限为佳,有水肿、腹水和脑水肿者以每天 40~60ml/kg 为宜。按电解质测定结果给予 1/5~1/3 张液体。记录 24 小时液体出入量,维持出入量平衡,保持有效循环血量,以防止肾衰竭。

(3) 促使肝细胞再生:促肝细胞生长因子 30~60μg,加入 10% 葡萄糖溶液 50~100ml 内静脉滴注,每天 1 次。

(4) 防治出血:给予维生素 K 和酌情补充凝血因子如凝血酶原复合物或新鲜血浆等;可用西咪替丁或奥美拉唑等防治胃肠黏膜糜烂或溃疡所致出血;降低门静脉压可用生长抑素,必要时内镜下行血管套扎或注射硬化剂等直接止血。

(5) 降血氨:口服或鼻饲乳果糖等以减少肠道氨吸收。降血氨治疗可静脉滴注门冬氨酸鸟氨酸或支链氨基酸。

(6) 预防和控制继发感染:有继发感染者应用抗生素,应合理、适量和足疗程,避免使用对肝脏有损害的抗生素。

(7) 血浆置换术:可降低血清胆红素和改善凝血功能。重症肝炎病例早期应用效果较好,还可为肝移植创造条件和赢得时间。

（8）肝移植：是治疗重症肝炎尤其是急性重症肝炎的有效措施。

【预防】

1. **控制传播** 隔离患者3周。接触者进行医学观察不少于40天。加强卫生宣教，养成餐前便后洗手等良好卫生习惯；共用餐具需严格消毒，实行分食制；加强对水源、饮食和粪便管理。严禁销售和进食有HAV污染的贝壳类水产品。

2. **疫苗接种** 适于18月龄以上儿童。①减毒活疫苗：接种1剂。保护效应可达5年以上。②灭活疫苗：需接种2次，间隔6个月。有效保护期至少20年。

3. **被动免疫** 免疫球蛋白有一定保护作用，主要适用于接触患者的易感儿童，越早用越好，不得迟于接触后14天。免疫效果可维持3个月。剂量为0.02ml/kg，深部肌内注射。

二、乙型病毒性肝炎

【概述】

乙型病毒性肝炎（viral hepatitis B），简称乙肝，是由HBV感染引起，主要经输注血制品、密切接触以及垂直途径传播，临床可表现为急性或慢性病程，分为急性型、慢性型、重型、淤胆型和病毒携带状态，儿童以慢性乙型肝炎（chronic hepatitis B，CHB）或慢性病毒携带为多见。

【病因和流行病学特征】

HBV属于嗜肝DNA病毒科正嗜肝DNA病毒属，有包膜，病毒颗粒称为Dane颗粒，其外膜蛋白含表面抗原（HBsAg），病毒核心含核心抗原（HBcAg，可降解成e抗原）、不完全双链环状DNA基因组和HBV DNA多聚酶。HBV有10个基因型（A~J型），我国和其他亚洲地区主要是B型和C型，偶见A型和D型。传染源主要是乙肝患者和HBV携带者，主要通过生活密切接触、垂直传播、输血和血制品及医源性途径传播。针刺纹身、静脉药瘾者和皮肤黏膜微小伤口暴露等亦可感染。儿童主要经垂直传播途径获得感染。垂直传播以产程中及产后传播为主，宫内感染约占15%。孕妇HBsAg高滴度、HBeAg

阳性及 HBV DNA 高载量($\geqslant 1 \times 10^6$ 拷贝/ml)是宫内感染的高危因素。如果出生后未给予阻断措施,HBsAg 阳性孕妇所生婴儿的感染率约为 50%,而 HBsAg 和 HBeAg 双阳性孕妇所生婴儿的感染率将高达 90% 以上,4~6 岁为发病高峰年龄段。我国为乙肝高发地区,自1992 年将乙肝疫苗纳入计划免疫管理以来,已有效阻断 HBV 垂直传播,使儿童乙肝发病率显著降低。

【诊断】

1. **流行病学史** 家庭成员中有乙肝患者,尤其是母亲患有乙肝;有输注血制品史;未接种乙肝疫苗或者乙肝疫苗免疫失败者。

2. **临床表现** 潜伏期 30~180 天,平均 60~90 天。

(1) 急性型:大多起病较隐匿。临床表现如同甲肝,但常无发热,黄疸型少见,ALT 和 AST 上升与恢复都较甲型肝炎慢,病程一般在2~4 个月。

(2) 慢性型:病程超过 6 个月以上。一般症状较轻,多无黄疸,轻度肝大,质地变韧,脾可触及,肝功能改变以 ALT 波动为特点,病理上属轻度慢性炎症。症状较重者可有乏力、食欲缺乏、腹胀、肝脾大和肝区压痛,有慢性肝病面容;可有蜘蛛痣和肝掌等体征;肝功能损害明显,常见 ALT 持续或反复升高,球蛋白增高和白/球蛋白比值降低,病理上属中度或重度慢性肝炎。

(3) 重型:有肝衰竭表现。根据病程可分为:①急性肝衰竭:发病2 周内出现以Ⅱ度以上肝性脑病为特征的肝衰竭表现。②亚急性肝衰竭:发病 15 天~26 周内出现肝衰竭表现。③慢加急性(或亚急性)肝衰竭:在慢性肝病基础上发生急性或亚急性肝功能失代偿。④慢性肝衰竭:在肝硬化基础上出现以腹水或门静脉高压、凝血功能障碍和肝性脑病为主要表现的慢性肝功能失代偿。

(4) 淤胆型:与甲型肝炎淤胆型类似,常起病于急性黄疸型乙型肝炎,而后发生胆汁淤积。

(5) 病毒携带状态:HBV 感染者从未出现肝炎的临床表现且肝功能始终正常,称为 HBV 携带者。若持续超过 6 个月以上,称为慢性HBV 携带者。

3. **实验室和辅助检查**

（1）肝功能和凝血功能：急性期血清 ALT 和 AST 增高，黄疸型和淤胆型改变与甲型肝炎相似。慢性期常见 AST/ALT 比值≥1。当血清 TB>171μmol/L、PTA<40% 或 INR>1.5 及血浆白蛋白明显下降，提示病情严重。

（2）超声检查：可动态观察肝脏和脾脏大小、形态、结构及门静脉内径等改变，有助于评价肝硬化。瞬时弹性成像技术能较准确地识别轻度肝纤维化和进展性肝纤维化或早期肝硬化，可用于肝纤维化诊断与分级。

（3）肝组织病理检查：用于评价肝脏炎症活动度（G）分级和纤维化程度（S）分期，对慢性肝炎抗病毒治疗的选择与疗效和预后判断都有很大意义，还有助于肝脏疾病的诊断与鉴别诊断。

4. **病原学检查**

（1）血清 HBV 标志物及 HBV DNA：常见的血清 HBV 标志物组合及其临床意义见表 1-11-1。

表 1-11-1　HBV 血清标志组合及其临床意义

HBsAg	HBsAb	HBeAg	HBeAb	HBcAb	临床意义
+	−	−	−	−	急性 HBV 感染潜伏期
+	−	+	−	−	急性乙肝早期,传染性强
+	−	+	−	+	急性和慢性乙肝,病毒复制活跃,传染性强
+	−	−	−	+	急性和慢性乙肝
+	−	−	+	+	急性和慢性乙肝,传染性弱
−	−	−	−	+	既往 HBV 感染
−	−	−	+	+	急性 HBV 感染恢复期,既往 HBV 感染
−	+	−	+	+	乙肝恢复期
−	+	−	−	−	接种乙肝疫苗后
−	+	−	−	+	HBV 感染后临床痊愈

(2) 肝组织 HBV 抗原和基因:是诊断乙肝的直接证据。

5. **诊断要点**

(1) 急性乙型肝炎:儿童常起病隐匿,难以确定病程,需检测抗 HBc IgM 帮助判断,若呈强阳性则符合急性乙肝;若抗 HBc IgM 阴性,而抗 HBc IgG 强阳性,即使可确认的病程尚短,也高度提示慢性乙肝的可能。

(2) 慢性乙型肝炎:为 HBsAg、HBeAg 和 HBV DNA 任何一项持续阳性伴肝功能异常达 6 个月以上者。由于起病隐匿,若肝组织活检已显示慢性化病理表现,亦应诊断为慢性乙肝。

(3) 重症乙型肝炎:由于强烈的免疫反应而形成免疫复合物,可出现血清 HBsAg 检测阴性,此时检测血清 HBV DNA 及抗 HBc IgM 对确诊有帮助。

【鉴别诊断】

1. **其他病毒相关性肝炎**　如 EB 病毒和巨细胞病毒感染都可引起肝炎表现,鉴别诊断应根据原发病的临床特点如肝外表现和病原学检查结果。

2. **感染中毒性肝炎**　细菌、立克次体及钩端螺旋体等感染都可引起肝大、黄疸及肝功能异常,应根据原发病的临床特点和实验室检查加以鉴别。

3. **肝豆状核变性**　血清铜蓝蛋白明显降低(<100mg/L);24 小时尿铜达 100μg 以上;5~6 岁以上患儿裂隙灯检查在眼角膜边缘可见 K-F 环。

4. **肝外梗阻性黄疸**　儿童常见胆总管囊肿和结石,故常伴胆囊肿大,肝功能改变较轻,磁共振胰胆管成像和超声检查可见胆囊肿大和肝内胆管扩张等。

【治疗】

1. **一般治疗**　适当休息,合理饮食。

2. **对症治疗**　基本同甲型肝炎。可选用保肝利胆药物 2~3 种进行治疗,有益于肝脏病变恢复。重症肝炎的治疗同甲型肝炎。

3. **抗病毒治疗**　选择对有治疗指征者进行规范抗病毒治疗是治

愈儿童慢性乙肝的根本措施,儿童更强调合理选择抗病毒药物和个体化治疗。

(1) 抗病毒治疗指征:参照我国成人慢性乙型肝炎防治指南及国外儿童慢性乙型肝炎抗病毒治疗建议,儿童抗病毒治疗抉择见图 1-11-1。推荐在治疗前先做 HBV 耐药基因检测,治疗期间应监测不良反应并及时处理。美国 FDA 或欧洲药品管理局(European Medicines Agency,EMA)已批准 6 种药物用于治疗儿童 CHB:①普通干扰素 α(IFN-α)和长效干扰素聚乙二醇干扰素 α-2a(PEG-IFNα-2a):可分别用于≥1 岁和≥3 岁儿童。②恩替卡韦(entecavir,ETV):

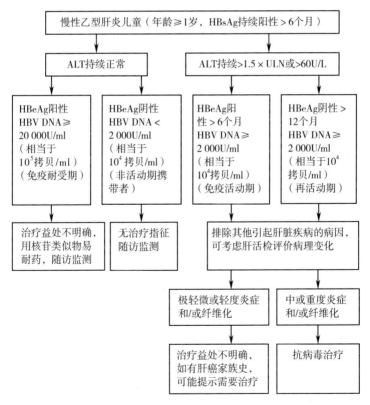

图 1-11-1 儿童慢性乙型肝炎抗病毒治疗选择流程图

用于≥2 岁儿童。③拉米夫定(lamivudine,LAM):用于≥2 岁儿童。④富马酸替诺福韦酯(tenofovir disoproxil fumarate,TDF):用于≥2 岁儿童(EMA;美国 FDA 批准≥12 岁)。⑤富马酸丙酚替诺福韦(tenofovir alafenamide fumarate,TAF):用于≥12 岁儿童。⑥阿德福韦酯(adefovir,ADV):用于≥12 岁儿童。

(2)常用抗病毒药物和疗法:

1)普通干扰素 α(IFN-α):推荐剂量为 3~6MU/m²,最大量为 10MU/m²,皮下注射,每周 3 次。推荐疗程:HBeAg 阳性者一般为 6 个月;HBeAg 阴性者至少 1 年。

2)聚乙二醇干扰素 α-2a(PEG-IFNα-2a):104μg/m²,皮下注射,每周 1 次。疗程参照普通干扰素。

3)拉米夫定:3mg/kg,最大量 100mg,q.d.,口服。疗程至少 1 年,一般在实现 HBeAg 血清转换后还需继续治疗至少 6 个月以上。病毒耐药率随治疗时间延长而增高。

4)恩替卡韦:0.015mg/kg,最大量 0.5mg,q.d.,口服。疗程可参照 LAM。

5)替诺福韦酯:体重 17~<22kg,150mg;22~<28kg,200mg;28~<35kg,250mg;≥35kg,300mg;或 8mg/kg,q.d.,口服。疗程可参照 LAM。

6)富马酸丙酚替诺福韦:25mg,q.d.,口服。疗程可参照 LAM。

7)阿德福韦酯:12~18 岁剂量同成人,10mg。12 岁以下参考剂量:2~7 岁,0.3mg/kg;7~12 岁,0.25mg/kg,q.d.,口服。疗程可参照 LAM。

【预防】

1. **一般预防** 应采取综合措施,改善卫生条件,建立严格的消毒隔离制度,加强血制品的筛查和医源性传播途径的管理。

2. **疫苗接种** 全程基础免疫需接种 3 剂重组乙肝疫苗(HepB)。剂量:重组酵母疫苗 10μg;重组中国仓鼠卵巢细胞(CHO)疫苗:10μg(母亲 HBsAg 阴性)或 20μg(母亲 HBsAg 阳性)。推荐"0-1-6"接种方案(新生儿出生 12 小时内、1 个月和 6 个月各 1 针)。接种部位:新生儿为臀前部外侧肌内,儿童和成人为上臂三角肌注射。应强调于末次接种后 1~2 个月检测血清 HBsAb 水平。对全程免疫无应答者可再次接种 3 针;仍无应答者可接种 1 剂 60μg 重组酵母疫苗。免疫成功后若 HBsAb 水平下降或消失,应予加强免疫(单剂接种即可)。

3. 乙肝高效免疫球蛋白(HBIG) 高危新生儿于生后 12 小时内尽早肌内注射 HBIG≥100U;单次急性暴露 HBV 后尽快(最迟不超过 7 天)肌内注射 HBIG 8~10U/kg,推荐使用 2 剂,间隔 30 天。

4. 低体重(出生体重 <2 000g)或早产儿(胎龄 <37 周)方案 ①母亲 HBsAg 阳性:于出生 12 小时内尽快联合应用 HBIG 100U 和 10μg 重组酵母乙肝疫苗,并于 1、2 和 7 月龄各接种 1 剂 10μg 乙肝疫苗。②母亲 HBsAg 阴性:最好于出生 12 小时内接种 1 剂乙肝疫苗,并于 1、2 和 7 月龄各接种 1 剂乙肝疫苗。③母亲 HBsAg 不详:于出生 12 小时内尽快完成联合免疫接种,同时尽快检查和确认母亲 HBsAg,按上述方案完成后续的乙肝疫苗接种。

三、丙型病毒性肝炎

【概述】

丙型病毒性肝炎(viral hepatitis C),简称丙肝,是由 HCV 引起的以肝损害为主的传染病。主要经输血和血制品等肠外途径传播。起病隐匿,转为慢性的概率较高,易导致肝硬化和肝细胞癌。

【病因和流行病学特征】

HCV 属于黄病毒科丙型肝炎病毒属,为线状单股正链 RNA 病毒。HCV 易发生变异,主要有 7 个基因型(以 1~7 表示)和至少 100 个亚型(以 a、b、c 等表示)。欧美国家以 1 型和 2 型为主,中东地区以 4 型多见,我国主要流行 1、2、3 和 6 型,以 1b 和 2a 型多见。1 型和 4 型对抗病毒药物的耐药率高于 2 型和 3 型。患者和慢性 HCV 携带者是主要传染源,尤其是后者常不被察觉,是重要传染源。输注血液制品和医源性途径、垂直传播、日常生活密切接触及性传播是主要传播途径。血液病、肝移植后、免疫抑制者和透析患者感染率较高。垂直传播率为 10% 左右,主要发生在分娩过程中,母亲合并 HIV 感染和高载量 HCV 血症是主要高危因素。

【诊断】

1. **流行病学史** 母亲有丙型肝炎病史,或有输注血制品或透析等病史。

2. **临床表现** 潜伏期 21~180 天,平均 50 天。输血后丙肝的潜伏期为 7~33 天,平均 19 天。儿童常呈亚临床型,常在体检或因其他疾病就医时发现肝炎病情。其他临床类型包括急性型(黄疸型约 5%)、慢性型(HCV RNA 阳性持续 6 个月以上伴有 ALT 波动)和病毒携带状态。部分儿童急性型呈自限性,可自发性清除病毒,感染时年龄越小,自发性清除率越高;60%~85% 病例转为慢性肝炎;急性期 ALT 反复增高者易发展成慢性型。单一 HCV 感染极少发生重型肝炎。慢性型病例的病毒血症可呈持续性或间歇性,以前者多见,自然痊愈率极低,部分患儿可发展为肝炎肝硬化。HCV 和 HBV 同时感染可见于大量多次输血后,可加剧肝损害,增加发生重型肝炎和肝细胞癌的风险。HCV 与 HIV 重叠感染,可相互促进其病情恶化。

3. **实验室和辅助检查**

(1) 肝功能:包括 ALT、AST、白蛋白、胆碱酯酶及凝血酶原时间等,反映肝细胞损害程度。

(2) 超声检查:同乙型病毒性肝炎。

(3) 肝脏病理组织学:对慢性丙肝的疾病进展情况、预后判断及疗效评价均有重要意义。

4. **病原学检查**

(1) 特异性抗体:常用酶免疫法(enzyme immunoassay,EIA)和重组免疫印迹试验(recombinant immunoblot assay,RIBA)。主要检测 HCV IgG 抗体,阳性说明有过 HCV 感染,不能区别现症感染与既往感染,适用于高危人群筛查和 HCV 感染者的初筛。通过胎盘获得的 HCV 抗体可持续 12~18 个月,故患有丙型肝炎母亲所生的高危儿需随访至 18 月龄时重复检测 HCV 抗体并检测 HCV RNA 帮助判断是否感染。

(2) HCV RNA:包括定性和定量检测,为 HCV 感染的确诊实验。在 HCV 感染后 1~3 周即可检测到 HCV RNA。HCV RNA 定量检测是评估 HCV 复制水平和抗病毒药物疗效的指标。

【鉴别诊断】

详见乙型肝炎部分，需综合流行病学特征和临床表现特点，主要依靠特异性病原学诊断手段。

【治疗】

1. **一般对症治疗**　同乙型肝炎。

2. **抗病毒治疗**　传统疗法为干扰素-α 或聚乙二醇干扰素-α 联合利巴韦林治疗。针对 HCV 蛋白靶向特异性治疗的小分子化合物被统一命名为直接抗病毒药物（directly acting antivirals，DAAs），包括非结构蛋白 NS3/4A 蛋白酶抑制剂、NS5A 抑制剂和 NS5B 聚合酶抑制剂等，已陆续上市用于治疗几乎所有基因型和亚型 HCV 感染，其持续病毒学应答率都能达到 90% 以上，已取代传统疗法。应根据患者疾病严重程度、HCV 基因型、获得治疗应答可能性与可能的不良反应等因素选择 DAA 药物，并施行个体化治疗。

（1）抗病毒治疗指征：所有血清 HCV RNA 阳性患者，只要有治疗意愿，都可接受抗病毒治疗。儿童病例在病情允许情况下，建议等待至达到使用 DAAs 适应证条件时进行抗病毒治疗。垂直传播获得者自发清除率较高，应随访到 18 月龄以上再考虑是否进行抗病毒治疗。治疗前需做 HCV 基因型检查、评价肝炎病情和排除 HBV 感染。

（2）治疗方案：

1）来迪派韦/索磷布韦（ledipasvir/sofosbuvir）：每片含来迪派韦 90mg 和索磷布韦 400mg。适用于 ≥3 岁儿童的 1、4、5 和 6 型 HCV 感染。剂量：体重 <17kg，33.75/150mg；17~35kg，45/200mg；>35kg，90/400mg，q.d.，口服。疗程：一般 12 周；1 型既往治疗过且伴代偿性肝硬化（Child-Pugh A）者需 24 周；失代偿性肝硬化（Child-Pugh B 和 C）和肝移植后患者需加用利巴韦林（7.5mg/kg，b.i.d.）联合治疗，共 12 周。

2）索磷布韦/维帕他韦（sofosbuvir/velpatasvir）：每片含来索磷布韦 400mg 和维帕他韦 100mg。适用于 ≥3 岁儿童的 1~6 型 HCV 感染。剂量：<17kg，150/37.5mg；17~30kg，200/50mg；>30kg，400/100mg，q.d.，口

服。疗程：一般 12 周（包括代偿性肝硬化）；失代偿性肝硬化（Child-Pugh B 和 C）需加用利巴韦林（7.5mg/kg，b.i.d.）联合治疗 12 周。

3）格卡瑞韦/哌伦他韦（glecaprevir/pibrentasvir）：每片含格卡瑞韦 100mg 和哌伦他韦 40mg。适用于≥12 岁且体重≥45kg 儿童的 1~6 型 HCV 感染（无肝硬化或代偿性肝硬化）。100/40mg，q.d.，口服。疗程：未治疗过患者，无肝硬化者 8 周，代偿性肝硬化者 12 周；已用过 DAAs 治疗者需酌情调整疗程。

【预防】

目前尚无疫苗和被动免疫措施可预防 HCV 感染。

1. **控制传播**　加强对血源筛查和生产血制品质量的监督。严格掌握血液及血制品的应用指征，反对滥用血制品。推广使用一次性注射器及输液器具，并加强对一次性注射输液用具的质量控制。

2. **阻断母婴传播**　将抗 HCV 及 HCV RNA 列为孕妇体检的常规项目。对于抗 HCV 及 HCV RNA 阳性的孕妇，应避免羊膜腔穿刺，延迟破膜，尽量缩短分娩时间，保证胎盘完整性，以尽量减少新生儿暴露于母血的机会。

四、丁型病毒性肝炎

【概述】

丁型病毒性肝炎（viral hepatitis D），简称丁肝，是由 HDV 与 HBV 共同感染才引起肝细胞损害的传染病，可使 HBV 携带者有肝炎发作，并易使乙型肝炎慢性化和转为重症。

【病因和流行病学特征】

HDV 基因组为单负链环状 RNA，是一种缺陷病毒，必须有 HBV 辅助（提供 HBsAg 外壳）才能感染靶细胞和装配成有传染性的完整病毒。当 HBV 消除时，HDV 也随之被清除。HDV 感染可明显抑制 HBV DNA 复制。丁型肝炎患者及 HDV 携带者为主要传染源。输血或血制品是主要传播途径，其他包括注射、针刺、生活密切接触和性接触等途径。与 HBV 不同的是，HDV 的垂直传播很少见，仅在孕妇携带 HBV 并感染 HDV 时，其所生婴儿感染 HBV 后才有可能感染 HDV。全球 HDV 感染率呈下降趋势。高流行区主要为非洲及南美国家,中等流行区在地中海盆地、中东和亚洲,我国发病率不高,西北边疆少数民族地区略高,在儿童病毒性肝炎中的占比低于 1%。

【诊断】

1. **流行病学史** 有急性或慢性 HBV 感染史,或有血制品输注史或 HDV 感染者的密切接触史。

2. **临床表现** 潜伏期 4~20 周,与 HBV 同时感染偏长,重叠感染略短。

(1) 同时感染:与急性乙型肝炎相似,多表现为急性黄疸型。由于 HDV 与 HBV 感染后潜伏期不同,可发生间隔 2~4 周的 2 次 ALT 高峰。重型肝炎发生率比急性乙型肝炎要高。由于两种病毒互相制约,病情常自限,大多在 12 周内恢复,少数发展为慢性肝炎或 HDV 和 HBV 携带者。

(2) 重叠感染:是在 HBV 感染基础上叠加 HDV 感染。其临床表现取决于原有 HBV 感染状态,若原为 HBV 携带者,可表现为急性丁型肝炎,病情较单纯急性乙型肝炎略重,70%~90% 发展为慢性;若原为慢性乙型肝炎,大多数病情加重,重者发生慢性重型肝炎。

3. **实验室和辅助检查** 同乙型肝炎。

4. **病原学检查**

(1) 特异性抗原和抗体:①血清 HDAg:EIA 或 RIA 法。慢性 HDV 感染时,血清中有高滴度抗 HDV 抗体,HDAg 常以免疫复合物形式存在,需采用免疫印迹法检测。阳性有确诊意义,适于早期诊断。②血清特异性抗体:EIA 和 RIA 法。血清抗 HDV IgM 阳性是现症感染的标志,但不能区分急性感染与慢性感染(抗 HDV IgM 也可呈阳性)。血清抗 HDV IgG 在急性感染时出现较晚,在慢性感染期多呈持续性高滴度。③肝内 HDAg:取肝活检样本,用免疫荧光法或免疫组化法检测。阳性有确诊意义。

(2) 病毒核酸:血清 HDV RNA 采用 RT-PCR 法检测,肝组织内

HDV RNA 可用分子杂交法检测,是诊断 HDV 感染的直接依据。

5. **诊断要点** 凡慢性 HBsAg 携带者或慢性乙肝患者突然出现急性肝炎或重型肝炎样表现或迅速向慢性重症肝炎发展,均应考虑是否有 HDV 重叠感染。如果血清 HBsAg 阳性,同时具备:①血清 HDV RNA 和/或 HDAg 阳性,或抗 HD IgM 阳性;或②肝内 HDV RNA 和/或 HDAg 阳性,即可确定诊断。

【鉴别诊断】

同乙型肝炎。

【治疗】

尚无有效治疗方法。唯一批准治疗丁型肝炎的药物是干扰素-α,能降低血清内病毒载量,部分病例 HDV RNA 转阴,ALT 水平下降,症状改善,肝活检显示炎症和坏死改善。剂量与疗程参见乙型肝炎的治疗。

【预防】

严格筛查献血员是预防输血后 HDV 感染的有效措施。目前尚无丁型肝炎疫苗。由于 HDV 必须依赖 HBV 才能复制,预防 HBV 感染也就可免受 HDV 感染。对易感者广泛接种乙肝疫苗,可达到预防 HDV 感染的目的。

五、戊型病毒性肝炎

【概述】

戊型病毒性肝炎(viral hepatitis E),简称戊肝,是由 HEV 引起的以肝损害为主的消化道传染病。经粪-口途径传播,常可引起流行和暴发,其临床和流行病学特征类似于甲型肝炎。

【病因和流行病学特征】

HEV 属于戊肝病毒科的戊肝病毒属,是线状单链 RNA 病毒,至少有 8 个基因型(Ⅰ~Ⅷ),我国的流行株为 Ⅰ 型和 Ⅳ 型。只有一个血清型。患者和隐性感染者是传染源,潜伏期末期至发病初期的传染性强。猪、牛、羊及啮齿动物等也是 HEV 的自然宿主,成为散发性戊肝的传染源。主要经粪-口途径传播,常因疫性粪便污染饮用水源和食物引起流行。主要侵犯青壮年,儿童及老年人发病较少。散发性戊肝无明显季节高峰,流行性戊肝常多见于雨季或洪水后。

【诊断】

1. **流行病学史**　有戊型肝炎患者接触史,或污染水源接触史,或不洁饮食史。

2. **临床表现**　潜伏期为 15~70 天,平均 40 天。临床表现与甲型肝炎相仿。青壮年多为急性起病,有发热、恶心、畏食、乏力、上腹不适、关节酸痛、尿色加深及皮肤巩膜黄染。淤胆型较为常见,总病程一般为 4~6 周,部分淤胆患者常在 2~6 个月后黄疸才消退。少数患者病情迅速进展为急性或亚急性重型肝炎,尤其是妊娠晚期孕妇常病情严重,孕妇感染常导致流产和死胎。

3. **实验室和辅助检查**　同甲型肝炎。

4. **病原学检查**

(1) 特异性抗体:EIA 法。急性期血清抗 HEV IgM 阳性,或单份血清抗 HEV IgG 抗体滴度 >1∶20 或双份血清抗体滴度 ≥4 倍升高有诊断意义。

(2) 病毒核酸:取急性期血清、胆汁或粪便样本,用 RT-PCR 法检测到 HEV RNA 是确诊依据。

【鉴别诊断】

同甲型病毒性肝炎。

【治疗】

目前尚无特效抗病毒药物。其治疗原则及方法见甲型肝炎。

【预防】

主要采取控制传播为主的综合预防措施,包括:①隔离患者(不少于 30 天),密切接触者需医学观察 60 天;②保证饮水安全和食品安全;③改善环境卫生与管理好水源和粪便;④做好个人卫生和养成勤洗手等卫生习惯;⑤重视集体机构的预防工作等。

➤ 附:病毒性肝炎的诊治流程图

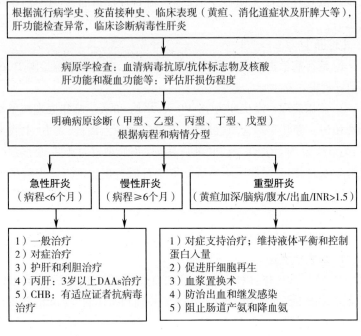

根据流行病学史、疫苗接种史、临床表现（黄疸、消化道症状及肝脾大等），肝功能检查异常，临床诊断病毒性肝炎

病原学检查：血清病毒抗原/抗体标志物及核酸
肝功能和凝血功能等；评估肝损伤程度

明确病原诊断（甲型、乙型、丙型、丁型、戊型）
根据病程和病情分型

急性肝炎
（病程<6个月）

慢性肝炎
（病程≥6个月）

重型肝炎
（黄疸加深/脑病/腹水/出血/INR>1.5）

1）一般治疗
2）对症治疗
3）护肝和利胆治疗
4）丙肝：3岁以上DAAs治疗
5）CHB：有适应证者抗病毒治疗

1）对症支持治疗；维持液体平衡和控制蛋白入量
2）促进肝细胞再生
3）血浆置换术
4）防治出血和继发感染
5）阻止肠道产氨和降血氨

（俞 蕙）

第十二节 流行性乙型脑炎

【概述】

流行性乙型脑炎(epidemic encephalitis B),简称乙脑,是由流行性乙型脑炎病毒引起的急性中枢神经系统传染病,是经蚊等吸血昆虫传播的自然疫源性疾病。因其首先在日本发现,故又名"日本脑炎"。本病流行于夏秋季,多发生于儿童,临床上以高热、意识障碍、惊厥、呼吸衰竭及脑膜刺激征为特点。重症患者病死率高,幸存者常有后遗症。我国将本病纳入法定乙类传染病管理。

【病因和流行病学特征】

流行性乙型脑炎病毒简称乙脑病毒,又称日本脑炎病毒(Japanese

encephalitis virus,JEV),属黄病毒科黄病毒属,为虫媒病毒,基因组为单股正链 RNA,有包膜。JEV 的嗜神经性强,抗原性稳定。猪是主要传染源,其次为其他家畜、家禽和野禽、鸟类及蛇类等。蚊虫是主要传播媒介,主要是三带喙库蚊,伊蚊和按蚊也能传播。候鸟及蝙蝠也是 JEV 的储存宿主。人是终末宿主,但感染后病毒血症短暂且病毒载量低,因而传染性弱,尚未见人与人间传播的报道。流行有严格季节性,约 90% 病例于 7、8、9 月份发病。多见于 10 岁以下儿童,在儿童普遍接种乙脑疫苗后,发病年龄有向成年人群发展的趋势。乙脑发病有高度散在性。病后获得持久免疫力。典型患者与隐性感染者之比为 1:2 000~1:1 000。

【诊断】

1. **流行病学史** 夏季发病;居住环境附近有养猪场;有蚊虫叮咬史;未接种乙型脑炎疫苗。

2. **临床表现** 潜伏期 4~21 天,大多为 10~14 天。

(1) 临床分期:

1) 初期:病初 3 天,为病毒血症期。有持续发热、精神差、食欲缺乏、轻度嗜睡及头痛和呕吐。易误诊为上呼吸道感染。

2) 极期:病程第 4~10 天。高热持续不退,意识障碍加重,渐入昏迷,并出现反复或持续惊厥或局部抽搐。有高颅压征(头痛、呕吐、意识障碍恶化、血压升高及心率减慢)、锥体束征(巴宾斯基征等锥体束征阳性)、锥体外束征(肌张力改变、不自主运动及扭转痉挛等)和脑膜刺激征,浅反射减退或消失,深反射先亢进后减退或消失。呼吸衰竭是乙脑最严重表现和主要死因。

3) 恢复期:多于病程第 8~11 天体温开始渐下降,昏迷者经过短期精神呆滞或淡漠而渐清醒。神经系统体征逐渐改善或消失。重症患者可有中枢性发热、多汗、神志呆滞及反应迟钝,部分记忆丧失和精神及行为异常,肢体强直性瘫痪或有癫痫样发作。

4) 后遗症期:5%~20% 患者有不同程度神经系统后遗症,病程 6 个月后仍不能恢复。主要有意识异常、智力障碍、癫痫样发作及肢体强直性瘫痪等。

（2）病情分型：以轻型和普通型多见。

1）轻型：体温 38~39℃，神志清楚，可有轻度嗜睡或颈强直等，一般无惊厥。病程约 1 周，无后遗症。

2）普通型（中型）：体温 39~40℃，伴昏睡、头痛及呕吐，有浅昏迷，脑膜刺激征明显，有 1 次或短暂数次惊厥。病程为 10~14 天，无或有轻度恢复期神经精神症状，一般无后遗症。

3）重型：体温持续 40℃或更高，有昏迷和反复或持续惊厥，但无明显呼吸衰竭征象。病程在 2 周以上。恢复期有神经精神症状，部分有后遗症。

4）极重型：初期体温迅速上升达 40℃以上，伴难以控制的反复惊厥。于 1~2 天内转入深昏迷，迅速出现中枢性呼吸衰竭或脑疝，少数出现循环衰竭。病死率高，存活者有严重后遗症。

3. 实验室和辅助检查

（1）血常规：白细胞总数 $(10~20) \times 10^9$/L，儿童可达 40×10^9/L。病初中性粒细胞可达 80% 以上，2~5 天后淋巴细胞占优势。少数患者血象始终正常。

（2）脑脊液：外观无色透明，压力增高，白细胞计数 $(50~500) \times 10^6$/L，个别高达 $1\,000 \times 10^6$/L，病初 1~2 天以中性粒细胞为主，以后则淋巴细胞增多。蛋白轻度增高，糖及氯化物正常。极少数脑脊液常规和生化正常。

（3）脑电图：主要表现为弥漫性不规则高幅慢波改变。

（4）头颅CT 或 MRI：可见弥漫性脑水肿，可在丘脑、基底核、中脑、脑桥或延髓见低密度影。

4. 病原学检查

（1）特异性抗体：EIA 法。若为 1 个月内未接种乙脑疫苗者，在脑脊液或血清中检测出特异性 IgM 抗体有诊断意义；观察到特异性 IgG 阳转或双份血清抗体滴度≥4 倍增高有诊断意义。在乙脑和登革热流行区需同时检测两种抗体，若双份血清两种抗体滴度均有 4 倍以上升高，以升高倍数较另一种高 2 倍以上者确定为其病原，或采用交叉中和实验予以区别。

(2) 抗原和核酸:取脑脊液、血或其他体液或尸检脑组织,采用免疫荧光法和 RT-PCR 法检测特异性病毒抗原和核酸片段,阳性有诊断意义。

(3) 病毒分离:通常采集脑脊液或尸检脑组织分离 JEV,阳性可确证。除在疾病初期(神经系统受累前)外,很难从患者血液中分离到病毒。

【鉴别诊断】

1. **中毒性菌痢** 与乙脑季节相同,多见于夏秋季。但起病急骤,数小时内出现高热、惊厥、昏迷及休克,甚至呼吸衰竭。一般无脑膜刺激征。用生理盐水灌肠,粪便有黏液和脓血,镜检和粪便培养可明确诊断。特殊情况下可行脑脊液检查,中毒性菌痢脑脊液一般正常。

2. **其他病毒性脑炎** 腮腺炎病毒、肠道病毒和单纯疱疹病毒等可引起脑炎,应根据流行病学资料、临床和影像学特征以及病原学检查加以区别。

3. **化脓性脑膜炎** 多发生在冬春季,脑脊液浑浊,白细胞可数以万计,中性粒细胞在 80% 以上,糖明显降低,蛋白增高。脑脊液涂片及培养可检出细菌。

4. **结核性脑膜炎** 伴有明显脑血管病变时易于混淆。该病一般起病缓慢;脑脊液蛋白增高更为明显,抗酸染色可呈阳性;影像学以颅底脑膜强化、脑积水、血管炎所致梗死或软化灶和结核瘤为主要特征。结核病接触史和其他部位结核病等也有助于鉴别。

【治疗】

1. **急性期治疗** 重点是有效控制高热、惊厥和呼吸衰竭三大主症。

(1) 一般治疗:保证足够营养。高热和惊厥者易有脱水,应静脉补液,补液量根据有无呕吐及进食情况而定,每天 50~80ml/kg。昏迷者给予鼻饲,注意口腔卫生。吸氧和保持气道通畅。注意密切观察患者意识、呼吸、脉搏、血压和瞳孔变化及体温和尿量。

(2) 对症治疗:

1) 高热:最好使体温保持在 38℃ 左右。若体温 >38℃ 给予退热药(可交替使用布洛芬和退热栓)和/或冰袋冰帽或睡冰毯等物理降温。若持续性高热伴反复惊厥者可采用亚冬眠疗法:氯丙嗪和异丙嗪各 0.5~1mg/kg,肌内注射,间隔 2~5 小时重复,维持 12~24 小时。

2)高颅压:首选 20% 甘露醇,0.5~1g/kg,30 分钟内静脉滴完,间隔 4~6 小时重复使用;脑疝时剂量增至 2g/kg,分 2 次间隔 30 分钟快速静脉注射,可先利尿如呋塞米或同时用强心剂。使用大剂量脱水剂后应注意补充血浆等胶体液以提高血浆胶体渗透压而维持有效脱水。重症病例可短期(<3 天)加用地塞米松(每天 0.5mg/kg)静脉推注。

3)惊厥:使用止痉剂包括静脉缓慢推注氯硝西泮(0.03~0.05mg/kg,最大量 10mg/次)、6% 或 10% 水合氯醛(25~50mg/kg,极量 1g/次)保留灌肠或肌内注射苯巴比妥(5~10mg/kg,极量 0.2g/次)。上述药物可交替使用。还可采用咪唑安定持续静脉滴注,负荷量 0.03~0.3mg/kg;维持量 0.04~0.2mg/(kg·h)。

4)呼吸障碍和呼吸衰竭:深昏迷者喉部痰液增多影响呼吸时应加强吸痰。出现呼吸衰竭者应及早使用呼吸机,必要时行气管切开术。

5)循环衰竭:心源性心力衰竭时应用强心药物如毛花苷丙等洋地黄类。毛花苷丙:24 小时负荷量 <2 岁,0.03~0.04mg;>2 岁,0.02~0.03mg,静脉推注。首次用 1/2 量,余 1/2 量分 2 次用,间隔 6~12 小时给药。次日给予地高辛维持(1/5~1/4 负荷量)。如有血容量不足,则应以扩容为主。先予生理盐水或等渗含钠液 10~20ml/kg,30 分钟内输入,仍不能纠正者输注胶体液,如白蛋白或血浆。

2. 恢复期及后遗症治疗 重点在于功能锻炼。可采用高压氧疗、神经细胞营养药及康复治疗,如理疗、按摩、针灸和功能训练等。

【预防】

1. **控制传播** 为预防乙脑的主要措施。消除蚊虫的滋生地,喷药灭蚊能起到有效作用。使用蚊帐、蚊香,擦防蚊剂等防蚊措施。做好动物宿主管理,有条件者最好对幼猪进行免疫接种,在乡村及饲养场要做好环境卫生,以控制猪的感染,可有效降低局部地区人群乙脑的发病率。

2. **疫苗接种** 有乙脑灭活疫苗和乙脑减毒活疫苗两种疫苗,初次免疫年龄均为 8 月龄。乙脑灭活疫苗初次免疫需接种 2 剂,间隔 7~10 天,2 岁和 6 岁时各需加强接种 1 剂;乙脑减毒活疫苗初次免疫接种 1 次,2 岁时需加强接种 1 剂。

➤ **附:流行性乙型脑炎的诊治流程图**

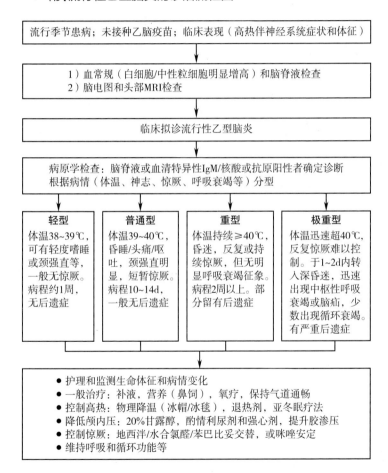

流行季节患病;未接种乙脑疫苗;临床表现(高热伴神经系统症状和体征)

1)血常规(白细胞/中性粒细胞明显增高)和脑脊液检查
2)脑电图和头部MRI检查

临床拟诊流行性乙型脑炎

病原学检查:脑脊液或血清特异性IgM/核酸或抗原阳性者确定诊断
根据病情(体温、神志、惊厥、呼吸衰竭等)分型

轻型
体温38~39℃,可有轻度嗜睡或颈强直等,一般无惊厥。病程约1周,无后遗症

普通型
体温39~40℃,昏睡/头痛/呕吐,颈强直明显,短暂惊厥。病程10~14d,一般无后遗症

重型
体温持续≥40℃,昏迷,反复或持续惊厥,但无明显呼吸衰竭征象。病程2周以上。部分留有后遗症

极重型
体温迅速超40℃,反复惊厥难以控制。于1~2d内转入深昏迷,迅速出现中枢性呼吸衰竭或脑疝,少数出现循环衰竭。有严重后遗症

- 护理和监测生命体征和病情变化
- 一般治疗:补液,营养(鼻饲),氧疗,保持气道通畅
- 控制高热:物理降温(冰帽/冰毯),退热剂,亚冬眠疗法
- 降低颅内压:20%甘露醇,酌情利尿剂和强心剂,提升胶渗压
- 控制惊厥:地西泮/水合氯醛/苯巴比妥交替,或咪唑安定
- 维持呼吸和循环功能等

(俞 蕙)

第十三节 脊髓灰质炎

【概述】

脊髓灰质炎(poliomyelitis)简称脊灰,又称"小儿麻痹症",是由脊髓灰质炎病毒引起的急性传染病,主要表现为发热及肢体迟缓性瘫痪,重者可于急性期因呼吸麻痹而死亡,多数患者病后可因严重神经组织损害而留有肢体残疾。我国将本病纳入法定乙类传染病管理。

【病原和流行病学特征】

脊髓灰质炎病毒(poliovirus,PV)属小 RNA 病毒科肠道病毒属,无包膜,基因组为单股正链 RNA,编码 4 种衣壳结构蛋白 VP1~VP4。按 VP1 抗原性不同,分为 3 种血清型(Ⅰ~Ⅲ型),各型间无交叉免疫。患者和隐性感染者是传染源,粪-口途径是主要传播方式,早期可能经空气飞沫传播。孕妇患病时可将病毒经胎盘感染胎儿。好发年龄为 4 月龄~5 岁。感染后可获得同型病毒的持久免疫力。可呈流行或散发,以夏秋季为主。我国已于 2000 年 10 月进入无脊灰阶段。目前全球只有巴基斯坦和阿富汗有野生 PV 传播,故仍面临野生 PV 输入性感染的风险。疫苗衍生 PV 感染病例也有发生。

【诊断】

1. **流行病学史** 有脊髓灰质炎患者接触史或到过脊髓灰质炎流行地区;未接种或未全程接种脊灰疫苗。

2. **临床表现** 潜伏期为 4~35 天,一般为 7~14 天。

(1)无症状型:占 90%~95%,临床上无症状,主要通过血清学检查被证实。

(2)顿挫型:占 4%~8%。有短期发热,伴不适、畏食、恶心、呕吐、头痛、咽痛、便秘及腹痛等;但无明显异常体征,脑脊液正常。1~3 天内即可恢复。

(3)无瘫痪型:占 1%。又称无菌性脑膜炎型。除有顿挫型表现外,高热更明显,头痛和呕吐更为强烈,并出现脑膜刺激征,时有感觉异常。若病情不再进展,则不发生瘫痪,体温降至正常,脑膜刺激征渐消失。病程 3~10 天。

(4) 瘫痪型:占 1%~2%。

1) 前驱期:临床表现如顿挫型,1~4 天后热退,症状全部消失。

2) 瘫痪前期:经过 1~6 天无热期后再次发热,并出现面赤、皮肤微红和多汗;可有呕吐和咽痛;全身或四肢肌肉疼痛,感觉过敏,不愿他人抚抱;颈背强直,弯曲时疼痛;有脑膜刺激征。此期持续 2~3 天。

3) 瘫痪期:大多于再次发热后第 3~4 天开始,随发热而加重,历时 5~10 天,热退后瘫痪一般不再进展。可分为四型:①脊髓型:最常见,主要表现为不对称分布的迟缓性瘫痪。下肢重于上肢,近端重于远端,伴深浅反射减弱至消失。约 20% 出现膀胱麻痹(1~3 天),部分有肠麻痹。②脑干型(延髓型或球型):可出现中枢性呼吸障碍和循环障碍表现。第九和第十对脑神经较常累及,面瘫多为单侧。③脑炎型:主要见于婴儿,常急起高热,伴谵妄、震颤、惊厥、嗜睡和昏迷,可有痉挛性肢体瘫痪和小脑共济失调。④混合型:多见脊髓型和脑干型并存。

4) 恢复期:在瘫痪后 1~2 周,病肌上行性逐渐恢复功能,膝腱反射也渐恢复。轻症历时 1~3 个月,重症常需 6~18 个月或更久。

5) 后遗症期:如果病后 2 年瘫痪肌群仍不能恢复,则出现后遗症,如马蹄内翻足、脊柱弯曲及跛行等。

3. 实验室和辅助检查

(1) 常规检查:外周血白细胞正常或增高。急性期约 1/3 病例血沉增快。脑脊液检查:细胞数在瘫痪前期轻度增加,热退后恢复;蛋白质在早期多正常,在病程 3 周后(约在瘫痪后第 2 周)常有增高,而此时细胞数已正常,故在疾病早期呈细胞-蛋白分离,而在病程 3 周后呈现蛋白-细胞分离。

(2) 磁共振检查:脊髓型可见矢状位脊髓前角区均匀的带状长 T_2 信号,不伴明显肿胀;横断面显示脊髓前角长 T_2 信号;增强扫描后可强化或无强化。脑干型可表现为中脑水平黑质纹状体束区的对称性长 T_1 长 T_2 信号。

4. 病原学检查

（1）病毒分离：一般在发病1周内从咽拭子、血及粪便中可分离出野生PV，但较难从脑脊液中分离到。

（2）病毒核酸：用RT-PCR检测咽拭子或粪标本中病毒核酸可快速诊断。还可通过病毒基因测序分析来区别野毒株与疫苗株。

（3）特异性抗体：血清和/或脑脊液中特异性IgM抗体阳性，或双份血清特异性IgG（或中和抗体）滴度≥4倍升高，可明确诊断。

【鉴别诊断】

1. **急性感染性多发性神经根炎** 即吉兰-巴雷综合征。多见于年长儿，无流行性；多有前驱感染或疫苗接种史；肢体瘫痪呈上行性和对称性，伴感觉障碍；无脑膜刺激征；早期脑脊液蛋白增加，细胞数正常，呈蛋白-细胞分离现象。

2. **其他肠道病毒感染** 柯萨奇病毒A组、ECHO病毒和肠道病毒71型感染也可引起肢体迟缓性瘫痪，临床上难以区别，鉴别需依靠血清特异性抗体和病毒核酸检查或病毒分离。

3. **周期性瘫痪** 常有家族史及周期性发作史，无发热，呈双侧对称性瘫痪，发作时检查血钾多降低，补钾后很快恢复。

4. **假性瘫痪** 年幼儿童患骨关节疾病（如骨髓炎、关节炎、骨折及关节脱位等）可影响肢体的活动。通过询问病史、仔细体格检查及影像学检查可鉴别。

5. **急性横贯性脊髓炎** 表现为脊髓某一平面以下感觉和运动障碍；为痉挛性上运动神经元瘫痪；括约肌功能障碍明显，有尿潴留和排便障碍。

【治疗】

无特异性抗病毒药物，主要是对症处理和支持治疗。

1. **瘫痪前的治疗** 卧床休息至体温正常后1周；注意水电解质平衡，补充营养；颈躯肢痉挛时，联合应用止痛剂和局部热敷效果更佳，有时需热水泡浴和温和的理疗。静脉注射适量50%葡萄糖液和维生素C可减轻神经水肿。

2. **瘫痪期的治疗**

(1) 保持肢体功能位以避免骨骼畸形,疼痛消失后应尽早主动或被动锻炼。

(2) 给予营养丰富的食物,大量饮水,不能进食者可经胃管喂养。

(3) 促进神经传导和肌张力:①促进神经传导:口服地巴唑 0.1~0.2mg/kg,q.d.,疗程 10 天;②促进肌张力:加兰他敏 0.05~0.1mg/kg, q.d.,必要时 q.12h.,肌内注射,从小剂量开始,极量 20mg/d,疗程 30 天。

(4) 脑干型治疗:监测病情变化和生命体征;保持合理体位和气道通畅;最初数日可避免胃管喂养,静脉滴注复方氨基酸液及脂肪乳剂。咽肌麻痹时,若分泌物积聚,行体位引流或吸引,必要时气管切开。呼吸肌麻痹时,可行机械通气。有尿潴留者应留置导尿管。合并肺部感染时,给予适宜抗菌药物治疗。若出现循环衰竭,按感染性休克处理。

3. **恢复期后的治疗**　进入恢复期时就应加强瘫痪肌群的功能锻炼,并采取综合措施促进肌肉功能恢复,如按摩、理疗、针灸及推拿等康复治疗,可继续使用促进肌张力药物。遗留有肢体畸形时,可行手术矫治。

【预防】

1. **控制传播**　对患者和疑似病例均应及时隔离至少 40 天,并上报疫情;密切接触者应医学观察 20 天。对患者的呼吸道分泌物、粪便及污染物品要彻底消毒。加强环境及个人卫生管理。加强水、粪便及食品的管理。

2. **疫苗接种**　现有 2 种疫苗:①脊髓灰质炎减毒活疫苗(OPV),为三型混合糖丸疫苗,口服。于生后 2 个月开始初次免疫,间隔 4~6 周,连服 3 次,4 岁时再加强 1 次。②脊髓灰质炎灭活疫苗(IPV),肌内注射。推荐于 2、3、4 月龄共接种 3 次完成基础免疫,4 周岁需加强免疫。在流行发生时,对周围易感儿童行应急疫苗接种,即区域性强化免疫,可中断流行。

3. **被动免疫**　适用于未服过疫苗而与患者密切接触的易感者或先天性免疫缺陷者。肌内注射免疫球蛋白 0.3~0.5ml/kg,连用 2 次,有一定保护作用。

➤ 附:脊髓灰质炎的诊治流程图

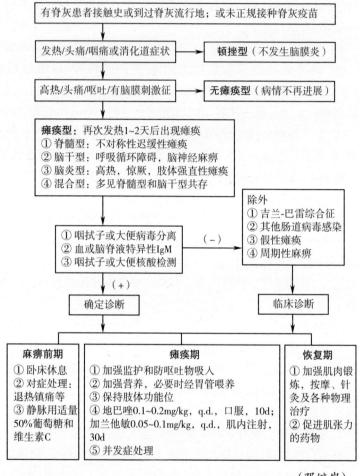

有脊灰患者接触史或到过脊灰流行地；或未正规接种脊灰疫苗

发热/头痛/咽痛或消化道症状 → **顿挫型**（不发生脑膜炎）

高热/头痛/呕吐/有脑膜刺激征 → **无瘫痪型**（病情不再进展）

瘫痪型：再次发热1~2天后出现瘫痪
① 脊髓型：不对称性迟缓性瘫痪
② 脑干型：呼吸循环障碍，脑神经麻痹
③ 脑炎型：高热，惊厥，肢体强直性瘫痪
④ 混合型：多见脊髓型和脑干型共存

除外
① 吉兰-巴雷综合征
② 其他肠道病毒感染
③ 假性瘫痪
④ 周期性麻痹

① 咽拭子或大便病毒分离
② 血或脑脊液特异性IgM
③ 咽拭子或大便核酸检测

（－）

（＋）

确定诊断

临床诊断

麻痹前期
① 卧床休息
② 对症处理：退热镇痛等
③ 静脉用适量50%葡萄糖和维生素C

瘫痪期
① 加强监护和防呕吐物吸入
② 加强营养，必要时经胃管喂养
③ 保持肢体功能位
④ 地巴唑0.1~0.2mg/kg，q.d.，口服，10d；加兰他敏0.05~0.1mg/kg，q.d.，肌内注射，30d
⑤ 并发症处理

恢复期
① 加强肌肉锻炼，按摩、针灸及各种物理治疗
② 促进肌张力的药物

（邓继岿）

第十四节 狂 犬 病

【概述】

狂犬病（rabies）又称恐水病（hydrophobia），是由狂犬病病毒引起的以中枢神经系统感染为特征的人兽共患性传染病。临床上以恐水、

怕风、喉肌痉挛和进行性瘫痪为特征,病死率近 100%。我国将本病纳入法定乙类传染病管理。

【病原和流行病学特征】

狂犬病病毒(rabies virus,RV)属弹状病毒科狂犬病毒属,为有包膜的单股负链 RNA 病毒。主要传染源是病犬,其次为猫和狼,还有其他野生动物如蝙蝠、浣熊、臭鼬和狐狸。感染动物的唾液中有大量病毒,主要通过咬伤、抓伤和舔伤皮肤黏膜而使人受染,偶经食入带毒肉类感染,极少通过蝙蝠洞内的气溶胶途径感染。未预防接种者的发病率为 10%~70%。

【诊断】

1. **流行病学史** 狂犬病暴露分为三级:①Ⅰ级,接触或喂养动物,或完好皮肤被舔;②Ⅱ级,裸露的皮肤被轻咬,或无出血的轻微抓伤或擦伤;③Ⅲ级,单处或多处贯穿皮肤的咬伤或抓伤,或破损皮肤被舔舐,或开放性伤口或黏膜被唾液污染及暴露于蝙蝠。

2. **临床表现** 潜伏期差异较大,为 4 天~19 年,绝大多数为 3 个月~1 年。头/面/颈部被咬者、深咬伤者及儿童的潜伏期较短。

(1)前驱期:1~4 天,常先有低热、头痛、乏力、咽痛、腹痛、焦虑、易激惹及烦躁等。继之恐惧不安,对痛、声、光及风等刺激敏感,进食时咽喉肌轻度痉挛,尚能吞咽。伤口及附近有痛、痒、麻木或感觉过敏。

(2)兴奋期:1~3 天,突出表现是恐水症。水、风、光、声及烟等刺激引起咽部严重痉挛;呼吸肌痉挛可致呼吸困难;全身肌张力高,颈部强硬。常有高热伴大汗、流涎,以及心率增快、血压升高等交感神经亢进表现。常出现躁狂与昏睡交替。神志大多清楚,部分有精神失常、幻听和幻视等。可有脑神经受累如眼肌麻痹而斜视。可在发作中死于呼吸或循环衰竭。

(3)麻痹期:6~18 小时。痉挛减少或停止,逐渐安静,恐水症消失,出现全身弛缓性瘫痪,呼吸变慢而不规则,脉搏微弱,神志不清,最终因呼吸肌麻痹和循环衰竭而死亡。整个病程一般不超过 6 天。极少见"麻痹型"病例以高热和进行性麻痹为主,终至衰竭死亡。

3. 实验室和辅助检查

（1）常规检查：外周血白细胞增多至 $(12\sim30)\times10^9/L$，中性粒细胞 >80%。轻度蛋白尿，偶有透明管型。脑脊液压力正常或稍增高，细胞数及蛋白轻度增高，糖与氯化物正常。

（2）影像学检查：疾病早期脑部 CT 一般正常，晚期可出现脑水肿。MRI 可显示海马、下丘脑及脑干 T_2 信号增强。

4. 病原学检查

（1）病毒抗原：取患者唾液、咽-气管分泌物及有神经元纤维的皮肤活检标本，用免疫标记技术检测病毒抗原，阳性有诊断意义。

（2）病毒核酸：取体液或死后脑组织，用 RT-PCR 法检测狂犬病病毒核酸，阳性有诊断意义。

（3）病毒分离：取患者唾液、脑脊液和尿沉渣或死后脑组织悬液分离病毒，并经中和试验鉴定为阳性，可确诊。

（4）特异性抗体：未接种疫苗者抗体水平低，阳性有诊断意义。接种过狂犬病疫苗者脑脊液及血清中和抗体分别 >1 : 64 或 1 : 5 000，有诊断意义。

（5）内氏小体：取死者脑组织或咬人动物脑组织（最好是脑室底部）切片，用 Seller 法染色直接镜检找内氏小体，阳性率为 70%~80%。

【鉴别诊断】

1. **破伤风** 有外伤史；有角弓反张和牙关紧闭；全身强直性肌痉挛持续时间较长，而无高度兴奋、恐水和怕风等症状。需注意狂犬病患者被咬伤时，也可同时感染破伤风梭菌。

2. **脊髓灰质炎** 全身症状较轻而肌痛明显，出现瘫痪时其他症状多已消退，无恐水表现。

3. **其他病毒所致脑炎和脑膜炎** 如虫媒病毒、肠道病毒及单纯疱疹病毒等，可有发热、肢体麻木和惊厥，但无恐水和高度兴奋表现，主要通过病原学检查加以区别。

【预防和治疗】

1. **控制传播** 严格犬类管理。野犬尽量捕杀。家犬注射疫苗。狂犬应立即击毙，焚毁或深埋。暂时不能肯定为狂犬者应隔离观察

10 天。

2. 伤口处理 咬伤或抓伤处需即刻处理。先用 20% 肥皂水彻底冲洗伤口至少 10~15 分钟，后用清水洗净，再以聚维酮碘或浓度高于 43% 的烧酒或 75% 乙醇涂擦。特别是较深的伤口，彻底冲洗至关重要，必要时可切除部分污染组织。3 天内不要缝合或包扎伤口。缝合需由经验丰富的医生完成，以避免病毒扩散。

3. 暴露后预防

(1) 疫苗接种：目前主要使用细胞培养疫苗，包括：①人二倍体细胞疫苗；②Vero 细胞纯化疫苗；③地鼠肾原代细胞纯化疫苗；④原代鸡胚细胞纯化疫苗。

1）接触前免疫：适用于高风险职业者和有狂犬病患者密切接触者。推荐 0、7、21（或 28）天分别接种 1 剂，共 3 剂。每剂 0.5ml 或 1ml。

2）接触后免疫：适用于Ⅱ级暴露和Ⅲ级暴露者。推荐方案：①于 0、3、7、14 和 28 天各接种 1 剂，共 5 剂；或②"2-1-1"程序：即第 0 天接种 2 剂，第 7 和 21 天各接种 1 剂，共 4 剂。剂量同上。

(2) 被动免疫：适用于首次Ⅲ级暴露者、严重免疫缺陷或长期大量使用免疫抑制剂和头面部暴露的Ⅱ级暴露者。最好在伤口处理后尽早使用，如未能及时注射者可在第 1 剂狂犬病疫苗接种后 7 天内使用。人源狂犬病免疫球蛋白（HRIG）剂量为 20U/kg，马抗狂犬病血清（ERA）剂量为 40U/kg，尽可能多地在伤口周围浸润注射，余量注入大腿肌内。ERA 注射前须先做过敏试验，阳性者需行脱敏处理。

4. 发病后的综合治疗

(1) 隔离与护理：安静单间隔离，避免一切不必要的刺激；严密观察病情变化和监测生命体征；恐水时禁饮禁食；病床要加护栏；出现狂躁、痉挛发作或痰多时，在上下臼齿之间放置裹数层纱布的压舌板；躁动不安者用约束带保护。医护人员最好是接受疫苗接种者，并戴口罩和手套以防感染。

(2) 对症治疗：补充水、电解质及热量，纠正酸碱平衡失调及维护心血管及呼吸功能。兴奋期狂躁时可交替应用多种镇静剂，甚至应用吗啡或全身麻醉。有脑水肿者给予脱水剂。有心动过速、心律失常及血压升高时应用 β- 受体阻滞剂。呼吸困难时辅助呼吸,必要时气管切开,予间歇正压给氧。麻痹期可用呼吸兴奋剂、辅助呼吸及血管活性药物等。

➤ 附:狂犬病的诊治流程图

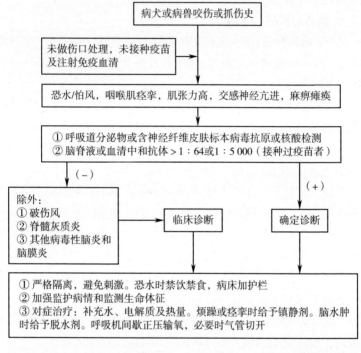

(邓继岿)

第十五节 登 革 热

【概述】

登革热(dengue fever, DF)是由登革病毒引起的急性发热性虫媒传染病,主要通过埃及伊蚊或白纹伊蚊叮咬传播。全球登革热发病率在过去 50 年中已增加 30 倍,每年约有 5 000 万人次感染。典型登革热的主要表现为发热、头痛、肌痛、关节痛及充血性和点状出血性皮疹，大部分预后较好。少数表现为重症登革热，出现高热、血小板减少、出血、血浆渗漏、休克和严重脏器损伤，病死率较高。再次感染其他类型病毒株后发生重症登革热的风险显著高于初次感染，提示免疫性损伤在病毒致病机制中起重要作用。我国将本病纳入法定乙类传染病管理。

【病因和流行病学特征】

登革病毒（dengue virus, DENV）属于黄病毒科黄病毒属，有包膜，基因组为单股正链 RNA。根据抗原性不同将 DENV 分为 4 个血清型，每个血清型又分为不同的基因型。本病的流行区域主要在东南亚、拉美和非洲南部等热带和亚热带地区，我国海南、广东、广西、福建、云南和台湾为流行区，好发于高温多雨季节，多发于 3~11 月，7~9 月为高峰期。人、非人灵长类动物和蚊是 DENV 的自然宿主和传染源。丛林型疫源地的主要传染源为猴类，城市型疫源地的主要传染源是患者和隐性感染者。主要传播媒介为埃及伊蚊和白纹伊蚊。感染后可获同型持久免疫力。

【诊断】

1. **流行病学史** 居住在流行区域，或病前 15 天内去过流行区，或有野外丛林活动病史；在流行季节发病。

2. **临床表现** 潜伏期为 2~15 天，一般为 5~8 天。登革热病程可分为 3 期，即发热期、极期和恢复期。根据病情严重度分为三型：①轻型：仅有发热期表现。②普通型：最多见。仅有发热期和恢复期。③重症登革热：出现极期的严重表现。

（1）发热期：一般持续 3~7 天，急性起病。发热为首发症状，体温快速升高达 40℃ 左右，常伴有寒战，热型多不规则，可呈双峰热（发热 3~4 天后体温下降，1~2 天后再次升高）；可伴剧烈头痛、眼眶后痛和周身肌肉与骨关节痛；还可有乏力、恶心、呕吐、食欲缺乏、腹痛及腹泻等胃肠道症状。于病程第 3~6 天颜面和四肢出现充血性皮疹或瘀点，或融合成片的红斑，其中可见散在小片正常皮肤，称"皮岛"。部分患者有四肢或腋窝瘀点或瘀斑，偶有牙龈或鼻出血，罕见消化道出血。

半数以上有轻度浅表淋巴结肿大,束臂试验阳性,部分有相对缓脉,少见肝大。轻症登革热多见于婴幼儿,体温较低,周身疼痛较轻,伴鼻咽部炎症和轻咳,常见淋巴结肿大,常无出血,皮疹少,持续1~5天。

(2)极期:通常发生在病程的3~8天。持续高热不退或热退后出现下述重症表现:①血浆渗漏:出现腹部剧痛、持续呕吐、球结膜水肿、心包积液、胸腔积液和腹水等。②休克:低体温、心动过速、四肢湿冷、脉搏细弱、脉压缩小或低血压。③出血:少数患者无明显血浆渗漏,但出现严重出血,皮肤瘀点向瘀斑和紫癜发展,继之可有消化道出血、鼻出血、子宫和阴道出血,偶有肺出血,肉眼血尿和颅内出血。④严重脏器损伤:可出现脑炎或中毒性脑病(剧烈头痛、意识改变、肌张力增高、惊厥及颈强直等)、急性呼吸窘迫、急性心肌炎、急性肝衰竭和急性肾衰竭等。

(3)恢复期:极期后的2~3天,病情开始好转,胃肠道症状减轻,血小板及白细胞计数回升。

(4)重症登革热的早期识别:重症登革热患者常在极期开始后24~48小时内死亡,故需早期识别及时救治。

1)高危人群:老人、婴幼儿和孕妇;免疫缺陷者;伴有糖尿病、高血压、冠心病、消化性溃疡、慢性肝病、慢性肾病及哮喘等基础疾病者;肥胖或严重营养不良者。

2)有预警征登革热:①腹部剧痛和腹肌紧张;②持续呕吐;③胸腔积液、腹水或胆囊壁增厚等液体潴留表现;④黏膜出血;⑤昏睡或烦躁不安;⑥肝大超过2cm;⑦血细胞比容升高,同时伴有血小板快速下降。

3)重症登革热:①严重血浆渗漏;②休克;③液体潴留伴有呼吸窘迫;④严重出血;⑤严重脏器损伤;⑥转氨酶(ALT或AST)达1 000U/L以上;⑦中枢神经系统受损所致意识改变;⑧心脏受损。

(5)并发症:

1)急性血管内溶血:见于海南地区病例,发生率约为1.5%,表现为寒战、发热、腰痛、血红蛋白尿、血红蛋白急剧下降和黄疸。

2)神经系统并发症:约0.5%的住院病例有精神障碍,大多短期内恢复,个别反复发作达 6 个月以上。其他包括继发性癫痫、吉兰-巴雷综合征、急性脊髓炎、面神经瘫痪及神经性耳聋等。

3. **实验室和辅助检查**

(1)常规检查:①血常规:普通型白细胞总数常减少,可低至 4×10^9/L 以下,血小板大多正常或轻度减少 $[(70\text{~}100) \times 10^9$/L$)]$。重症登革热时约半数患者白细胞总数和中性粒细胞增高伴中毒颗粒;2/3 有血小板减少;红细胞比容增加 20% 以上(血液浓缩),升高幅度可反映血浆渗漏严重程度。②尿常规:可见少量蛋白和红细胞等,可有管型。

(2)血生化和凝血功能等:约 1/2 病例有轻至中度转氨酶升高,且 AST 升幅较 ALT 明显。重症登革热可见白蛋白降低、尿素氮增高及酸中毒等。血纤维蛋白原下降,凝血酶原时间和部分活化凝血酶原时间延长。血清补体下降。

4. **病原学检查**

(1)特异性抗体:尽量收集患者急性期和恢复期双份血清。对于初次或二次感染者,ELISA 法检测急性期血清特异性 IgM 阳性均有早期诊断价值。在发病 1 周内血清特异性 IgG 抗体呈高水平提示二次感染;初次感染者双份血清特异性 IgG 或血凝素抑制抗体滴度≥4 倍增高有诊断意义。

(2)核酸和抗原:取急性期血清,用 RT-PCR 法检测血清中 DENV 核酸,可用于早期快速诊断和鉴定病毒型别;或用 ELISA 法直接检测病毒抗原(NS1),阳性有诊断意义。

(3)病毒分离:收集急性期患者血清、血浆、白细胞或尸检肝、脾及淋巴结组织样本,采用脑内和腹腔联合接种于乳鼠,观察其临床疾病表现;或接种于敏感细胞,观察细胞病变,并用特异性单克隆抗体进行病毒鉴定。

5. **诊断标准**

(1)疑似病例:符合登革热临床表现,有流行病学史(发病前 15 天内到过登革热流行区或居住地有登革热病例发生)或有白细胞和/或血小板减少者。

（2）临床诊断病例：符合登革热临床表现，有流行病学史，并有白细胞和血小板同时减少，单份血清登革病毒特异性 IgM 阳性。

（3）确诊病例：疑似病例或临床诊断病例，急性期（发病 1~5 天内）血清检测出病毒核酸或 NS1 抗原，或分离出 DENV 或恢复期血清特异性 IgG 抗体滴度呈 4 倍以上升高。

【鉴别诊断】

1. **肾综合征出血热** ①主要流行于林区和农垦区，发病季节与鼠类活动有关；②肾损害相关表现突出，如腰痛、肾区叩痛、蛋白尿、血尿及尿量显著减少等；③病原学检查。

2. **钩端螺旋体病** ①有钩体疫水接触史；②腓肠肌疼痛和压痛明显；③常有尿蛋白和管型；④对青霉素治疗有特效；⑤病原学检查。

3. **恙虫病** ①有特征性焦痂或溃疡；②外斐反应阳性；③对氯霉素和四环素类抗生素治疗有效；④病原学检查。

4. **恶性疟疾** 在血涂片或骨髓片中直接寻找疟原虫就可确定诊断，必要时可采取抗疟疾药诊断性治疗帮助鉴别。

【治疗】

治疗原则是早发现、早诊断、早防蚊隔离及早治疗。尚无特效的抗病毒治疗药物。

1. **普通型的治疗**

（1）一般治疗：卧床休息，多饮水，宜营养丰富和易消化的流质和半流质饮食，注意眼部、皮肤和口腔清洁，避免感染。

（2）对症治疗：维持水和电解质平衡；退热以物理降温为主，高热不退者可给予对乙酰氨基酚退热，禁用阿司匹林以免增加出血倾向；镇静、止痛；有出血倾向者常规给予维生素 K 和维生素 C 等。

2. **重症登革热的治疗**

（1）病情监测：包括生命体征、出入量、肝肾功能、血小板计数与血细胞比容和病情变化，以了解血浆外渗程度和及早发现休克。

（2）维持良好的组织灌注：持续高热和血液浓缩时需补液，注意纠正水、电解质和酸碱失衡。当组织灌注良好，尿量达到约

0.5ml/(kg·h)时,应控制静脉补液量。

(3) 抗休克治疗:①扩容:遵循早期、快速和适量原则。按 3∶1 晶胶比例,先晶体后胶体,酌情补钾和钙。②纠正酸中毒:1.4%~2.5% 碳酸氢钠静脉注射或滴注,至酸中毒纠正。③强心:在血容量基本补足情况下,心率仍快者可给予毛花苷丙(≤2 岁 0.03~0.04mg/kg;>2 岁 0.02~0.03mg/kg)。④血管活性药物:血容量补足后血压仍不稳定者可选用,如多巴胺(每分钟 5~15μg/kg)或间羟胺(每分钟 1~20μg/kg)等持续泵入。⑤糖皮质激素:地塞米松 1~2.5mg/次,1~2 次/d,或甲泼尼龙 1~2mg/(kg·d)。

(4) 大出血处理:①止血剂:可选用酚磺乙胺、卡巴克络、维生素 K 和大剂量维生素 C;局部填塞止血和使用局部止血剂。②补充凝血因子:输注冷冻血浆,冷沉淀物或凝血酶原复合物。③输注血小板:用于血小板低于 30×10⁹/L 者,1U 血小板可提高血小板计数(5~10)×10⁹/L。④输注红细胞:用于血红蛋白低于 7g/L 者。

(5) 控制脑水肿:①脱水疗法:常用 20% 甘露醇,0.5~1g/kg,q.4~8h.,静脉注射或快速滴注。心功能不全者宜用利尿剂。②亚冬眠疗法:特别适于脑水肿伴高热者,氯丙嗪和异丙嗪各 0.5~1mg/kg,肌内注射或稀释后静脉注射,每 2~4 小时 1 次,持续 8~12 小时;同时头部敷冰袋或戴冰帽或睡冰毯。③糖皮质激素:地塞米松 0.25mg/kg,q.12h.,静脉用药。④氧疗和辅助呼吸。

(6) 防治 DIC:消除 DIC 诱因如防治休克和纠正酸中毒;当纤维蛋白原和 D- 二聚体增高时应尽早使用低分子量肝素,75U/kg,皮下注射,或加入等渗氯化钠 100ml 静脉滴注;当纤溶亢进时则宜选用抗纤溶制剂和补充凝血因子。

【预防】

1. **控制传播** 隔离患者于有防蚊设施的房间内至病后 1 周。进行群众性灭蚊活动如消灭伊蚊滋生地和放养食蚊鱼诱导灭蚊和药物灭蚊等。加强疫区内个人的避蚊防护措施。

2. **疫苗接种** CYD-TDV 疫苗是采用减毒的黄热病病毒 17D 株作为复制主干的重组四价减毒活疫苗,在一些登革热流行国家已获批使用,大多规定接种年龄为9~45岁。CYD-TDV 对既往感染 DENV(血清学阳性)人群安全有效,但对未感染 DENV(血清学阴性)人群可增加重症登革热的发生风险。WHO 建议:只有当可确保血清学阴性人群的危险性降至最低时,国家才能考虑引入 CYD-TDV。还有 2 种重组四价减毒活疫苗正在进行Ⅲ期临床试验评估。

➤ 附:登革热的诊治流程图

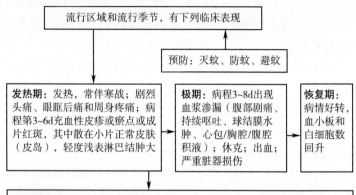

流行区域和流行季节,有下列临床表现

预防:灭蚊、防蚊、避蚊

发热期: 发热,常伴寒战;剧烈头痛、眼眶后痛和周身疼痛;病程第3~6d充血性皮疹或瘀点或成片红斑,其中散在小片正常皮肤(皮岛),轻度浅表淋巴结肿大

极期: 病程3~8d出现血浆渗漏(腹部剧痛、持续呕吐、球结膜水肿、心包/胸腔/腹腔积液);休克;出血;严重脏器损伤

恢复期: 病情好转,血小板和白细胞数回升

病原学检查
急性期血清病毒核酸/NS1抗原或病毒分离阳性;急性期血清特异性IgM阳性;双份血清特异性IgG滴度≥4倍增高
常规检查
① 血常规:普通型WBC减少;重症WBC和NEU增高、PLT减少、HCT增加。
② 尿常规:少量蛋白、红细胞和管型等。③血生化:轻~中度转氨酶升高,重症可见白蛋白降低、尿素氮增高及酸中毒。④凝血功能:纤维蛋白原下降、PT延长

疑似病例: 症状+流行病学史+WBC和PLT减少
临床诊断病例: 症状+流行病学史+WBC和PLT减少+急性期血清特异性IgM阳性
确诊病例: 疑似病例或临床诊断病例急性期血清病毒核酸或NS1抗原阳性

普通型: 对症支持治疗包括退热(禁用阿司匹林);休息;维持水、电解质平衡等
重症登革热: 监测病情,及早发现血浆渗漏和休克,积极抗休克及防治DIC等

(舒赛男)

第十六节 肾综合征出血热

【概述】

肾综合征出血热(hemorrhagic fever with renal syndrome,HFRS)又称流行性出血热(epidemic hemorrhagic fever,EHF),是由汉坦病毒引起的由带病毒鼠类传播的自然疫源性疾病。其主要病理变化是全身广泛小血管和毛细血管损害,临床表现为发热、出血及肾脏损害三大主症,我国将本病纳入法定乙类传染病管理。

【病因和流行病学特征】

汉坦病毒(hantavirus,HV)属于布尼亚病毒科汉坦病毒属,有包膜,基因组为 3 个负链 RNA 片段,有至少 40 个血清型/基因型,已证实至少有 22 个型可引起人类疾病,有 7 个型可引起 HFRS。我国主要流行汉滩型(HTN)和汉城型(SEO)病毒株,其主要宿主分别为黑线姬鼠和褐家鼠。带病毒的鼠类是主要传染源。黑线姬鼠主要分布于林区、垦区和农作物区,褐家鼠主要分布于城镇和市郊。以动物源传播为主,人接触带病毒动物排泄物而感染;带毒排泄物形成气溶胶能经呼吸道感染;还可通过被带病毒动物咬伤、食用被污染食物和水、虫媒(如螨类)和宫内传播而获得感染。罕见人-人间传播。本病主要分布在亚洲,主要侵犯青壮年,儿童病例占 3%~7%。具有明显季节性,与鼠类繁殖和人群活动有关,绝大多数姬鼠型疫区发病呈双峰型,即冬季和春季发病高峰;家鼠型发病高峰多为 4~6 月。

【诊断】

1. **流行病学史** 在流行季节或发病前 2 个月内有疫区居住或逗留史。

2. **临床表现** 潜伏期 4~60 天,一般 7~14 天。

(1)典型病例:临床经过分为 5 期。

1)发热期:为病毒血症期,有传染性,持续 3~7 天。主要表现:①发热及中毒症状:弛张热或稽留热,热程 3~7 天。常伴"三痛征":头痛、腰痛及眼眶痛。常有口渴、厌食、恶心、呕吐、腹痛及腹泻等。大便可为黏液血便。重者可有嗜睡、烦躁及谵语等神经系统症状。②毛细血管损害:包括充血("三红征":眼结膜、面颈部及上胸部潮红)、出血(软腭、球结膜、腋下及胸背部皮肤出血点,呈特征性搔抓样或条痕样排列,重症见大片皮肤瘀斑、血尿、呕血及便血,束臂试验强阳性)及渗出(球结膜和眼睑水肿,可有面部和四肢肿胀及腹腔积液)。③肾脏损害:早期最常表现为蛋白尿,可有血尿和尿量减少。

2)低血压休克期:发热后期(一般在病后4~6天)或热退同时出现血压下降,重者休克,呈热退症状更重的特点,持续1~3天。消化系统和精神神经症状及球结膜水肿明显加重,尿少、蛋白尿及出血症状更为明显。

3)少尿期:多发生于病程5~8天,持续约2~5天,以急性肾衰竭为主。表现为尿毒症、酸中毒、电解质紊乱及高血容量综合征。前述各期症状可加重,颅压增高者出现烦躁、谵妄、昏迷及抽搐等。

4)多尿期:于病程9~14天进入多尿期,持续约1~2周,可分为移行阶段、多尿早期和多尿后期。在前两阶段,氮质血症逐日上升,症状可持续加重。进入多尿后期,症状逐渐减轻,氮质血症好转,酸中毒和高血容量得以纠正。若过度利尿、继发感染或出血等可诱发二次休克或再次肾衰竭。

5)恢复期:于病程4~6周进入恢复期。尿量减少至正常,肾功能恢复,症状体征消失,各种生化指标逐渐恢复正常。

(2)儿童病例特点:①5个病期经过不完全;②热型不规则,全身中毒症状较轻;③消化系统症状明显,多有肝功能异常;④皮肤潮红和眼结膜水肿及出血倾向不明显;⑤以头痛和腹痛为主,腰痛和眼眶痛不明显;⑥休克少,病程短;⑦肾损害轻;⑧病死率低,预后较好。

(3)并发症:①颅内出血和内脏出血。②心功能衰竭和肺水肿:多见于休克和少尿期。多突然发作,病情急剧加重,有明显高血容量征象。③呼吸窘迫综合征:多见于休克期和少尿期,与肺水肿有关。④继发感染:少尿期至多尿期易发生呼吸道和泌尿道感染及二重感染等。⑤自发性肾破裂:多发生于急性肾衰竭的极期,表现为突然腰痛、面色苍白、血压下降及腰肌呈板状,X线片示肾脏与腰大肌阴影消失,B 超可协助诊断。

3. **实验室和辅助检查**

（1）血常规：白细胞总数于病程第 3~4 天开始升高,一般 $(15\sim30)\times10^9/L$,少数达 $50\times10^9/L$ 以上,早期中性粒细胞增高伴核左移,可见中毒颗粒和类白血病反应;病程 5~8 天后淋巴细胞增高,病程早期出现异型淋巴细胞。血红蛋白因血液浓缩而升高。血小板有不同程度下降,DIC 时下降更明显。

（2）尿常规：蛋白尿是肾损害的早期征象,镜检可见血尿及管型尿,尿中可见膜状物(为血凝块、蛋白和脱落上皮细胞的混合物)。尿中溶菌酶和 N-乙酰-β-D 氨基葡萄糖苷酶可阳性。

（3）血生化：发热晚期血尿素氮及肌酐开始升高,少尿及多尿早期达到高峰。常见代谢性酸中毒合并呼吸性碱中毒。血钠、氯及钙浓度在全病程均降低,而血磷、镁及铁浓度升高。血钾在发热及休克期降低,少尿期升高。心肌受损时,血清肌酸激酶、乳酸脱氢酶和肌红蛋白升高。

4. **病原学检查**

（1）病毒分离：取急性期血液、尿液或尸检材料制成 10% 悬液,接种于敏感单层细胞,由于细胞病变不典型,需用免疫荧光法检测特异性抗原来检出病毒。

（2）病毒抗原：用免疫荧光法检测早期患者白细胞中病毒抗原,可达 90% 以上检出率。用免疫酶技术检测组织内病毒抗原阳性率可达 100%,而血液和体液的检出率不足 20%。

（3）特异性抗体：免疫荧光法和 ELISA 法。特异性 IgM 阳性是近期感染的指标;双份血清(间隔 2 周以上)特异性 IgG 效价≥4 倍增高有确诊价值。

（4）病毒核酸：用原位杂交法和 RT-PCR 技术可检测组织细胞内病毒核酸片段。后者还可进行基因分型。

【鉴别诊断】

1. **以发热为主症的鉴别** ①流行性感冒：上呼吸道症状显著,呈热退症减,无渗出、出血及蛋白尿等表现,病原学检查可鉴别。②斑疹伤寒：常表现为午后寒热，头痛欲裂，于病程第 4~5 天在胸、背、肩及臂依次出现鲜红色、压之退色的斑疹为其特点，嗜酸性粒细胞常显著降低，外斐反应阳性，用敏感抗菌药物治疗后多于 24~48 小时内热退病愈。③钩端螺旋体病：发病季节为夏末秋初，具有高热、乏力、腓肠肌痛、眼结膜充血、淋巴结肿大及出血倾向等，血清特异性抗体阳性。青霉素治疗有效。④败血症：有原发感染病灶，常表现有寒战、发热及中毒症状，可见多形性皮疹。血常规或外周血涂片可见白细胞和中性粒细胞显著增高并可见中毒颗粒，CRP 和/或 PCT 明显增高，血培养阳性，应用敏感抗生素治疗有效。

2. **以休克为主症的鉴别**　应与暴发型流脑、感染性休克及过敏性休克等鉴别。主要通过过敏原接触史和病原学检查予以鉴别。

3. **以出血为主症的鉴别**　应与血小板减少性紫癜、伤寒并发肠出血及消化性溃疡等鉴别。通过血小板计数和病原学检查予以鉴别。

4. **以肾损害为主症的鉴别**　应与肾小球性肾炎、急性肾盂肾炎及其他原因所致肾损伤相鉴别。依据链球菌感染史或原发于肾脏的基础病史予以鉴别。

5. **以腹痛为主症的鉴别**　应与外科急腹症如急性阑尾炎、腹膜炎、肠梗阻及急性胆囊炎相鉴别。主要通过腹部体征和影像学检查予以区别。

6. **急性粒细胞性白血病**　有类白血病反应者应与之鉴别。外周血中可见未成熟幼稚血细胞，骨髓检查找到白血病细胞可予以鉴别。

7. **登革热**　由伊蚊传播登革病毒所致，在海南、广东、广西及福建省流行，发病季节以 5~10 月为多；临床上以发热、多形性皮疹、多器官较大量出血为特征，病程中可有休克但无肾损害；病原学检查有助于鉴别。

【治疗】

以早发现、早休息、早治疗和早防蚊隔离为原则。

1. **发热期治疗**　主要是抗病毒、减少外渗、改善中毒症状和防治DIC。

(1) 抗病毒治疗：利巴韦林早期使用(病程头 4 天内)效果佳。

用法:5~10mg/kg,q.8h.,静脉滴注,疗程 3~5 天。

(2) 减少外渗:卧床休息,给予芦丁和维生素 C 等,适量静脉补液。

(3) 改善中毒症状:发热以物理降温为主,体温过高及中毒症状严重者给予小剂量地塞米松(每天 0.1~0.2mg/kg),疗程 2~3 天或热退即停。

(4) 防治 DIC:适量低分子右旋糖酐以降低血液黏滞度。监测凝血功能,高凝状态下尽早使用低分子量肝素或小剂量普通肝素。

(5) 一般对症治疗:给予高热量、高维生素、易消化食物。呕吐不能进食者,给予静脉补液和止吐剂。出血明显时可用酚磺乙胺、云南白药或维生素 K。

2. 低血压休克期治疗　积极补充血容量,及时纠正酸中毒和改善微循环。

(1) 补充血容量:按早期、快速、适量原则,用 2:1 或等张氯化钠 20ml/kg,1 小时内输入,或用低分子右旋糖酐及血浆等扩容。本期因血液浓缩,不宜用全血,排尿后方可补钾,酌情补钙。

(2) 纠正酸中毒:根据病情适量使用 1.4% 碳酸氢钠溶液,兼有扩容作用。

(3) 强心:血容量基本补足而心率仍快者给予毛花苷丙(<2 岁,0.03~0.04mg/kg;≥2 岁,0.02~0.03mg/kg)。

(4) 血管活性药物和糖皮质激素:血容量补足而血压仍不稳定者可选用多巴胺(每分钟 5~15μg/kg)或间羟胺(每分钟 1~20μg/kg)等持续泵入;还可同时静脉用地塞米松(每天 0.2~0.4mg/kg)或甲泼尼龙(每天 1~2mg/kg)。

3. 少尿期治疗　稳定内环境,促进利尿,导泻和血液净化治疗。

(1) 稳定内环境:给予高糖、高维生素、低蛋白饮食维持热量。严格限制入量,每日液体入量 =(前一日尿量 + 每日不显失水 + 吐泻丢失量)- 内生水量。维持电解质和酸碱平衡。

(2) 利尿:可用呋塞米 0.5~1mg/kg,静脉或肌内注射;或多巴胺每分钟 0.5~4μg/kg,静脉滴注,以扩张肾血管。

(3) 导泻:有高血容量综合征时,可口服甘露醇粉剂、50% 硫酸镁或中药大黄等导泻。

（4）血液净化：凡有明显氮质血症、高血钾、高血容量综合征者，可采用血液净化或腹膜透析治疗。

4. **多尿期治疗** 主要是加强护理，防止继发感染。尿量增加时应适当补充液体和电解质，防止第二次肾衰竭，补液以口服为主。蛋白质宜逐步增加，以防止多尿性氮质血症。

5. **恢复期治疗** 补充营养，逐步恢复活动。

6. **并发症治疗** 肾破裂时及时手术治疗；高血容量综合征、高血钾、心力衰竭、肺水肿、呼吸衰竭、中枢神经系统并发症及腔道出血时采取相应抢救措施。

【预防】

1. **控制传播** 患者需隔离至急性症状消失。阻断传播主要是灭鼠和防鼠及采取相应措施防螨和灭螨，还应加强个人防护。

2. **疫苗接种** 有 3 类疫苗：纯化乳鼠脑灭活疫苗、细胞培养灭活疫苗和重组载体疫苗。我国已研制出前两类疫苗，包括 2 种Ⅰ型疫苗（沙鼠疫苗和鼠脑疫苗）、1 种Ⅱ型疫苗（地鼠疫苗）和 1 种双价疫苗（沙鼠Ⅰ和Ⅱ型双价疫苗）。

（1）鼠脑纯化灭活疫苗（Ⅰ型）：于 0、14、28 天接种 3 针，保护率为 92% 以上。但 1 年后抗体水平明显降低，需加强接种。

（2）细胞培养灭活疫苗：①沙鼠肾细胞双价灭活疫苗：于 0、14、180 天接种 3 针，1 年时加强 1 针，保护率为 100%。②沙鼠肾细胞Ⅰ型灭活疫苗：于 0、14、28 天接种 3 针。1 年时加强 1 针。保护率达 95%。③地鼠肾Ⅱ型灭活疫苗：于 1、14、180 天接种 3 针，保护率达 98%。

肾综合征出血热相关内容见视频 1-16-1。

视频 1-16-1
肾综合征出血热微课

➤ 附：肾出血热综合征的诊治流程

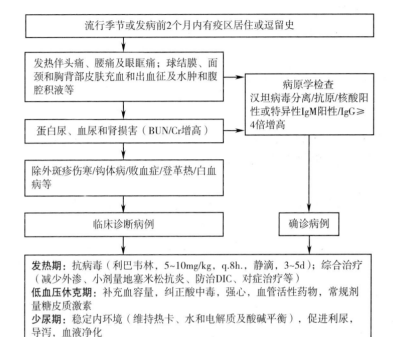

流行季节或发病前2个月内有疫区居住或逗留史

发热伴头痛、腰痛及眼眶痛；球结膜、面颈和胸背部皮肤充血和出血征及水肿和腹腔积液等

蛋白尿、血尿和肾损害（BUN/Cr增高）

除外斑疹伤寒/钩体病/败血症/登革热/白血病等

临床诊断病例

病原学检查汉坦病毒分离/抗原/核酸阳性或特异性IgM阳性/IgG≥4倍增高

确诊病例

发热期：抗病毒（利巴韦林，5~10mg/kg，q.8h.，静滴，3~5d）；综合治疗（减少外渗、小剂量地塞米松抗炎、防治DIC、对症治疗等）
低血压休克期：补充血容量，纠正酸中毒，强心，血管活性药物，常规剂量糖皮质激素
少尿期：稳定内环境（维持热卡、水和电解质及酸碱平衡），促进利尿，导泻，血液净化
多尿期：防止感染；适当补充液体和电解质；蛋白质宜逐步增加
并发症治疗：肾破裂时及时手术治疗；及时处理高血容量综合征、高血钾、心衰、肺水肿、呼吸衰竭、腔道出血及中枢神经系统并发症

（赵东赤）

第十七节　发热伴血小板减少综合征

【概述】

发热伴血小板减少综合征(severe fever with thrombocytopenia syndrome, SFTS)是由新型布尼亚病毒感染引起的人兽共患病，是新发的自然疫源性疾病，主要通过蜱叮咬传播。临床以发热、消化道症状、血小板减少、白细胞减少及肝肾功能损伤为主要特点。

【病因和流行病学特征】

新型布尼亚病毒(SFTSV)属于布尼亚病毒科白蛉病毒属,是有包膜的分节段负链 RNA 病毒。蜱可能是 SFTSV 的主要储存宿主和传播媒介,家养脊椎动物,如牛、羊和犬等,也可能是储存宿主。人只是偶为宿主,患者呼吸道分泌物、血液及被血污染的衣物可能具有传染性。流行形式主要为散发,呈现地区聚集性。在丘陵、山地、森林等地区生活生产的居民、劳动者及旅游者感染风险较高。4~10 月为流行期,5~7 月达高峰。韩国、日本和我国的河南、湖北、山东、安徽、辽宁、江苏及浙江等省有病例报告。

【诊断】

1. **流行病学史** 在流行季节有在丘陵、山地或森林等地区生活、工作及旅游史,或发病前有蜱叮咬史。

2. **临床表现** 潜伏期尚不十分明确,可能为 1~2 周。

(1)全身症状:大多急性起病,主要有发热,重者持续高热,可长达 10 天以上。伴有全身不适、乏力、头痛、肌肉酸痛及精神萎靡等。

(2)消化系统表现:较重,表现为恶心、呕吐、畏食、腹胀及腹泻等。

(3)呼吸系统表现:较普遍,主要有咽痛、咳嗽和咳痰。可引起支气管炎、肺气肿及胸腔积液。

(4)血液系统表现:最常见,有明显的白细胞和血小板减少,重者伴明显出血倾向,如皮肤瘀点和瘀斑,甚至肌内注射部位血肿。

(5)神经系统表现:意识障碍、表情淡漠、震颤、烦躁、抽搐及颈强直等。

(6)其他表现:可伴有浅表淋巴结肿大及皮疹;部分有肝功能和肾功能损害;心脏损害不重,可有相对缓脉。

3. **实验室和辅助检查**

(1)常规检查:外周血白细胞计数减少,多为 $(1\sim3)\times10^9/L$,中性粒细胞和淋巴细胞比例多正常;血小板降低,多为 $(30\sim60)\times10^9/L$,重症可低于 $30\times10^9/L$。半数以上病例出现蛋白尿(+~+++),少数尿潜血阳性或有血尿。

(2)生化和凝血功能检查:不同程度 LDH、CK、AST 及 ALT 等升高,尤以 AST 升高为主,常有低钠血症。后期多脏器功能损伤时有血尿素氮和肌酐增高、出凝血时间延长甚至 DIC 征象。

(3) 影像学检查:神经系统受累者 MRI 及 CT 可见脑白质脱髓鞘改变。

4. 病原学检查

(1) 特异性抗体:用间接 ELISA 或间接免疫荧光法检测特异性 IgG,观察到抗体阳转或双份血清(间隔 2~3 周)抗体滴度 ≥4 倍增高可作为诊断依据。患者血清特异性 IgM 可持续长达 1 年以上,故其诊断急性感染价值有限。

(2) 病毒核酸:用 RT-PCR 法和实时定量 RT-PCR 法,取发病 2 周内血清可检测到病毒核酸,阳性者可确诊。

(3) 病毒分离:取急性期血清接种于 Vero 细胞,阳性率低。

5. 诊断标准

(1) 疑似病例:具有上述流行病学史、发热等临床表现且外周血白细胞和血小板降低者。

(2) 确诊病例:疑似病例具备下列之一者为确诊病例:①血标本 SFTSV 核酸检测阳性;②血清特异性 IgG 抗体阳转或恢复期滴度较急性期 ≥4 倍增高;③血标本分离到新型布尼亚病毒。

(3) 临床分型:

1) 普通型:符合上述诊断标准,且年龄 <60 岁,无基础疾病,无精神萎靡,消化道症状较轻,无出血症状。血小板计数 >30 × 10^9/L;白细胞计数 >2 × 10^9/L,CK、CK-MB 和 LDH <2 倍正常值上限。

2) 危重型:符合上述诊断标准,并具备以下 3 项或以上:①体温高达 39℃,持续 2~3 天以上;②年龄 >60 岁;③有基础疾病;④神经系统症状(精神萎靡)突出;⑤血小板计数 <30 × 10^9/L,伴有各种出血表现;⑥白细胞计数 <2 × 10^9/L,中性粒细胞计数 <1 × 10^9/L,CK、CK-MB 和 LDH>2 倍正常值上限。

【鉴别诊断】

1. 人粒细胞无形体病 由嗜吞噬细胞无形体感染人中性粒细胞引起,也表现为发热、白细胞和血小板减少及多脏器功能损伤,与本病极为类似,鉴别主要依靠病原学检查。

2. **肾综合征出血热** 临床以发热伴皮肤黏膜充血、出血及渗出体征和急性肾衰竭为主要表现。可伴有不同程度血小板减少。需结合汉坦病毒特异性 IgG 和 IgM 检测加以区别。

3. **伤寒** 临床特征为持续发热伴全身中毒症状、相对缓脉、玫瑰疹、肝脾大与白细胞减少等。血或骨髓培养有伤寒沙门氏菌生长可确诊。

4. **急性白血病** 早期可表现有白细胞及血小板减少等,但骨髓检查找到白血病细胞可确定诊断。

5. **血栓性血小板减少性紫癜** 典型病例具有发热、血小板减少、微血管病性溶血性贫血、肾脏受损及神经精神症状五联征,可通过血管性血友病因子裂解酶(ADAMTS13)测定和组织病理学检查及基因检测等协助诊断。

6. **系统性红斑狼疮** 可有发热、血小板减少、贫血、肾脏受损及神经精神症状等表现。确诊依赖于狼疮相关自身抗体检查或活检组织病理检查。

【治疗】

尚无抗病毒药物,以对症支持治疗为主。

1. **一般对症治疗** 需密切监测生命体征及尿量等。应卧床休息,多饮水,进食流食或半流食,不能进食者应及时补充热量,保证水、电解质和酸碱平衡,尤其注意低钠血症者需及时补钠。高热者应及时给予药物或物理降温。可适当补充氨基酸、维生素、脂肪乳和血浆等。

2. **抗感染治疗**

(1) 抗菌药物:多西环素可明显抑制蜱携带的多种致病菌,建议早期使用(8 岁以上儿童),首剂 4mg/kg;以后 2mg/kg,q.12h.,口服,疗程 3~7 天。或针对继发的细菌或真菌感染,选用敏感抗菌药物。

(2) 利巴韦林:体外实验提示对该病毒有抑制作用,尚缺乏临床资料。

3. **支持治疗** 若血小板计数 $<30 \times 10^9/L$,须绝对卧床和严防碰伤,可采用大剂量丙种球蛋白冲击治疗,或输注血小板或血浆。中性粒细胞严重低下($<1 \times 10^9/L$)者,建议使用粒细胞集落刺激因子。

4. **糖皮质激素治疗** 目前尚无证据证实糖皮质激素的疗效,危重型病例可考虑使用甲泼尼龙(每天 0.5~1mg/kg,最大量 40mg/d),连用 3~5 天。

【预防】

1. **控制传播** 普通型患者无需隔离。急性期确诊病例有出血表现时应收住院并尽量单间隔离。患者的血液、分泌物及其污染物品需采取高温、高压及含氯消毒剂等方式消毒处理。生活在丘陵、山地及森林等地区居民应注意家居环境中游离蜱和饲养家畜身上附着蜱的清理和杀灭工作。

2. **个人防护** 应尽量避免在蜱类主要栖息地长时间坐卧。如需进入时,应做好个人防护,包括穿浅色长袖衣裤,尽量扎紧裤腿,不要穿凉鞋,裸露的皮肤涂抹驱避剂。在抢救或护理患者时,医务护理人员要加强个人防护,避免直接接触患者的血液。

3. **蜱叮咬处理** 一旦发现蜱叮咬皮肤,可用酒精涂在蜱身上,使蜱头部放松或死亡,再用尖头镊子取下蜱,或用烟头或香头轻烫蜱露在身体外的部分,使其头部自行慢慢退出,不要生拉硬拽,以免拽伤皮肤或将蜱头部留在皮肤内。

➤ 附:发热血小板减少综合征的诊治流程图

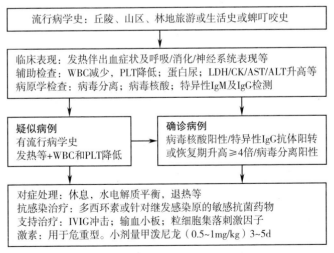

流行病学史:丘陵、山区、林地旅游或生活史或蜱叮咬史

临床表现:发热伴出血症状及呼吸/消化/神经系统表现等
辅助检查:WBC减少,PLT降低;蛋白尿;LDH/CK/AST/ALT升高等
病原学检查:病毒分离;病毒核酸;特异性IgM及IgG检测

疑似病例
有流行病学史
发热等+WBC和PLT降低

确诊病例
病毒核酸阳性/特异性IgG抗体阳转
或恢复期升高≥4倍/病毒分离阳性

对症处理:休息,水电解质平衡,退热等
抗感染治疗:多西环素或针对继发感染原的敏感抗菌药物
支持治疗:IVIG冲击;输血小板;粒细胞集落刺激因子
激素:用于危重型。小剂量甲泼尼龙(0.5~1mg/kg)3~5d

(邓继岿)

第十八节　EB病毒性疾病

【概述】

原发性EB病毒感染多发生于儿童时期,临床表现多样,常为隐性感染和轻微上呼吸道炎症,当表现为发热、咽扁桃体炎和淋巴结肿大三联征、血中淋巴细胞增多并出现异型淋巴细胞时,称为传染性单核细胞增多症(infectious mononucleosis,IM)。其他病原如人巨细胞病毒(human cytomegalovirus,HCMV)、HHV-6、弓形虫、腺病毒、风疹病毒、甲型和乙型肝炎病毒等也可引起类似临床表现,又称单核细胞增多症样综合征(mononucleosis-like syndrome)。绝大多数病例恢复良好,但免疫缺陷者常病情严重并可有严重并发病而预后不良,极少数病例发生慢性活动性EB病毒感染。研究发现,EB病毒与Burkitt淋巴瘤、鼻咽癌和多克隆B细胞淋巴瘤等相关,还与某些风湿病如干燥综合征等发生有关。

【病因和流行病学特征】

EBV属于疱疹病毒科γ亚科,基因组为线状双链DNA。EBV主要感染有CD21受体的成熟B淋巴细胞,具有使感染淋巴细胞无限增殖的能力和潜伏-活化特性。有两种感染类型:①产毒性感染:依赖病毒DNA聚合酶复制,表达上百种抗原包括EB核抗原(EB nuclear antigen,EBNA)、膜抗原(membrane antigen,MA)、早期抗原(early antigen,EA)、病毒衣壳抗原(viral capsid antigen,VCA)及淋巴细胞检测膜抗原(lymphocyte-detected membrane anfigen,LYDMA)等。②持续性感染(persistent infection)或潜伏感染:线状DNA分子在细胞内形成游离环化小体,利用细胞DNA聚合酶进行复制,可表达6种核蛋白(EBNA1、2、3A、3B、3C和LP)、3种膜蛋白(LMP1、2A和2B)和2种小RNA产物(EBER1和EBER2),有4型表达产物组合形式(EBNA1存在于4种组合中);或者以整合到细胞基因组的形式存在,可引起感染的T细胞、NK细胞或B细胞发生克隆性增生,导致各种淋巴细胞增殖性疾病或Burkitt淋巴瘤、鼻咽癌、多克隆B细胞淋巴瘤等。在某些因素刺激下,潜伏感染可转变为产毒性感染。

EBV 感染呈全球性分布,发达地区多见于青少年;发展中国家则多见于幼儿期。成人抗 VCA IgG 阳性率为 90%~95%,我国儿童 10 岁时该抗体阳性率可达 90% 以上。原发感染者为传染源,往往持续或间歇从唾液中排病毒数月之久。接触带病毒的唾液是主要传播方式。偶可经输血传播。EBV 也可从宫颈分泌物中排出,但无性传播和母婴垂直传播的流行病学证据。

【诊断】

1. **病史** 常无明确接触史。

2. **临床表现** 潜伏期一般 30~50 天,在年幼儿童可较短。

(1) 无症状或不典型感染:多见于年幼儿。显性表现常较轻微,如上呼吸道感染、扁桃体炎、持续发热伴或不伴淋巴结肿大。

(2) 传染性单核细胞增多症:常先有 2~3 天前驱表现,如头痛、不适、乏力、厌食等,然后出现下列典型征象:①发热、咽扁桃体炎和淋巴结肿大三联征:几乎均有发热,体温常 ≥39℃,可持续 1~2 周,个别长达 4~5 周。约 80% 有咽扁桃体炎,半数以上有白色膜状渗出,约 5% 伴链球菌感染。>90% 起病不久全身浅表淋巴结迅速肿大,颈部最为明显。纵隔淋巴结肿可致咳嗽和气促,肠系膜淋巴结肿可致腹痛。②脾大:见于 50%~70% 病例,质柔软。脾破裂罕见。③肝大及肝功能异常:40% 以上有转氨酶增高;肝大见于 30%~60%;2%~15% 有黄疸。少数呈重症肝炎样表现。④其他表现:眼睑水肿;皮疹。少见血液系统(贫血、血小板减少及粒细胞减少)、肺部(肺炎)、神经系统(脑炎、脑膜脑炎、吉兰-巴雷综合征及周围性面瘫)、心血管(心肌炎和心包炎)和肾脏(肾小球肾炎)等并发症。若无并发症,病程一般为 2~4 周。

(3) 免疫缺陷儿童 EBV 感染:常发生致死性单核细胞增多症,常因急性出血、脑膜脑炎、继发感染和肝衰竭而危及生命,或继发性低或无免疫球蛋白血症、恶性多克隆源性淋巴瘤、再生障碍性贫血及慢性淋巴细胞性间质性肺炎等。病死率高达 60%。

(4) 慢性活动性 EBV 感染(chronic active Epstein-Barr virus infection, CAEBV):主要诊断依据为:①淋巴细胞组织增殖性表现,以持续性或

反复发热,伴有淋巴结肿大和肝脾大为主,常有肝功能异常、贫血、血小板减少或全血减少、黄疸、皮疹、蚊虫叮咬过敏(红斑、牛痘样水疱疹及溃疡等)及视网膜炎等。②持续性 EBV 感染证据,具备以下任意 2 条:血清抗 VCA-IgG 和抗 EA-IgG 异常增高或伴有抗 VCA-IgA 和/或抗 EA-IgA 阳性;血清或血浆 EBV DNA 阳性(常伴有外周血单个核细胞内 EBV DNA 高载量);病变组织 EBER 强阳性(阳性细胞数明显增多是病理诊断的金标准)。③排除其他可引起类似临床表现的疾病,如自身免疫性疾病、肿瘤性疾病以及免疫缺陷性疾病等。CAEBV 患者常常病情反复发作,根据临床征象和 EBV DNA 载量可分为活动性疾病和非活动性疾病状态。大多预后不良,常于疾病活动期发生严重脏器功能损伤或继发严重感染,或并发 EBV 相关性噬血细胞综合征、间质性肺炎、神经系统并发症,或恶性肿瘤等而危及生命。

3. **实验室检查** 病后 1~4 周内出现典型血象改变,包括淋巴细胞增多 $\geq 5 \times 10^9$/L 或 $\geq 50\%$ 和/或异型淋巴细胞增多 $\geq 10\%$ 或绝对计数 $>1 \times 10^9$/L,白细胞计数一般为 $(10\sim20) \times 10^9$/L。

4. **病原学诊断**

(1) 特异性抗体谱:各种血清 EBV 特异性抗体的临床意义详见表 1-18-1。免疫抑制患者可呈假阴性,小婴儿需排除胎传抗体影响。

表 1-18-1　EBV 血清特异性抗体及其临床意义

抗 VCA IgM*	抗 VCA IgG	抗 EA IgG	抗 NA IgG	临床意义
+	−/+(低亲和力)	−	−	原发感染早期/急性期
+/−	+	+	−	原发感染急性晚期
弱 +/−	+(低-中亲和力)	+	+	原发感染恢复晚期
−	+(高亲和力)			既往感染
−	+++	++	+	慢性活动性感染

注:*<4 岁患者该抗体水平低,消失快(通常在病后 3~4 周内消失)。

（2）病毒标志物检测：用核酸杂交和 PCR 法检测唾液或口咽洗液脱落上皮、PBMC、血浆或血清和病变组织中 EBV DNA 是最特异的方法，还可用免疫标记法检测样本中病毒抗原，或用原位杂交法检测病变组织中 EBER。

（3）病毒分离：利用 EBV 感染使培养 B 细胞（人脐血或外周淋巴细胞）无限增殖的特性进行病毒分离鉴定，需耗时 6~8 周。

【鉴别诊断】

1. **链球菌性扁桃体炎** 缺乏传染性单核细胞增多症的其他体征，外周血白细胞总数、中性粒细胞和 C 反应蛋白增高。若抗链球菌治疗 48 小时后发热等仍无缓解，应考虑到本病。

2. **单核细胞增多症样综合征** 异型淋巴细胞增多不如传染性单核细胞增多症明显。风疹时咽峡炎不明显，少见淋巴结和脾大；腺病毒感染时咳嗽等呼吸道症状突出，淋巴结肿大少见；肝炎病毒感染时肝功能异常更严重，且无咽峡炎；人巨细胞病毒感染时淋巴结肿和咽峡炎少见等特点有助于鉴别。病原学检查是确定病原的重要手段。

3. **早期出现严重并发症** 易因突出的器官或系统损害而误诊为其他疾病。此时，应注意动态观测血象变化、监测 EBV 特异性抗体谱，及时检测外周血淋巴细胞或组织中病毒基因来帮助诊断与鉴别诊断。

4. **继发其他疾病** 如川崎病、噬血细胞综合征或类风湿关节炎等已有陆续临床报道，可在本病急性期发生，更多见于 CAEBV 患者。此时，综合分析病情演变特点、寻找病原学证据显得尤其重要，必要时可考虑相应诊断性治疗。

【治疗】

1. **支持对症治疗** 急性期需卧床休息，给予对症治疗如退热、镇痛及护肝等。症状严重者，或因扁桃体肿大明显或气管旁淋巴结肿致喘鸣或有血液或神经系统并发症时可慎用短期常规剂量糖皮质激素（首选地塞米松）。根据咽拭子培养或抗原检测证实继发链球菌感染时需加用敏感抗生素。脾大者恢复期应避免剧烈身体活动或运动，以防脾破裂;脾破裂时应紧急外科处理或非手术治疗。因深部呼吸道炎症导致完全呼吸道梗阻时宜行气管插管。

2. **抗病毒治疗**　目前尚缺乏对 EBV 感染有明显疗效的抗病毒药物。更昔洛韦体外有抑制 EBV 效应,临床急性期应用可缩短热程和减轻严重的扁桃体肿胀,但尚缺乏适宜的临床研究评估。可按抗HCMV 诱导治疗方案给药,待体温正常或扁桃体肿胀明显减轻即可停药,无需维持治疗。

3. **慢性活动性 EBV 感染的治疗**　目前认为,造血干细胞移植是CAEBV 的治愈性手段。在造血干细胞移植前,如果处于疾病活动状态,需应用联合化疗方案以控制病情。若患者表现为 EBV 相关性噬血细胞综合征,可按噬血细胞综合征的化疗方案进行治疗。如果化疗期间,疾病持续处于活动状态,应尽快接受造血干细胞移植。日本学者提出三步策略和化疗方案可供参考:

(1) 第一步是抑制活化的免疫细胞,泼尼松龙(prednisolone)1~2mg/(kg·d);VP-16 150mg/(m^2·w);环孢素(cyclosporin) 3mg/(kg·d)。共 4~8 周。

(2) 第二步为清除感染的 T 细胞和 NK 细胞,可选用下列联合化疗方案:①改良 CHOP 方案:环磷酰胺 750mg/m^2,第 1 天;吡柔比星25mg/m^2,第 1 天和第 2 天;长春新碱 2mg/m^2,第 1 天;泼尼松龙 50mg/m^2,第 1~5 天。②Capizzi 方案:阿糖胞苷 3g/m^2,每 12 小时 1 次,共 4 次;L-天冬酰胺酶 10 000U/m^2,在阿糖胞苷输注 4 小时后静脉输注 1 次;泼尼松龙 30mg/m^2,第 1 天和第 2 天。③高剂量阿糖胞苷方案:阿糖胞苷 1.5g/m^2,每 12 小时 1 次,共 12 次;泼尼松龙 30mg/m^2,第 1~6 天。④VPL 方案:VP-16 150mg/m^2,第 1 天;泼尼松龙 30mg/m^2,第 1~7 天;L-天冬酰胺酶 6 000U/m^2,第 1~7 天。如果外周血 EBV 载量未降低 1个数量级以上,需重复原方案化疗或采用新的化疗方案。

(3) 第三步是造血干细胞移植,以重建造血功能。

【预防】

传染性单核细胞增多症患者在发病 6 个月后才能献血。已有 2种 EBV 疫苗用于志愿者:表达 EBV gp350 的重组痘病毒疫苗和提纯病毒 gp350 蛋白加佐剂的亚单位疫苗,有望开发用于预防高危人群,如原发性免疫缺陷病、艾滋病和移植受者的 EBV 感染。

➢ 附:EBV 相关性传染性单核细胞增多症的诊治流程图

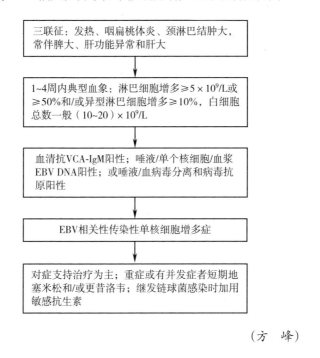

三联征:发热、咽扁桃体炎、颈淋巴结肿大,常伴脾大、肝功能异常和肝大

1~4 周内典型血象:淋巴细胞增多 ≥5×10⁹/L 或 ≥50% 和/或异型淋巴细胞增多 ≥10%,白细胞总数一般(10~20)×10⁹/L

血清抗 VCA-IgM 阳性;唾液/单个核细胞/血浆 EBV DNA 阳性;或唾液/血病毒分离和病毒抗原阳性

EBV 相关性传染性单核细胞增多症

对症支持治疗为主;重症或有并发症者短期地塞米松和/或更昔洛韦;继发链球菌感染时加用敏感抗生素

（方　峰）

第十九节　巨细胞病毒性疾病

【概述】

巨细胞病毒性疾病是由人巨细胞病毒(human cytomegalovirus,HCMV)感染引起的一组显性疾病。原发性 HCMV 感染多在儿童时期发生,绝大多数感染者无症状或呈亚临床型,围产期感染易致间质性肺炎,婴幼儿期感染常累及肝脏,年长儿的显性感染多表现为单核细胞增多症样综合征,而先天感染和免疫抑制个体感染可引起多种严重疾病或全身播散性感染而危及生命。先天感染者可因不可逆性神经性损伤而发生后遗症。

【病因和流行病学特征】

HCMV 被正式命名为人疱疹病毒 5 型,属于疱疹病毒科 β 疱疹病毒亚科。基因组为线状双链 DNA,暂定为一个血清型。病毒抗原主要包括即刻早期抗原(IEA)、早期抗原(EA)和晚期抗原(LA,病毒结构蛋白)。HCMV 具有严格种属特异性和潜伏-活化特性。初次感染外源性 HCMV 称为原发感染;在免疫功能低下时内源性潜伏病毒活化(reactivation)或再次感染外源性病毒(reinfection)则统称为再发感染(recurrent infection)。HCMV 的组织嗜性与宿主年龄和免疫状况有关。在胎儿和新生儿早期,神经细胞、唾液腺和肾上皮细胞最为敏感,单核巨噬细胞系统也常受累。在年长儿和成人,免疫正常时病毒多局限于唾液腺和肾脏,显性原发感染者易累及淋巴细胞;免疫抑制个体肺部最常被侵及,并易发生播散性感染。

感染者是唯一传染源,HCMV 存在于鼻咽分泌物、尿、宫颈及阴道分泌物、乳汁、精液、眼泪和血中。原发感染尤其是先天感染者可持续排病毒数年之久;再发感染者可间歇排病毒。传播途径主要有两种:①母婴传播,先天感染(经胎盘传播)和围产期感染(产时或母乳);②水平传播,主要通过密切接触和输血等医源性传播。在发达国家内,社会经济水准较高人群 HCMV 抗体阳性率为40%~60%,社会经济水准较低人群则达 80% 以上。我国一般人群HCMV 抗体阳性率为 86%~96%,孕妇为 95% 左右,婴儿至周岁时已达80% 左右。

【诊断】

1. **病史** 常无明确接触史。先天感染者可有早产、小于胎龄或足月小样儿病史。输血后综合征患儿在病前 1~6 周(平均 3~4 周)有血制品输注史。各种免疫抑制个体为高危人群。

2. **临床表现**

(1)先天感染:生后 2~3 周内实验室证实有 HCMV 感染可诊断之。5%~10% 有典型多系统器官受损表现,旧称巨细胞包涵体病(cytomagalic inclusion disease,CID)。黄疸(直接胆红素升高为主)和肝脾大最常见;可有血小板减少所致瘀斑,小头畸形,脑室扩大伴周边钙化,视网膜脉络膜炎,神经肌肉功能障碍,如肌张力低下、瘫痪和感音神经性聋;外周血异型淋巴细胞增多,脑脊液蛋白增高和血清转氨酶增高,Coombs 试验阴性的溶血性贫血;可有腹股沟疝、腭裂、胆道闭锁、心血管畸形和多囊肾等畸形。另有 5% 为非典型者,可有上述 1 种或多种组合表现,单独存在小头畸形、肝脾大、血小板减少或耳聋相对常见。非神经损害多可恢复,但神经性损害常不可逆,可有智力障碍以及感音神经性聋(显性感染发生率 25%~50%,不显性感染 10%~15%,可呈晚发性或进行性加重)、神经缺陷和眼部异常等后遗症。部分病患可出现语言发育障碍和学习困难。

(2) 婴儿围产期及生后感染:生后 >3~12 周内开始排毒者(早产儿尤其是极低体重儿可早至第 3 周)为围产期感染。出生 12 周后开始排病毒为生后感染。显性表现包括:①HCMV 肝炎:呈黄疸型或无黄疸型,轻至中度肝大,常伴脾大,黄疸型常有不同程度淤胆,血清转氨酶轻至中度升高。②HCMV 肺炎:多无发热,可有咳嗽、气促,偶闻肺部啰音。影像学检查多见弥漫性肺间质病变,可有支气管周围浸润伴肺气肿和结节性浸润。③输血后综合征:一般在输血后 1~2 周出现轻微症状,3~6 周(平均 3~4 周)出现典型表现,可有发热、黄疸、肝脾大、溶血性贫血、血小板减少、淋巴细胞和异型淋巴细胞增多。常见皮肤灰白色休克样表现。亦可有肺炎,甚至呼吸衰竭。在早产儿,特别是极低体重儿病死率可达 20% 以上。早产儿和高危足月儿,特别是生后 2 个月内开始排病毒的早产儿发生后遗症的危险性增加。生后感染者不发生后遗缺陷。

(3) 免疫正常儿童感染:显性感染在 4 岁以下可致支气管炎或肺炎。在 7 岁以下可表现为无黄疸型肝炎。在青少年则可表现为单核细胞增多症样综合征:不规则发热、不适和肌痛等,全身淋巴结肿大较少见,渗出性咽炎极少,多在发热 1~2 周后出现血象改变[白细胞总数达 $(10~20) \times 10^9/L$,淋巴细胞 >50%,异型淋巴细胞 >5%];90% 以上有转氨酶轻度增高,仅约 25% 有肝脾大,黄疸极少见。

（4）免疫抑制儿童感染：最常表现为单核细胞增多症样综合征，但异型淋巴细胞少见。部分因免疫抑制治疗有白细胞减少伴贫血和血小板减少。其次为肺炎，在骨髓移植者最为多见和严重，病死率高达40%。HCMV肝炎在肝移植受者常与急性排斥反应同时存在，以持续发热、转氨酶升高、高胆红素血症和肝衰竭为特征。肾移植受者可发生免疫复合物性肾小球肾炎。胃肠道疾病常见于艾滋病及骨髓、肾和肝移植受者，病变常累及整个胃肠道，内镜可见溃疡，严重时见出血性和弥散性糜烂。还可发生脑膜脑炎、脊髓炎、周围神经病和多发性神经根炎等神经系统疾病。

3. **病原学检查**

（1）病毒分离：最可靠，特异性最强。采用小瓶培养技术（shell vial assay）检测培养物中病毒抗原可缩短检出时间至24~32小时。常采用尿样本，也可取体液和组织样本。

（2）HCMV标志物检测：在各种组织或细胞标本中检测HCMV标志物如包涵体、病毒抗原、病毒颗粒和病毒基因（DNA或mRNA片段），前3项任一项阳性或检出HCMV mRNA均表明有活动性感染。实时荧光定量PCR法检测病毒DNA载量与活动性感染呈正相关，高载量或动态监测中出现载量明显升高提示活动性感染可能。血清或血浆样本HCMV DNA阳性是活动性感染的证据；全血或单个核细胞阳性时存在潜伏感染的可能，高载量支持活动性感染。在新生儿期检出病毒DNA是原发感染的证据。

（3）血清学检查，原发感染证据：①动态观察到抗HCMV IgG抗体转阳；②抗HCMV-IgM阳性而抗HCMV-IgG阴性或低亲和力IgG阳性。近期活动性感染证据：①双份血清抗HCMV IgG滴度≥4倍增高；②抗HCMV IgM和IgG阳性。新生儿期抗HCMV IgM阳性是原发感染的证据。6个月内婴儿需考虑来自母体的IgG抗体；严重免疫缺陷者或幼婴可出现特异性IgM抗体假阴性。

4. **诊断标准**

（1）临床诊断：具备活动性感染的病毒学证据，临床上又具有HCMV性疾病相关表现，并排除现症疾病的其他常见病因后可做出临床诊断。

（2）确定诊断：在临床诊断基础上，从活检病变组织或特殊体液如脑脊液内分离到 HCMV 病毒或检出病毒复制标志物（病毒抗原和基因转录产物）是 HCMV 疾病的确诊证据。

【鉴别诊断】

1. **获得性 HCMV 性疾病的鉴别诊断**　由于单从临床表现常常难以与其他病原感染相区别，故病原学检查是鉴别诊断的唯一可靠依据。由于 HCMV 致病力弱，免疫正常时无论原发或再发感染，绝大多数无症状，故在免疫正常个体应优先考虑和排除其他病因，谨慎诊断 HCMV 性疾病。HCMV 引起单核细胞增多症样综合征时应与其他病原，特别是 EBV 相关性传染性单核细胞增多症鉴别，后者常见渗出性咽扁桃体炎和颈部淋巴结肿大，外周血中异型淋巴细胞增多更明显。输血后综合征患者应排除 HBV 和 HCV 等输血后感染。

2. **先天性 HCMV 性疾病的鉴别诊断**　在有典型 CID 表现时，应与其他宫内感染，如先天性风疹、弓形虫、梅毒螺旋体及单纯疱疹病毒等所致疾病相鉴别。主要依赖病原学检查予以鉴别。

【治疗】

1. **抗病毒治疗**　免疫正常个体的无症状感染或轻症疾病无需抗病毒治疗。符合临床诊断或确定诊断标准并有较严重或易致残的 HCMV 疾病，包括间质性肺炎、黄疸型或淤胆型肝炎、脑炎和视网膜脉络膜炎，尤其是免疫抑制者，或有中枢神经性损伤的先天感染者，建议抗病毒治疗。

（1）更昔洛韦（ganciclovir GCV）：治疗方案参照国外儿科经验。诱导治疗：5mg/kg（静脉滴注 >1 小时），q.12h.，共 2~3 周。维持治疗：5mg/kg，q.d.，连续 5~7 天，总疗程 3~4 周。若诱导期疾病缓解或病毒血症/尿症清除可提前进入维持治疗。若诱导治疗 3 周无效，应考虑原发或继发耐药或现症疾病为其他病因所致。若维持期疾病进展，可考虑再次诱导治疗。若免疫抑制因素未能消除则应延长维持疗程，可采用：①5mg/kg，q.d.；或②6mg/kg，每周 5 天；或③序贯口服

GCV (30mg/kg, q.8h.) 或缬更昔洛韦 (16mg/kg, q.d.), 以避免病情复发。用药期间应监测血常规和肝肾功能, 若肝功能明显恶化、血小板和粒细胞下降 $\leq 25 \times 10^9$/L 和 0.5×10^9/L 或至用药前水平的 50% 以下应停药。粒细胞减少重者可给予粒细胞集落刺激因子, 若需再次治疗, 仍可使用原剂量或减量, 或联合应用集落刺激因子以减轻骨髓毒性。有肾损害者应减量。

(2) 膦甲酸钠 (foscarnet, PFA): 一般作为替代用药。国外介绍儿童参照成人方案: 诱导治疗, 60mg/kg, q.8h. (静脉滴注 >1 小时), 连用 2~3 周; 免疫抑制者需维持治疗, 90~120mg/kg, q.d.。维持期间若有疾病进展, 则再次诱导或与 GCV 联用。主要有肾毒性, 患者耐受性不如 GCV。

(3) 缬更昔洛韦 (valganciclovir, VGCV): 为 GCV 缬氨酸酯。2001 年美国 FDA 批准用于 18 岁以上 AIDS 患者 HCMV 视网膜炎的治疗。成人 900mg 相当于静脉滴注 GCV 5mg/kg, 诱导治疗, 900mg, q.12h., 持续 21 天; 维持治疗, 900mg, q.d.。肾功能不全者剂量酌减。需与食物同服。先天感染新生儿的 II 期临床研究显示, 口服单剂 16mg/kg 与静脉用 6mg/kg 更昔洛韦等效。国外推荐: 中至重度症状性先天感染 (有多种显性表现包括血小板减少性瘀斑、胎儿生长受限、肝脾大和肝炎; 或有中枢神经系统受累, 如小头畸形、脑室扩大及脑内或脑室周边钙化等, 脑脊液异常, 视网膜脉络膜炎, 感音神经性聋或脑脊液 HCMV DNA 阳性) 患儿可在生后 1 个月内开始口服 VGCV (16mg/kg, q.12h.), 疗程以改善听力和发育为目标, 不超过 6 个月。主要副作用有胃肠反应、骨髓抑制和眩晕、头痛、失眠, 以及转氨酶增高等。

(4) 马立巴韦 (maribavir; livtencity): 2021 年 11 月美国 FDA 批准用于治疗成人和 12 岁以上儿童 (体重 ≥ 35kg) 造血干细胞或器官移植后的难治性 HCMV 感染/疾病 (对 GCV、VGCV、PFA 或西多福韦耐药)。用法: 400mg, b.i.d., 口服。因其对 GCV 和 VGCV 活性有拮抗作用, 不建议与后两者联用。可在治疗期间或停药后 (多于 4~8 周内) 发生病毒学突破, 故应监测 HCMV DNA 载量。不良反应发生率 >10%, 常见味觉障碍、恶心、腹泻、呕吐和疲乏。

2. **对症治疗** 对 HCMV 相关疾病予以相应处理,如肝炎时降酶、退黄及护肝治疗;肺炎有呼吸困难时给予氧疗等;注意防治二重感染。

【预防】

1. **一般预防** 最主要的是避免暴露。手卫生是预防的主要措施。使用 HCMV 抗体阴性血制品或洗涤红细胞(去除白细胞组分)可减少输血后感染。

2. **阻断母婴传播** ①易感孕妇应避免接触已知排病毒者的分泌物;注意手部卫生。②带病毒母乳处理:已感染 HCMV 婴儿可继续母乳喂养,无需处理;早产和低体重儿需处理带病毒母乳。置于 −15℃ 以下冻存至少 24 小时后在室温下融化可明显降低病毒滴度,再加短时巴斯德灭菌法(62~72℃,5 秒钟)可消除病毒的感染性。

3. **药物预防** 主要用于骨髓或干细胞移植和器官移植患者。①伐昔洛韦(valacyclovir,VACV):主要用于移植后预防。口服剂量 2g,q.6h.;肾功能不良者(尤其肾移植后)剂量酌减,1.5g,q.d.~q.6h.。一般需服药 90~180 天,总剂量不超过 2 000g。②GCV:同治疗剂量诱导治疗 7~14 天后维持治疗至术后 100~120天。③VGCV:2009 年美国 FDA 批准用于 4 月龄~16 岁接受心脏或肾移植儿童的预防。儿童剂量(mg)=7× 体表面积(BSA)× 肌酐清除率(CCr),单剂不超过 900mg,q.d.,术后 10 天内开始口服直至移植后 100 天。④莱特莫韦(letermovir):2017 年 11 月美国 FDA 批准用于成人 HCMV 抗体阳性的异体造血干细胞移植受者的预防,于移植当晚(不迟于移植后 28 天)开始给药,成人 480mg(若与环孢素联合给药,240mg),口服或静脉用药(20mg/ml),q.d.,持续至移植后 100 天。

➤ 附:儿童巨细胞病毒感染性疾病的诊治流程图

婴儿期感染	先天感染 生后2~3周内 开始排毒	黄疸、肝脾大, 可伴神经性损害、多系统器官受损和畸形	活动性感染证据,排除其他病原感染性疾病	抗病毒治疗: GCV（5mg/kg, i.v., q.12h., 2~3w; q.d., 维持5~7d或延长） PFA（60mg/kg, i.v., q.8h., 2~3w; 90~120mg/kg, q.d.维持） VGCV（先天中重度患者16mg/kg, p.o., q.12h., <6个月） Maribavir（≥12岁: 400mg, p.o., b.i.d.）
	围产期感染 生后3~12周内 开始排毒	HCMV肝炎 HCMV肺炎 输血后综合征		
	生后感染 出生12周后开始排毒			
儿童期感染	免疫正常儿童	支气管炎/肺炎 无黄疸型肝炎 类传单		对症支持治疗
	免疫抑制儿童	单核细胞增多症样综合征、肺炎、肝炎、免疫复合物性肾小球肾炎、胃肠道或神经系统疾病等		
	药物预防			

（方　峰）

第二十节　单纯疱疹病毒感染

【概述】

单纯疱疹病毒感染（herpes simplex virus infection）是一组由单纯疱疹病毒（herpes simplex virus, HSV）引起的常见感染性疾病。临床表现多样,可累及皮肤、黏膜、眼和中枢神经系统等。新生儿和免疫缺陷者感染可引发严重全身性疾病而危及生命。单纯疱疹病毒初次感染（原发感染）后可潜伏于神经节内,当机体免疫低下时可被激活,再度引起皮肤黏膜损害（复发性感染）。

【病因和流行病学特征】

HSV属于疱疹病毒科α亚科,基因组为双链线形DNA,以包膜糖蛋白 gG1 和 gG2 来区分两种血清型：Ⅰ型（HSV-1）和Ⅱ型（HSV-2），分别命名为人疱疹病毒 1 型（human herpes virus 1，HHV-1）和 2 型（HHV-2），能产生交叉免疫。HSV-1 主要侵犯腰部以上皮肤黏膜和神经系统；HSV-2 主要侵犯腰以下生殖器。HSV 具有潜伏-活化特性，主要感染类型包括裂解性感染或称产毒性感染（HSV 复制增殖并在细胞间扩散）和潜伏感染（以非活化形式存在于神经细胞内）。患者（病灶分泌物、唾液及粪便排病毒）和病毒携带者（唾液或生殖道分泌物排病毒）均为传染源。HSV-1 主要经密切接触或皮肤黏膜破损处直接接触感染性分泌物而传播。HSV-2 主要通过性传播和经产道感染。新生儿感染途径：①宫内感染：病毒通过胎盘或宫颈逆行感染，约占 5%；②产时感染：新生儿娩出时接触生殖道感染性分泌物而感染，约占 85%；③生后感染：暴露于 HSV 唇口炎及院内感染源，约占 10%。新生儿感染高危因素包括：①母亲感染类型：原发感染 > 再次感染新毒株 > 复发性感染；孕 34 周后原发性生殖道疱疹感染风险最高。②分娩方式：阴道分娩 > 剖宫产。③破膜持续时间长。④皮肤黏膜屏障破坏。⑤HSV 血清型：HSV-1>HSV-2。原发感染在发展中国家多见于 1~4 岁儿童，而在发达国家可延迟至青春期或成年期。HSV 是散发性病毒性脑炎的最常见病原，5~30 岁和 50 岁以上为高发年龄段。新生儿播散性感染或脑炎主要由 HSV-2 引起；新生儿期后的 HSV 脑炎几乎都由 HSV-1 所致。

【诊断】

1. **流行病学史** 有 HSV 感染患者的密切接触史，或既往有皮肤黏膜或生殖道疱疹病史，或为生殖道疱疹母亲所生的高危新生儿。

2. **临床表现** 原发感染的潜伏期为 2~12 天。

（1）疱疹性龈口炎：是 6 个月~5 岁儿童最常见的口腔炎。常突起口痛、流涎、口臭和拒食，可有发热和咽痛。可见唇、舌、上腭、咽部黏膜和口周疱疹或溃疡，常伴有齿龈红肿，常有颌下淋巴结肿大。自然病程 7~14 天。复发性感染时可发生复发性口腔炎，主要表现为口腔黏膜溃疡。

（2）皮肤疱疹：常在皮肤和黏膜交界处，多见于唇缘、口角和鼻孔周围。先有局部灼痛或刺痛伴瘙痒,再由红色斑疹发展为成簇的小水疱、脓疱、溃疡和结痂,6~10 天内无瘢痕愈合。唇疱疹常为单病灶,皮肤疱疹可有多个离散病灶。原发感染者可有发热、局部淋巴结肿大、淋巴管炎或局部神经痛等;复发性感染者常在初始感染部位或周围反复发作,多无全身症状;在湿疹或烧伤等皮肤病基础上经皮肤感染者可出现弥漫性水疱疹,常形成溃疡,伴有持续高热等全身症状,皮疹需 2~3 周才可结痂。

(3) 眼部疱疹:主要表现为急性结膜角膜炎。初有结膜充血和水肿,随后出现小滤泡,眼睑边缘和眶周皮肤可见疱疹;约 2/3 的病例累及角膜,常见浅层型角膜炎,或发生树枝状角膜炎。原发感染者常伴发热和耳前淋巴结炎。反复发作可累及视网膜或引起角膜瘢痕,甚至失明。

(4) 生殖器疱疹:见于有性经历的青少年。典型表现为生殖器黏膜或角质化皮肤表面的小疱疹,破裂后呈浅层溃疡,表面有黄灰色渗出物,然后结痂。女性病灶主要见于外生殖器、阴道和宫颈;男性病灶多见于龟头、包皮和阴茎。

(5) 单纯疱疹病毒性脑炎:

1) 临床分期:①前驱期:可有发热、乏力、嗜睡、头痛、肌痛、呕吐、腹泻及咽痛等。可呈弛张热或不发热。部分病例有唇疱疹或皮肤疱疹。持续 1 至数天。②脑功能障碍期:低热或持续高热;头痛和不同程度意识障碍(嗜睡、木僵、昏睡至昏迷);部分或全身性抽搐;多动、震颤及共济失调;肢体瘫痪或偏瘫;肌张力增高;腱反射亢进和锥体束征阳性;重症者有颅内高压症,甚至脑疝。额颞叶和边缘系统受损时以精神症状为主,表现为定向力障碍、健忘或记忆缺失、神智淡漠、缄默症、幻觉、偏盲及精神错乱等。还可有脑膜刺激征。③后遗症期:半数以上有后遗症,以癫痫、精神异常或认知功能障碍多见,极少数呈植物人状态。

2) 临床分型:①弥漫型:以脑症状如意识障碍、惊厥、肢体瘫痪、病理征和颅内高压等为主要表现,部分出现去大脑皮质强直或去大脑强直状态。②精神障碍型:以精神异常症状为主,可有病理征。③局灶型:一般无意识障碍,以偏瘫多见,或有脑干、小脑或基底核病变的相应表现。

(6) 新生儿感染:主要有以下 3 种表现类型,可有重叠。

1) 皮肤 - 眼 - 口感染(skin-eye-mouth,SEM):在生后 7~10 天内发病,80% 有皮肤水疱样疹,多见于眼睛边缘或胎先露等部位,常从红色斑疹迅速发展为小水疱,偶见大疱。眼病表现为结膜角膜炎、晚发性视网膜脉络膜炎,或伴小眼球和白内障。若未及时治疗,75% 病例可发展为播散性或中枢神经系统感染。

2) 中枢神经系统感染:常在生后 11~17 天发病。典型表现为发热、嗜睡、烦躁、脑性尖叫、昏迷、惊厥(多为局限性)及前囟隆起等,多数在病程中出现皮肤病变。如未经治疗,死亡率较高。

3) 全身播散性感染:多于生后 9~11 天发病。主要有发热、肝大、黄疸、呼吸窘迫或暂停、惊厥、嗜睡、休克及 DIC 等。可累及多个器官,包括中枢神经系统。60%~70% 在病程中有皮肤成簇疱疹。病情进展迅速,常因休克、肝衰竭、大出血、呼吸衰竭或中枢神经系统病变恶化而死亡。

(7) 免疫抑制个体感染:通常是由于潜伏病毒再度激活而非原发感染。病情更加严重,进展更快。主要有 2 种临床类型。

1) 局限性慢性口腔或生殖器病变:类似典型的水疱和溃疡,并进一步发展为片状坏死、疼痛性糜烂或疣样病变。

2) 全身播散性感染:皮疹可有可无。主要是累及多个脏器,如肝、肺、肾上腺及中枢神经系统。临床类似败血症样表现,发热或体温不升,常有白细胞减少和 DIC,很快因多脏器功能衰竭和中枢神经系统病变恶化而病亡。

3. **实验室和辅助检查**

(1) 血常规:发生较重的龈口炎和脑炎时,白细胞总数略有增高。

(2) 脑脊液检查:外观清亮,压力升高,有核细胞数多在 $400 \times 10^6/L$ 以下,以淋巴细胞为主;脑组织出血坏死者红细胞增多,可达 $(50~1\,000) \times 10^6/L$ 或更多;蛋白轻至中度增高,糖含量正常或偏低。少数早期患者脑脊液可正常。

(3) 影像学及电生理检查:头颅 CT 和 MRI 大多显示颞叶和额叶

病变,病灶具有不对称性。新生儿 HSV 脑炎表现为弥漫性脑损伤,但在疾病早期可正常。脑电图大多显示颞叶尖波或棘波信号和慢波活动,或者弥漫性异常。

4. 病原学检查

(1) 组织病理:取病灶底部刮取物涂片或皮肤和肝组织等活检标本染色,镜检可见多核巨细胞和核内嗜酸性包涵体,但不能与 VZV 感染相区别。

(2) 病毒分离:取水疱液或刮片拭子或取皮肤、肝及脑活检标本分离病毒,出现典型细胞病变和特征性核内包涵体为阳性。脑组织分离率高于脑脊液。1/3 新生儿病例脑脊液可分离到病毒,但较大年龄病例几乎分离不到。

(3) 抗原和核酸:取溃疡性病损、血液和脑脊液,用 ELISA 双抗体夹心法检测 HSV 抗原;或用 PCR 法检测 HSV DNA,后者可鉴定 HSV 亚型。但新生儿脑脊液 HSV DNA 阴性不能排除中枢神经系统感染。

(4) 特异性抗体:用 ELISA 法分别检测 HSV-1 和 HSV-2 特异性 IgG 和 IgM 抗体。急性期血清特异性 IgM 阳性和双份血清特异性 IgG 抗体效价≥4 倍增高提示近期感染。脑脊液中特异性 IgM 阳性有诊断意义;若血清与脑脊液特异性 IgG 效价之比≤20 有参考价值。

【鉴别诊断】

1. **皮肤疱疹**　继发感染时应与脓疱病鉴别。后者初始皮疹即为化脓性,脓液培养可检出化脓菌。当肢体皮肤疱疹引起局部淋巴结肿大伴神经痛时,应与带状疱疹等鉴别。后者皮疹一般呈单侧性和按神经节段皮区分布,有集簇性疱疹群,并伴有疼痛,多见于老年人和免疫功能低下者。

2. **疱疹性龈口炎**　①急性化脓性扁桃体炎:以扁桃体脓性渗出为特征,咽拭子可检出化脓菌;血象和炎症指标增高;抗生素治疗有效。②疱疹性咽峡炎:疱疹以咽峡或软腭为主,不累及唇部及口周;无牙龈红肿。③非特异性溃疡性口腔炎:单个或多发,有剧烈刺痛,无齿龈红肿。④渗出性多形性红斑:有其他腔口周围如眼周和肛周皮肤病变,常呈大疱疹,伴有多种类型皮疹;血象和炎症指标明显增高。

3. **生殖器疱疹**　①早期梅毒：为单发、无痛性溃疡，疮面较清洁，4~6 周可自愈。②软性下疳：由杜克雷嗜血杆菌引起。生殖器部位有疼痛剧烈、质地柔软的化脓性溃疡，皮损处引流淋巴结肿大，数天至 2 周形成溃疡，局部红肿热痛。③淋巴肉芽肿：病原体是沙眼衣原体，主要表现为腹股沟淋巴结肿大和多中心化脓，愈后留下瘢痕。④腹股沟淋巴结炎和肉芽肿：是由肉芽肿荚膜杆菌引起的性传播疾病，常累及生殖器、肛周和腹股沟，为无痛、慢性进行性溃疡性肉芽肿，触之易出血，组织学找到杜诺凡小体或分离到肉芽肿荚膜杆菌可鉴别。⑤生殖器带状疱疹：由 VZV 引起，一般是偏侧分布，具有带状排列的成簇小水疱疹。

4. **单纯疱疹病毒性脑炎**　应与其他病毒性脑炎、脑梗死、脑肿瘤、结核性脑膜炎或中毒性脑病等相鉴别，脑脊液常规和病原学检查及头部影像学检查等有助于鉴别。

5. **新生儿全身播散性感染**　应与新生儿败血症相鉴别。后者可有原发感染灶，炎症指标明显增高，血、脑脊液及尿培养可检出致病菌。在病程中出现皮肤成簇疱疹是播散性 HSV 感染的特征，HSV 抗原及核酸检查等有助于鉴别。

【治疗】

1. **一般治疗**　注意保持病损部位清洁和干燥，局部可用 2%~3% 过氧化氢溶液洗净，或用 1∶5 000 高锰酸钾溶液浸泡，待干后涂擦炉甘石或含氧化锌的洗剂。口腔病损用氯己定溶液漱口或生理盐水清洗。眼部以生理盐水清洗其分泌物。

2. **脑炎的治疗**

（1）预防和治疗脑水肿：首选 20% 甘露醇；严重者可加用呋塞米；心功能不良者可采取甘露醇和利尿剂交替使用。必要时，可在使用抗病毒药物基础上加用地塞米松。

（2）降温：高热者以物理降温为主，必要时加用药物降温，使体温尽量保持在 38℃ 以下。

（3）控制惊厥：可使用苯巴比妥、地西泮和水合氯醛等药物。

3. **抗病毒治疗**　首选阿昔洛韦，早期应用可明显降低 HSV 脑炎及新生儿感染病死率和缩短病程。表面用阿昔洛韦无效，不推荐使用。

(1) 皮肤黏膜感染:①阿昔洛韦(ACV):口服,20mg/kg(最大量 800mg),q.6h.;或静脉滴注,5mg/kg(1~2 小时),q.8h.;或口服伐昔洛韦(VACV),20mg/kg(最大量 1g),q.12h.。疗程 5~7 天,免疫抑制患者延长至 10~14 天。②膦甲酸钠:用于 ACV 耐药的免疫抑制患者,40mg/kg,q.8h.,或 60mg/kg,q.12h.,静脉滴注。疗程 2~3 周。③复发性感染的抑制疗法(无儿科资料):口服阿昔洛韦 20mg/kg(最大量 400mg),b.i.d. 或 t.i.d.,疗程 6~12 个月。

(2) 生殖器疱疹:①初次感染:口服阿昔洛韦,20mg/kg(最大量 400mg),t.i.d.,疗程 7~10 天;或伐昔洛韦,20mg/kg(最大量 1g),b.i.d.,疗程 10 天;或泛昔洛韦,250mg,t.i.d.,疗程 7~10 天。严重感染者可静脉用阿昔洛韦,5mg/kg,q.8h.,疗程 7~10 天。②复发性感染:在症状出现时立即口服阿昔洛韦或伐昔洛韦或泛昔洛韦,剂量同上,疗程 5 天。

(3) 中枢神经系统感染:阿昔洛韦,≤4 个月 20mg/kg,>4 个月 15mg/kg,q.8h.,静脉滴注(1~2 小时)。疗程 21 天,或直至脑脊液 PCR 检测 HSV DNA 转阴。因阿昔洛韦剂量大,需监测血常规和肾功能。

(4) 新生儿感染:阿昔洛韦,20mg/kg,q.8h.,静脉滴注(超过 1 小时,并注意适当水化)。疗程:SEM 为 14 天;脑炎和播散性感染为 21 天,或直至脑脊液 PCR 检测 HSV DNA 转阴。ACV 耐药者可换用膦甲酸钠。SEM 患儿在静脉用药后续贯口服阿昔洛韦以抑制复发,可降低其神经系统后遗症发生率。有眼病者按眼科治疗。

(5) 结膜角膜炎:局部用 1% 屈氟尿苷(trifluridine)或 0.15% 更昔洛韦眼用凝胶,并由眼科医生决定其他局部治疗措施,如局部用激素制剂等。

【预防】

1. **控制传播** 托幼机构出现单纯疱疹病毒感染患儿后,应隔离治疗。患生殖器疱疹的孕妇提倡剖宫产分娩,以减少新生儿产时感染的危险;娩出后应立即于眼部用 0.1% 碘苷滴眼液,并与患病母亲隔离,直至其痊愈。

2. **药物预防** ①有 HSV 感染史的患者在接受器官移植术后应立即使用抗病毒药物;②对于抗体阳性的免疫抑制儿童,预防性使用阿昔洛韦(静脉序贯口服)或伐昔洛韦可预防复发性感染;③对疱疹频繁复发患者,应去除或避免诱发因素,还应预防性服用抗病毒药物;④对于暴露于母亲 HSV 感染的无症状新生儿,应进行临床评估和 HSV 病原学检查,并可考虑抢先治疗(静脉用阿昔洛韦 20mg/kg,q.8h.,疗程 10 天)。

单纯疱疹病毒感染相关内容见视频 1-20-1。

视频 1-20-1
单纯疱疹病毒感染微课

➤ **附:单纯疱疹病毒感染的诊治流程图**

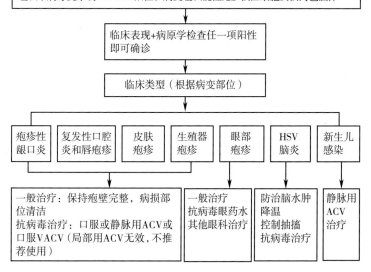

皮肤疱疹,疱疹性龈口炎,散发性脑炎,高危新生儿SEM或播散性感染等

1)常规检查:血常规(WBC稍增高),脑脊液检查(病毒性脑炎特点)
2)头部影像学等检查:不对称性颞叶和额叶病灶;脑电图(尖波或棘波和慢波)
3)病原学检查:分离到HSV;血清/脑脊液特异性IgM阳性;血/脑脊液/活检组织中病毒抗原或HSV DNA阳性;病变组织镜检见多核巨细胞及核内包涵体

临床表现+病原学检查任一项阳性即可确诊

临床类型(根据病变部位)

| 疱疹性龈口炎 | 复发性口腔炎和唇疱疹 | 皮肤疱疹 | 生殖器疱疹 | 眼部疱疹 | HSV脑炎 | 新生儿感染 |

一般治疗:保持疱壁完整,病损部位清洁
抗病毒治疗:口服或静脉用ACV或口服VACV(局部用ACV无效,不推荐使用)

一般治疗
抗病毒眼药水
其他眼科治疗

防治脑水肿
降温
控制抽搐
抗病毒治疗

静脉用ACV治疗

(赵东赤)

第二十一节 儿童艾滋病

【概述】

艾滋病是由人类免疫缺陷病毒(human immunodeficiency virus,HIV)感染引起的严重传染病,临床上以细胞免疫功能缺陷、机会性感染和易发生恶性肿瘤为主要特征,也称获得性免疫缺陷综合征(acquired immunodeficiency syndrome,AIDS),病死率高,严重威胁人类健康和社会稳定。我国将艾滋病纳入法定乙类传染病管理,并免费提供抗病毒药物治疗。

【病因和流行病学特征】

HIV 是单链 RNA 反转录病毒,主要有 HIV-1 和 HIV-2 两个血清型,其核酸序列同源性为 40%~60%。HIV-1 的致病力强于 HIV-2,在世界范围内广泛流行,HIV-2 主要流行于西非国家。病毒核心蛋白p24 常作为病原学诊断标志。HIV 感染者为传染源,病毒存在于其各种体液中,血液、精液和脑脊液内病毒含量大;阴道分泌物、羊水、泪、唾液及乳汁内病毒含量低。儿童 HIV 感染 90% 以上是经垂直传播获得,宫内和产时感染是最常见方式,摄入带病毒母乳或输入 HIV 污染血制品也可获得感染。成人主要经血液途径(静脉毒品注射和输注血制品)与性途径传播。HIV 不经日常生活接触和昆虫叮咬途径传播。截至 2018 年,我国累计报告 HIV 感染者和艾滋病患者 85 万例,垂直传播率约为 4.9%。

【诊断】

1. **流行病学史**　有 HIV 感染高危因素,如母亲有 HIV 感染史或有输注血液及血液制品史。

2. **临床表现**　垂直传播获得者常在 2~3 岁时发病,输血途径感染者潜伏期为 9 个月~5 年。临床历经急性期、无症状期和艾滋病期,儿童病例通常只有无症状 HIV 感染和艾滋病两个阶段。

(1)急性期:常发生在初次感染后 2~4 周。部分出现病毒血症和免疫系统急性损伤。多有发热,可伴咽痛、盗汗、恶心、呕吐、腹泻、皮疹、关节痛、淋巴结肿大及神经系统症状。此期血液中可检出 HIV RNA 和 p24 抗原,而 HIV 抗体在感染后 2 周左右出现。$CD4^+T$ 淋巴细胞计数可一过性减少,CD4/CD8 比值亦可倒置。持续 1~3 周后病情缓解。

(2) 无症状期:可从急性期转入或直接进入本期。持续时间一般 6~8 年,与感染病毒量、基因型、感染途径、机体免疫状况、营养条件及生活习惯等因素有关。此期体内 HIV 不断复制,$CD4^+T$ 淋巴细胞计数逐渐下降,具有传染性。

(3) 艾滋病期:以 $CD4^+T$ 淋巴细胞计数明显下降(多 <200 个/mm^3)和血浆病毒载量明显升高为特征。

1) 非特异性表现:轻度生长发育迟缓、肝脾大、获得性小头畸形、腮腺炎、全身淋巴结肿大、非特异性间歇性腹泻、间歇发热和慢性皮肤病等。

2) 主要临床征象:①机会感染:常为胞内病原体的慢性或弥漫性感染,包括病毒如 HCMV 和 HSV;寄生虫如弓形虫;细菌如结核分枝杆菌、非结核分枝杆菌及沙门氏菌;真菌如耶氏肺孢子菌、组织胞浆菌、球孢子菌及隐球菌感染。②淋巴细胞间质性肺炎(LIP):围产期感染者发生率为 17%。表现为干咳和渐进性缺氧发作,可见杵状指/趾、全身淋巴结肿大、慢性腮腺炎或生长发育迟缓。③AIDS 脑病:围产期感染者发生率为 23%。其发作常伴免疫缺陷恶化。有精神和神经症状,以痴呆为突出表现,常于症状出现数周至数月死亡。④消化道表现:常见消耗综合征;机会感染所致慢性腹泻、小肠和结肠炎,常伴肠吸收不良和小肠穿孔。⑤恶性肿瘤:包括非霍奇金淋巴瘤、卡波西肉瘤、肝母细胞瘤、B 淋巴细胞性白血病和胃肠平滑肌肉瘤等。⑥其他表现:心脏并发症,如充血性心力衰竭、心脏压塞、非细菌性血栓性心内膜炎、心肌病及心律失常等;肾脏损害,如肾炎(局灶性肾小球硬化和肾小球膜性增生)和肾病。

3) 临床分期:见表 1-21-1。

表 1-21-1　　儿童 HIV 感染临床表现与分期（WHO）

临床 I 期:无症状期

1. 无症状期
2. 持续全身浅表淋巴结肿大综合征

临床 II 期:轻度疾病期

1. 不明原因的持续性肝脾大
2. 结节性丘疹
3. 指/趾甲真菌感染
4. 口角炎、唇炎
5. 线形齿龈感染
6. 广泛的疣病毒感染
7. 广泛的传染性软疣
8. 复发性口腔溃疡
9. 不明原因持续腮腺肿大
10. 带状疱疹
11. 反复或持续上呼吸道感染(中耳炎、鼻窦炎及扁桃体炎等)

临床 III 期:中度疾病期

1. 原因不明的中度营养不良或消瘦
2. 原因不明的持续性腹泻(14 天或以上)
3. 原因不明的持续发热(>37.5℃,间歇或持续超过 1 个月)
4. 口咽部假丝酵母菌感染(出生 6 周后)
5. 口腔黏膜毛状白斑
6. 急性坏死性溃疡性牙龈炎/牙周炎或口腔炎
7. 淋巴结结核
8. 肺结核
9. 严重的复发性细菌性肺炎
10. 有症状的淋巴细胞性间质性肺炎(LIP)
11. 慢性 HIV 相关性肺病,包括支气管扩张
12. 原因不明的贫血(Hb<80g/L)、中性粒细胞减少(<0.5×10^9/L)或慢性血小板减少(<50×10^9/L)

续表

临床Ⅳ期:严重疾病期(艾滋病)

1. 原因不明的严重消瘦、发育迟缓或营养不良
2. 肺孢子菌肺炎
3. 复发性严重的细菌性感染,如深部脓肿、化脓性肌炎、骨或者关节感染,脑膜炎(肺炎除外)
4. 慢性单纯疱疹病毒感染(口唇或皮肤),持续时间超过 1 个月或任何内脏器官感染
5. 食管、气管、支气管或肺假丝酵母菌感染
6. 播散性非结核分枝杆菌感染
7. 肺外结核病
8. 卡波西肉瘤
9. 中枢神经系统弓形虫病(新生儿除外)
10. 巨细胞病毒性疾病,包括视网膜炎或其他脏器感染(新生儿除外)
11. 慢性隐孢子虫病(伴腹泻)
12. 有症状的 HIV 相关性心肌病或肾病
13. 脑或 B 细胞非霍奇金淋巴瘤
14. 弓形虫脑病(新生儿除外)
15. 肺外隐球菌感染(包括脑膜炎)
16. HIV 脑病
17. 进行性多灶性白质脑病
18. 慢性等孢球虫病
19. 播散性地方性真菌病(肺外组织浆菌病、球孢子菌病及青霉病)

3. **实验室和辅助检查**

(1) 血常规:急性期白细胞总数下降,以淋巴细胞减少为主;部分有轻度血小板减少。艾滋病期淋巴细胞绝对值显著降低,是诊断儿童HIV 感染的重要线索,也可见血红蛋白和血小板减少。

(2) 免疫功能:常有多克隆化高免疫球蛋白血症,血清 IgG、IgM 和 IgA 值均增高。$CD4^+T$ 细胞绝对值减少,$CD4^+T/CD8^+T$ 比例下降。

(3) 影像学检查:机会性感染者胸部影像学常见间质性肺炎和囊

肿样改变;头颅 CT 和 MRI 可发现脑弓形虫感染形成囊肿;淋巴细胞性间质性肺炎时肺部表现为特征性间质性小结节浸润。

4. 病原学检查

(1) 特异性抗体:包括筛查试验(ELISA 和其他免疫标记技术)和确证试验(免疫印迹法与条带/线性免疫试验等)。18 月龄以内婴儿因存在母传抗体,仅有 HIV 抗体阳性不能诊断 HIV 感染,需检查病毒核酸来确诊。母乳喂养婴儿需在完全停止母乳喂养后 6 周和 3 个月时重新检测 HIV 抗体,并对 HIV 抗体阳性和不足 18 月龄儿童进行病毒核酸检查。

(2) 病毒抗原:蛋白印迹法(WB)或免疫酶法检测血清和脑脊液中游离的和免疫复合物中的 p24 抗原。主要用于 HIV 抗体不确定或窗口期的辅助诊断。

(3) 病毒核酸:用 PCR 技术定性或定量检测 HIV DNA 或 HIV RNA 统称为病毒核酸检测(nucleic acid testing,NAT),属于确证试验或称为补充试验。用于婴儿 HIV 感染的早期诊断、其他病例的确定诊断、监测疾病进展和评价抗病毒疗效。40% 的 HIV 感染新生儿在出生后 2 天内就可检出阳性,90% 在出生后 2 周内可检出阳性。

(4) 病毒分离:取外周血单个核细胞、骨髓细胞、脑脊液等样本分离病毒。

5. 诊断标准

(1) HIV 感染的诊断:符合下列一项即可诊断。

1) <18 月龄:①为 HIV 感染母亲所生和 HIV 分离试验阳性;②为 HIV 感染母亲所生和不同时间的 2 次 NAT 检测均为阳性(第二次检测须在出生 6 周以后进行);③有医源性暴露史,HIV 分离试验阳性或 2 次 NAT 检测均为阳性。

2) ≥18 月龄:①HIV 抗体筛查试验阳性和 HIV 确证试验阳性(HIV 抗体确证试验阳性或核酸定性检测阳性或核酸定量 >5 000 拷贝/ml);②HIV 分离试验阳性。

(2) 艾滋病的诊断:符合下列一项即可诊断。

1）符合 HIV 感染诊断和 CD4$^+$T 细胞明显减少（<12 月龄，<25%；12~36 月龄，<20%；37~60 月龄，<15%；5~14 岁，<200 个/mm^3）。

2）符合 HIV 感染诊断和至少有一种临床Ⅳ期的疾病。

【鉴别诊断】

主要与原发性免疫缺陷病和其他获得性免疫缺陷鉴别。如先天性联合重症免疫缺陷（SCID）、Di-George 综合征及各种理化因素所致继发性免疫低下等。原发性免疫缺陷病除可见 CD4$^+$T 下降和反复严重感染外，常伴有丙种球蛋白下降和胸腺或心脏发育异常。免疫基因检测可明确原发性免疫缺陷病的诊断。HIV 病原学检测可帮助与继发性免疫缺陷病进行鉴别。

【治疗】

1. 抗反转录病毒药物

（1）核苷类反转录酶抑制剂（NRTI）：①阿巴卡韦（abacavir，ABC）：新生儿/婴幼儿不建议使用；儿童 8mg/kg；青少年同成人量 300mg/次，b.i.d.。②恩曲他滨（emtricitabine，FTC）：青少年同成人量 0.2g/次，q.d.，可与食物同服。③拉米夫定（lamivudine，3TC）：新生儿 2mg/kg，儿童 4mg/kg，b.i.d.。④司他夫定（stavudine，D4T）：儿童 1mg/kg，b.i.d.（体重 >30kg 者按 30kg 计算）。⑤齐多夫定（zidovudine，AZT 或 ZDV）：新生儿/婴幼儿 2mg/kg，q.i.d.；儿童 160mg/m^2，t.i.d.。⑥去羟肌苷（dideoxyinosine，ddI）：青少年同成人量，体重≥60kg，200mg/次，2 次/d；体重 <60kg，125mg/次，2 次/d。⑦替诺福韦（tenofovir，TDF）：≥2 岁，8mg/kg，青少年（体重≥35kg）同成人量，300mg，q.d.。

（2）非核苷类反转录酶抑制剂（NNRTI）：①奈韦拉平（nevirapine，NVP）：新生儿/婴幼儿 5mg/kg；儿童 <8 岁 4mg/kg；>8 岁 7mg/kg，b.i.d.（治疗最初 14 天：q.d.，无严重不良反应后改为 b.i.d.）。②依非韦伦（efavirenz，EFV）：15~25kg 者 200~300mg；25~40kg 者 300~400mg；>40kg 者 600mg，q.d.。

（3）蛋白酶抑制剂（PI）：①洛匹那韦/利托那韦（LPV/r）复合制剂：胶囊每粒含洛匹那韦 133.3mg，利托那韦 33.3mg；口服液每 1ml 含洛匹那韦 80mg，利托那韦 20mg。儿童 7~15kg：LPV 12mg/kg 和 RTV 3mg/kg；

15~40kg：LPV 10mg/kg 和 RTV 2.5mg/kg，b.i.d.。青少年同成人量 LPV 400mg 和 RTV 100mg，b.i.d.。②利托那韦（ritonavir，RTV）：青少年同成人量，在服药初至少用 2 周时间将用量逐渐增至 600mg，b.i.d.。③阿扎那韦（atazanavir，ATV）：400mg，q.d.，与食物同时服用。④达芦那韦（darunavir，DRV）：青少年同成人量，600mg，q.d.，同时服用利托那韦 100mg，b.i.d.，与食物同服。⑤茚地那韦（indinavir，IDV）：每次 500mg/m^2（最大量 800mg），t.i.d.，空腹服用。

（4）整合酶抑制剂：①雷特格韦（raltegravir，RAL）：儿童 >25kg 者同成人量，400mg，b.i.d.。空腹或与食物同服。②埃替格韦（elvitegravir，EVG）：青少年同成人量，150mg，q.d.。③多替拉韦（dolutegravir，DTG）：儿童 >6 岁且体重 >15kg 者，50mg，q.d.。在三线治疗方案中，DTG 剂量需调整为 50mg，b.i.d.。

2. **抗病毒治疗指征**　临床诊断为 HIV 感染的儿童，都应启动高效抗反转录病毒治疗（highly active antiviral therapy，HAART）。以下情况应优先启动 HAART：①≤2 岁所有感染 HIV 儿童；②不满 5 岁的所有感染 HIV 儿童，且患有重症或晚期有症状疾病（WHO 临床 3 期或 4 期），或 CD4$^+$T 淋巴细胞计数≤750 个/mm^3，或 CD4$^+$T 淋巴细胞比值 <25%；③5 岁及以上且患有重症或晚期有症状疾病（WHO 临床 3 期或 4 期），或 CD4$^+$T 淋巴细胞计数≤350 个/mm^3。

3. **抗病毒治疗方案**　常采用高效联合抗病毒治疗，俗称"鸡尾酒疗法"。

（1）一线方案：①<3 岁：首选方案为 ABC（或 AZT）+3TC+LPV/r。替代方案为 ABC（或 AZT）+3TC+NVP。②3~10 岁：首选方案为 ABC+3TC+EFV；替代方案为 ABC+3TC+NVP 或 AZT+3TC+EFV 或 AZT+3TC+NVP。③10~19 岁：首选方案为 TDF+3TC（或 FTC）+ EFV；替代方案为 AZT+3TC+EFV 或 AZT+3TC+NVP。④≥6 岁且体重≥15kg：可首选方案为 NRTIs+DTG。

LPV/r 口服液应避免用于早产儿直至其预产期后 14 天，或避免用于 <14 日龄的足月儿。EFV 不用于 3 岁以下儿童。治疗中应常规监测病毒载量，若病毒载量高于 1 000 拷贝/ml，应在 3~6 个月后复查；

若低于 1 000 拷贝/ml,继续维持一线方案;若仍高于 1 000 拷贝/ml,则改用二线方案。

(2) 二线方案:

1) 曾使用过以 NNRTI 为基础治疗方案者:首选方案为 2NRTIs+LPV/r(或 ATV/r);替代方案为 2NRTIs+RAL(或 ATV/r 或 DRV/r)。所有年龄段儿童首选 AZT+3TC+ATV/r(或 LPV/r);ABC(或 TDF)+3TC(或 FTC)+ATV/r(或 LPV/r)。

2) 曾使用 PI 为基础治疗方案者:首选方案为 2NRTIs+RAL(或 EFV);替代方案为 2NRTIs+RAL。<3 岁者首选 AZT(或 ABC)+3TC+RAL,替代方案中不更换一线治疗方案,满 3 岁后更换为 NRTIs+EFV。3~10 岁者首选方案为 AZT+3TC+EFV(或 RAL) 或 ABC(或 TDF)+3TC+EFV(或 RAL);替代方案为 2NRTIs+ATV/r。≥6 岁者,若一线方案中使用过 DTG,则二线方案为 2NRTIs+LPV/r(或 ATV/r)。

3) ≥10 岁患者:若一线方案中使用过 d4T 或 AZT,则二线方案为 TDF+3TC(或 FTC)+ATV/r(或 LPV/r)。若一线方案中使用过 TDF,则二线方案为 AZT+3TC+ATV/r(或 LPV/r)。

4) ≥10 岁合并其他感染者:①合并 TB 感染:LPV/r。②合并 HBV 感染:AZT+TDF+3TC(或 FTC)+ATV/r(或 LPV/r)。

(3) 三线方案:DRV/r+DTG+NRTIs。曾使用过以 PI 为基础治疗方案者:DRV/r 的推荐剂量为达芦那韦 600mg 和利托那韦 100mg,b.i.d.。曾使用过整合酶抑制剂为基础治疗方案者:DTG 推荐剂量为每天 2 次。不满 3 岁儿童不推荐使用 DRV/r 治疗。

4. 疗效评价

(1) 病毒学评价:治疗第 30 天,病毒载量下降至 500~1 000 拷贝/ml 提示病毒被抑制;4 个月(16 周)病毒载量应低于检测下限(400 拷贝/ml)。若治疗 6 个月病毒载量仍高于下限,应分析药物和依从性原因;若间隔 3 个月连续 2 次病毒载量检测均高于 1 000 拷贝/ml,为治疗失败,需更换二线治疗方案。

(2) 免疫和临床评价:抗病毒治疗后每 1~3 个月检测 $CD4^+T$ 和 $CD8^+T$ 淋巴细胞数,治疗 1 年后 $CD4^+T$ 淋巴细胞计数平均增加 100

个/mm³,同时机会性感染减少,儿童生长发育指标得到改善。若再次出现机会性感染或持续性低 CD4⁺T 细胞计数,应结合病毒载量检测评估是否治疗失败。

(3) 治疗失败,包括以下 3 种状况:①临床失败,指在 6 个月有效治疗后出现新发或复发处于 WHO 临床 3 期或 4 期的临床事件(10 岁以上新发或复发处于 WHO 临床 4 期的临床事件)。②免疫学失败,5 岁以下 CD4⁺T 淋巴细胞持续低于 200 个/mm³ 或<10%;5 岁以上 CD4⁺T 淋巴细胞持续低于 100 个/mm³。③病毒学失败:指开始治疗后每隔 3 个月连续 2 次的病毒载量均高于 1 000 拷贝/ml。因此,在抗病毒药物治疗 6 个月后才能决定该方案是否病毒学失败。

【预防】

1. **阻断母婴传播** 对于 HIV 感染孕妇,无论其临床分期或 CD4⁺T 淋巴细胞计数如何,应尽早开始三联 HAART 治疗。推荐 TDF+3TC(或 FTC)+EFV 治疗方案,并在分娩后及哺乳期继续治疗。其子女分为高危暴露新生儿(母亲在分娩前未接受抗病毒治疗或者已接受治疗但未实现病毒阴转,特别是经阴道分娩者)和低危暴露新生儿(母亲孕期接受抗病毒治疗并在临近分娩时已实现持续病毒抑制),需选择不同抗反转录病毒药物预防方案。

2. **药物预防方案**

(1) 高危暴露新生儿:AZT 6 周 +3 剂 NVP(生后 0~48 小时使用首剂;间隔 48 小时使用第 2 剂;再间隔 96 小时使用第 3 剂);或考虑经验性治疗(ZDA+NVP+3TC,或 ZDA+NVP+RAL,是否使用 RAL 需由专科医生决定),一旦排除 HIV 感染,则停用 NVP、3TC 和/或 RAL,AZT 用满 6 周。

(2) 低危暴露新生儿:生后尽早开始(最好是生后 6~8 小时内)口服 AZT 4 周。随访监测:出生时和 4 周龄检测血常规;生后 14~21 天、1~2 月龄和 4~6 月龄分别检测血清 HIV DNA 或 RNA。如果生后 6 周龄尚未排除 HIV 感染,建议给予复方磺胺甲噁唑预防肺孢子菌肺炎。

（3）高危暴露者(接触已知 HIV 感染者的血液、精液、阴道或直肠分泌物)：暴露 72 小时内给予药物预防的推荐方案：4 周龄~<2 岁，AZT+3TC+RAL 或 LPV/r；2~12 岁，TDF+FTC+RAL；≥13 岁，TDF+FTC+RAL 或 DTG。排除 HIV 感染后停用。

3. 新生儿预防性用药剂量

（1）AZT：①胎龄≥35 周：4mg/kg 口服，q.12h.，或 2mg/kg 静脉滴注，q.8h.。②胎龄 30~34 周：2mg/kg 口服，或 1.5mg/kg 静脉滴注，q.12h.；6 周龄时加量至 3mg/kg 口服，或 2.25mg/kg 静脉滴注，q.12h.。③胎龄≤29 周：2mg/kg 口服，或 1.5mg/kg 静脉滴注，q.12h.；4 周龄时加量至 3mg/kg 口服，或 2.25mg/kg 静脉滴注，q.12h.。

（2）NVP：出生体重 1.5~2kg 者 8mg/ 次；>2kg 者 12mg/ 次，口服。<1.5kg 者尚缺乏剂量和安全性资料。

4. 婴儿喂养 建议终止母乳喂养，提供人工喂养咨询服务。

（1）对母亲接受抗病毒治疗的婴儿，生后 6 个月内可全母乳喂养，随后逐渐增加辅食过渡，母乳喂养可持续到 1 周岁。

（2）应避免混合喂养，因为混合喂养导致从母乳中获取的抗病毒药物减少，其 HIV 感染的危险高于母乳喂养和人工喂养婴儿。

儿童艾滋病相关内容见视频 1-21-1。

视频 1-21-1
儿童艾滋病微课

> **附：儿童艾滋病的诊疗流程图**

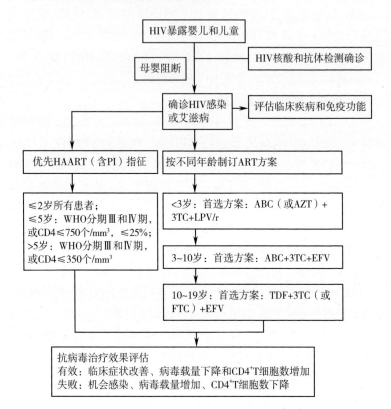

HIV暴露婴儿和儿童

母婴阻断 ← → HIV核酸和抗体检测确诊

确诊HIV感染或艾滋病 → 评估临床疾病和免疫功能

优先HAART（含PI）指征

按不同年龄制订ART方案

≤2岁所有患者；
≤5岁：WHO分期Ⅲ和Ⅳ期，或CD4≤750个/mm³，≤25%；
>5岁：WHO分期Ⅲ和Ⅳ期，或CD4≤350个/mm³

<3岁：首选方案：ABC（或AZT）+3TC+LPV/r

3~10岁：首选方案：ABC+3TC+EFV

10~19岁：首选方案：TDF+3TC（或FTC）+EFV

抗病毒治疗效果评估
有效：临床症状改善、病毒载量下降和CD4⁺T细胞数增加
失败：机会感染、病毒载量增加、CD4⁺T细胞数下降

（赵东赤）

参考文献

1. 方峰,俞蕙.小儿传染病学.5版.北京:人民卫生出版社,2020:20-147.

2. BRADLEY JS,NELSON JD. Nelson's pediatric antimicrobial therapy. 27th edition. Itasca:American Academy of Pediatrics,2021:169-185.

3. CHERRY J,DEMMLER-HARRISON GJ,KAPLAN SL,et al. Feigin and Cherry's textbook of pediatric infectious diseases. 8th ed. Philadelphia:Elsevier Health Sciences,2017:1383-1484,1661-1680,1754-1779,1854-1866.

4. 王谢桐.美国妇产科医师协会"妊娠期水痘-带状疱疹病毒感染的临床实践指南"解读.中国实用妇科与产科杂志,2016,32(6):508-510.

5. 国家呼吸系统疾病临床医学研究中心,中华医学会儿科学分会呼吸学组.儿童流感诊断与治疗专家共识(2020年版).中华实用儿科临床杂志,2020,35(17):1281-1288.

6. 国家卫生和计划生育委员会.流行性感冒诊疗方案(2018版).中华临床感染病杂志,2018,11(1):1-5.

7. 国家卫生计划生育委员会.人感染H7N9禽流感诊疗方案(2017年第1版).中国病毒病杂志,2017,7(1):5-8.

8. 中华医学会儿科学分会,《中华儿科杂志》编辑委员会.儿童2019新型冠状病毒感染的诊断与防治建议(试行第1版).中华儿科杂志,2020,58(3):169-173.

9. BANYAI K,ESTES MK,MARTELLA V,et al. Viral gastroenteritis. Lancet,2018,392(10142):175.

10. RIERA-MONTES M,O'RYAN M,VERSTRAETEN T. Norovirus and rotavirus disease severity in children:systematic review and meta-analysis. Pediatr Infect Dis J,2018,37(6):501.

11.《手足口病诊疗指南(2018年版)》编写专家委员会.手足口病诊疗指南(2018年版).中华传染病杂志,2018,36(5):257-263.

12. 中华医学会肝病分会,中华医学会感染病学分会.慢性乙型肝炎防治指南(2019年版).肝脏,2019,24(12):1335-1356.

13. KARNSAKUL W,SCHWARZ KB. Management of hepatitis C infection in children in the era of direct-acting antiviral agents. J Viral Hepatitis,2019,26(9):1034-1039.

14. RAWLINSON WD,BOPPANA SB,FOWLER KB,et al. Congenital cytomegalovirus infection in pregnancy and the neonate:consensus recommendations for prevention,diagnosis,and therapy. Lancet Infect Dis,2017,17:e177-188.

15. PINNINTI SG,KIMBERLIN DW. Neonatal herpes simplex virus infections. Semin Perinatol. 2018,42(3):168-175.

16. World Health Organization. Consolidated guidelines on HIV prevention, testing, treatment, service delivery and monitoring: recommendations for a public health approach. Geneva: World Health Organization, 2021.

17. 中华医学会感染病学分会艾滋病丙型肝炎学组, 中国疾病预防控制中心. 中国艾滋病诊疗指南(2021 年版). 中国艾滋病性病, 2021, 27(11): 1182-1201.

第二章 细菌性疾病

第一节 猩 红 热

【概述】

猩红热(scarlet fever)是由化脓性链球菌感染所致的急性传染病。临床上具有发热、咽峡炎、全身弥漫性猩红色细小皮疹及疹退后脱皮等特征,少数患者在病愈后可发生风湿热和急性肾小球肾炎等后发病。我国将本病纳入乙类法定传染病管理。

【病因和流行病学特征】

化脓性链球菌(streptococcus pyogenes)是链球菌属中 A 群链球菌的主要成员,革兰氏染色阳性,具有 β 溶血特性。急性期患者及健康带菌者为主要传染源,患者发病前 24 小时至疾病高峰期传染性最强。主要通过鼻咽分泌物飞沫传播或直接密切接触传播,也可通过污染玩具、生活用品和食物等经口传播,还可经皮肤创伤或产道入侵,成为外科型或产科型猩红热。全年均可发病,以温带地区和冬春季节多见。多见于学龄前及学龄儿童,3 岁以下婴幼儿少见。

【诊断】

1. **流行病学史** 起病前 7 天内有猩红热患者密切接触史。

2. **临床表现** 潜伏期 1~7 天,通常 2~4 天。

(1)普通型:常急起发热伴明显咽痛,扁桃体充血可伴脓性渗出,有全身不适等。发热 24 小时内出现皮疹,1 天内遍及全身。皮疹呈猩红色细小丘疹,疹间皮肤潮红,压之褪色;皮肤皱褶处出现"帕氏征";口周不充血呈"环口苍白圈";舌乳头凸起,先呈"草莓舌"(表面有白苔样物)后为"杨梅舌"。2~4 天皮疹消退,可出现碎屑样或片样脱屑,重者指/趾呈套状脱皮。

(2) 轻型:发热短暂或无热,咽峡炎轻,皮疹稀疏色淡,病程短。

(3) 中毒型:常有 40℃以上高热,伴有意识障碍,甚至惊厥及昏迷;皮疹可为出血性,咽峡炎常不明显。可出现中毒性心肌炎、中毒性肝炎及休克等。

(4) 脓毒型:咽部严重化脓性炎症,常波及邻近组织形成化脓性中耳炎、鼻窦炎、颈淋巴结炎及颈部蜂窝织炎等;还可引起败血症及迁徙性化脓病灶。

(5) 外科型或产科型:局部可有化脓性病变。皮疹在创口周围先出现且明显,由此波及全身,常无咽峡炎。

(6) 后发病:可在感染后 2~3 周发生,主要包括风湿热和急性链球菌感染后肾小球肾炎。

3. **实验室检查**　血常规常见白细胞增高,以中性粒细胞升高为主,重者有核左移及中毒颗粒。C 反应蛋白常有增高。

4. **病原学检查**

(1) 细菌学检查:①细菌培养:在使用抗菌药物前取咽扁桃体或伤口等处分泌物或渗出物培养,若分离到化脓性链球菌即确诊。②特异性抗原:取咽拭子、尿液、脑脊液和伤口分泌物等,用 L-吡咯酮 β 萘胺反应试验(PYR)检测 A 群链球菌的氨基肽酶,可用于快速诊断。

(2) 特异性抗体:检测血清抗溶血素 O 抗体、抗 DNAase 抗体、抗透明质酸酶及抗链激酶抗体,可提示近期链球菌感染。

【鉴别诊断】

1. **金黄色葡萄球菌感染**　可发生猩红热样皮疹和杨梅舌,但皮疹消退快,大多有局灶性感染,全身中毒症状明显。取病灶及血液做细菌培养可明确病原。

2. **川崎病**　皮疹呈多形性,可有猩红热样皮疹伴杨梅舌,特征性表现是球结膜充血、唇皲裂、颈淋巴结肿大、指/趾端硬性水肿和脱皮及冠脉扩张等。血小板进行性升高,血沉明显增快,抗生素治疗无效。

3. **药物疹**　出疹前有用药史是重要线索,皮疹多样性,有时可表现为猩红热样皮疹,皮疹分布不均,停药后皮疹消退,不伴杨梅舌和咽峡炎。

4. 传染性单核细胞增多症 典型三联征为发热、咽扁桃体炎和颈淋巴结肿大,部分伴有皮疹,但外周血以淋巴细胞明显增高为特征,淋巴细胞比率≥50%或伴异型淋巴细胞比率≥10%,常有血EBV DNA和血清衣壳抗原IgM阳性。

5. 麻疹 病初发热伴有明显卡他症状及口腔麻疹黏膜斑为其早期特征,通常发热3~4天开始出疹,3~5天出齐,皮疹为红色斑丘疹,疹间皮肤正常,疹退后留下色素沉着及糠麸样脱屑。发热期血常规和C反应蛋白正常。

【治疗】

1. 病原治疗

(1) 青霉素类:首选。疗程10~14天。青霉素G 2.5万~5万U/kg,静脉滴注,q.6h.或q.4h.,可续贯口服青霉素V钾片(12.5mg/kg,q.6h.,最大量2g/d)。轻症可口服阿莫西林15mg/kg,q.8h.(<3月龄:q.12h.)。

(2) 头孢菌素类:青霉素过敏者可选用。疗程10天。①头孢曲松:50~75mg/kg,q.d.,静脉滴注;②口服头孢氨苄20mg/kg,b.i.d.,或头孢羟氨苄15mg/kg,b.i.d.(最大量1g/d),或头孢呋辛10mg/kg,b.i.d.(最大量0.5g/d)。

A群链球菌对大环类酯类和克林霉素耐药性明显增加,不宜选用。

2. 对症治疗 中毒型及脓毒型患者可给予糖皮质激素。重症需密切监护,维持水、电解质平衡,必要时可予静脉注射丙种球蛋白。发生休克者给予抗休克治疗。有组织坏死及脓肿形成者需行外科切除或引流术。

【预防】

1. 控制传播 隔离患者至有效抗生素治疗24小时后。在儿童机构内流行期间,对急性咽峡炎或扁桃体炎者亦应按猩红热隔离治疗。密切接触患者需医学观察7天,带菌者予青霉素治疗直至培养转阴。

2. **药物预防**　①预防猩红热:体弱儿童有明确接触史者可酌情药物预防,口服青霉素 V 钾片或阿莫西林(剂量同治疗量),共 10 天。②预防后发病:早期足疗程抗菌治疗可有效预防后发病。对于风湿性心脏病或风湿热患者,应予长时间预防性抗菌药物治疗直至病情稳定为止,以防止再次感染而导致风湿热复发。

➤ 附:猩红热的诊治流程图

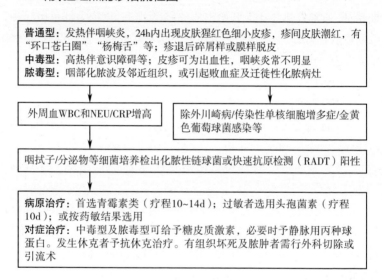

普通型: 发热伴咽峡炎,24h内出现皮肤猩红色细小皮疹,疹间皮肤潮红,有"环口苍白圈""杨梅舌"等;疹退后碎屑样或膜样脱皮
中毒型: 高热伴意识障碍等;皮疹可为出血性,咽峡炎常不明显
脓毒型: 咽部化脓波及邻近组织,或引起败血症及迁徙性化脓病灶

外周血WBC和NEU/CRP增高

除外川崎病/传染性单核细胞增多症/金黄色葡萄球菌感染等

咽拭子/分泌物等细菌培养检出化脓性链球菌或快速抗原检测(RADT)阳性

病原治疗: 首选青霉素类(疗程10~14d);过敏者选用头孢菌素(疗程10d);或按药敏结果选用
对症治疗: 中毒型及脓毒型可给予糖皮质激素,必要时予静脉用丙种球蛋白。发生休克者予抗休克治疗。有组织坏死及脓肿者需行外科切除或引流术

(刘志峰)

第二节　百　日　咳

【概述】

百日咳(pertussis/whooping cough)是由百日咳鲍特菌引起的急性呼吸道传染病。临床以阵发性痉挛性咳嗽伴有深长的"鸡鸣"样吸气回声为特征,病程常迁延 2~3 个月。本病传染性强,多发生于儿童。婴儿及重症患者可并发肺炎或百日咳脑病。我国将本病纳入乙类法定传染病管理。

【病因和流行病学特征】

百日咳鲍特菌(bordetella pertussis),俗称百日咳杆菌,为革兰氏阴性杆菌,有毒菌株有荚膜和菌毛并产生多种毒素包括百日咳毒素(PT)、腺苷环化酶毒素(ACT)、气管细胞毒素(TCT)、凝集原(AGG)、丝状血凝素(FHA)及百日咳黏着素(PRN)等。患者是主要传染源,以病初1~3周最强。主要通过飞沫经呼吸道途径传播,以家庭内传播较多见。2岁以下婴幼儿易感性最强,尤其是未完成基础免疫接种者发病率高,新生儿也可发病。严重病例多见于1岁以内。多见于温带和寒带,冬春季节高发,可在儿童集体机构中流行。近十几年来,全球发病率呈明显上升趋势,局部有暴发流行,且发病年龄高峰从婴幼儿转移至青少年及成人。

【诊断】

1. **流行病学史** <3个月婴儿或未接种疫苗者;在21天内有百日咳患者密切接触史。

2. **临床表现** 潜伏期5~21天,通常为7~14天。

(1)典型百日咳:①卡他期:有低热、喷嚏、流涕、眼结膜充血和咳嗽等,咳嗽日渐加重,一般持续7~10天。②痉咳期:出现特征性的阵发性痉挛性咳嗽,其后伴高调鸡啼样吸气性吼声,如此反复多次直至咳出黏痰或呕吐后停止。痉咳严重时可导致舌系带溃疡、面部和眼睑水肿、眼结膜出血和鼻出血,重者颅内出血。新生儿和3个月以下婴儿常不典型,多见咳嗽数声后发生屏气和发绀,以至于窒息、惊厥或心脏停搏。本期一般持续2~6周或更长时间,体温多正常。③恢复期:痉咳逐渐缓解,持续2~3周。

(2)重症百日咳:出现百日咳脑病、白细胞显著增高(白细胞>30×10⁹/L)、反复呼吸暂停和/或心率减慢、呼吸衰竭、心血管功能障碍(肺动脉高压和心源性休克)者。多见于3个月以下小婴儿。

3. **实验室检查** 在卡他期末至痉咳早期可见典型血象改变,即白细胞总数明显增高,可达(20~50)×10⁹/L或更高,以淋巴细胞显著增高为主,通常为60%~90%,若继发感染,可见中性粒细胞计数增高。

可伴 C 反应蛋白增高。

4. **病原学检查**

（1）细菌培养：用藻酸钙拭子、尼龙或涤龙拭子自咽后壁取分泌物或取鼻咽抽吸物接种于特殊培养基，或用咳碟法将含血培养皿置于距口部 5~10cm 处咳嗽取样。卡他期初的培养阳性率可达 90%，痉咳期降至 50% 以下。

（2）核酸检查：最好在病后 3 周内取鼻咽拭子（尼龙、涤龙拭子或棉纤维拭子）或鼻咽抽吸物，用 PCR 法检测特异性 DNA 片段，阳性有诊断意义。

（3）免疫学检查：①特异性抗原：用酶联斑点蛋白印迹法或直接荧光抗体法测定鼻咽分泌物中百日咳鲍特菌抗原如 PT，可早期诊断，适用于接受过抗菌药物治疗者。②特异性抗体：ELISA 法。急性期和恢复期双份血清 PT-IgG 抗体滴度大于 2~4 倍升高，或者疫苗接种已超过 1 年者单次 PT-IgG 滴度明显升高（>80~100U/ml）均提示近期感染。

【**鉴别诊断**】

1. **百日咳样综合征**　由其他病原如副百日咳鲍特菌、腺病毒、呼吸道合胞病毒、肺炎支原体及衣原体等感染时，部分患者临床表现与百日咳相似，但症状较轻，主要依靠病原学检查进行鉴别。

2. **支气管淋巴结结核**　胸腔内肿大淋巴结压迫气管和支气管可引起痉挛性咳嗽，但无鸡鸣样吸气回声，可根据结核病接触史、结核中毒症状、胸部影像学检查及相关病原学检查加以鉴别。

3. **气管支气管异物**　可突发阵发性痉咳，有异物吸入史是重要依据，白细胞无明显增高，胸部影像学检查可见节段性肺不张，支气管镜检查可发现异物。

4. **其他**　年长儿咳嗽长期不愈者需与其他原因所致慢性咳嗽相鉴别。新生儿及小婴儿以反复抽搐为主要表现者需与中枢神经系统感染或颅内出血等相鉴别。慢性咳嗽主要根据临床表现特征如过敏史或鼻后滴流综合征等进行临床鉴别。中枢神经系统感染或出血主要依据脑脊液和影像学检查及病原学检查等加以区分。

【治疗】

1. **一般治疗**　①保持室内安静和空气新鲜,适当温度和湿度;②饮食营养丰富,易于消化和富含维生素;③小婴儿专人护理,避免诱发痉咳的刺激因素,防止窒息和惊厥。

2. **病原治疗**　首选大环内酯类药物,新生儿优先推荐阿奇霉素:①阿奇霉素,口服,<6个月,10mg/kg,q.d.,连用5天;≥6个月,第1天10mg/kg,q.d.(最大量500mg),第2~5天5mg/kg,q.d.(最大量250mg/d)。百日咳肺炎时10mg/kg,q.d.,口服或静脉滴注,连用5天。②克拉霉素:7.5mg/kg,q.12h.,口服,最大量1g/d,疗程7天。③红霉素:优选依托红霉素口服。10mg/kg,q.6h.,最大量2g/d,疗程7~10天,百日咳肺炎者延至14天。④复方磺胺甲噁唑:为替代用药,2个月以下禁用。25mg/kg,b.i.d.,口服,疗程14天。

3. **对症治疗**　①痰液黏稠者可蒸汽吸入或0.9%氯化钠溶液超声雾化吸入以湿化气道,可口服祛痰药如盐酸氨溴索稀释痰液。②痉咳剧烈时可用镇咳药及支气管扩张剂(雾化吸入或口服)。③因烦躁诱发痉咳或影响睡眠者可使用镇静剂如口服异丙嗪或苯巴比妥,或水合氯醛灌肠等。④小婴儿屏气发作时应及时进行人工呼吸、给氧和吸痰处理,保持呼吸道通畅。⑤惊厥时可给予地西泮等处理;频繁抽搐者应予以吸氧及脱水治疗。

4. **免疫治疗**　①糖皮质激素:用于病情严重的体弱婴儿或百日咳脑病患者,如泼尼松1~2mg/(kg·d),疗程3~5天;②免疫球蛋白:静脉滴注百日咳免疫球蛋白(P-IVIG)15ml/kg,或静脉注射免疫球蛋白400~500mg/kg,共1~2次。

5. **并发症的治疗**　①肺实变和/或肺不张:可行支气管镜吸取分泌物及支气管肺泡灌洗;②肺动脉高压:可采用一氧化氮和西地那非等舒张肺血管治疗;③换血疗法:合并显著白细胞增高伴肺动脉高压等重症百日咳可采用换血疗法移除循环中白细胞,具体操作同新生儿换血疗法。

【预防】

1. 控制传播 患者应呼吸道隔离至有效抗生素治疗后 5 天或起病后 21 天。密切接触的易感儿童需医学观察 21 天。

2. 疫苗接种 常用疫苗为白喉类毒素、百日咳菌苗和破伤风类毒素（DPT）三联制剂，现已逐渐用无细胞百日咳疫苗取代全细胞百日咳菌苗。出生后 3 个月开始基础免疫，每月 1 剂，共 3 剂。在 18~24 月龄时加强免疫 1 剂。

3. 被动免疫 未接种疫苗的体弱婴儿在接触百日咳后可肌内注射百日咳免疫球蛋白（P-IVIG）预防，1.25ml/次，隔日 1 次，连用 3~5 次。

4. 药物预防 对于在 21 天内密切接触百日咳患者的易感婴儿或免疫缺陷等高危患者可行药物预防。口服抗菌药物方案与治疗相同。

➤ 附：百日咳的诊治流程图

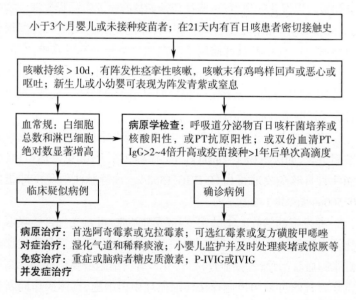

（刘志峰）

第三节 流行性脑脊髓膜炎

【概述】

流行性脑脊髓膜炎(epidemic cerebrospinal meningitis)简称流脑,是由脑膜炎奈瑟菌感染引起的急性传染性化脓性脑膜炎,临床以发热、皮肤瘀点瘀斑、头痛、抽搐、脑膜刺激征和脑脊液化脓性改变为特征。严重者可出现感染性休克及脑实质损害。我国将该病纳入乙类法定传染病管理。

【病因和流行病学特征】

脑膜炎奈瑟菌俗称脑膜炎球菌,为革兰氏阴性双球菌。根据其荚膜多糖(CPS)群特异性抗原分为13个血清群,以A、B、C及W135群常见,C群致病力最强。随着A群流脑疫苗的推广,我国流脑流行优势菌群由A群转变为B群和C群,10岁以下以B群为主,10~14岁以C群为主。带菌者和患者为主要传染源,主要通过呼吸道飞沫传播。1~2岁婴幼儿还可通过密切接触如接吻、同睡和喂奶等方式被传染。6月龄~2岁婴幼儿患病率最高。流行有明显季节性,冬春季多发。

【诊断】

1. **流行病史** 在冬春季流行季节发病,有流脑接触史。

2. **临床表现** 潜伏期1~10天,一般为2~3天。

(1)普通型:约占90%。①前驱期(上呼吸道感染期):以低热、咽痛、咳嗽及鼻塞等上呼吸道感染症状为主,持续1~2天。②败血症期:有高热、寒战及明显全身中毒症状,以皮肤瘀点和瘀斑为特征,持续1~2天。③脑膜炎期:有头痛、呕吐、抽搐及脑膜刺激征等。婴幼儿及新生儿症状可不典型。

(2)暴发型:起病急,进展快,病情凶险,病死率高。分为三型:①休克型,多见于2岁以下婴幼儿,中毒症状严重,短时间内出现瘀点、瘀斑,迅速融合成片。随后出现面色苍白或发绀、皮肤花斑、四肢厥冷、脉搏细速及呼吸急促等循环衰竭及DIC表现。常无脑膜刺激征。

②脑膜脑炎型,多见于年长儿。常于 1~2 天内出现神经系统症状,脑实质损害突出,颅压增高明显,脑膜刺激征阳性,可迅速出现昏迷,反复惊厥和锥体束征阳性,严重者发生脑疝。③混合型,可先后或同时出现休克型和脑膜脑炎型表现,病死率极高。

(3)轻型:多见于流行后期,仅表现为低热、头痛轻及咽痛等,皮肤黏膜可有散在细小瘀点,脑膜刺激征阴性。

(4)慢性败血症型:极少见,多为成人。表现为间歇性发热、皮肤瘀点或皮疹及关节痛,少数可有脾大。病程持续数周至数月。

3. 实验室和辅助检查

(1)血常规:白细胞总数和中性粒细胞明显增加,分别在 $(15~40) \times 10^9/L$ 和 80%~90% 以上。少数白细胞降低。有 DIC 时,血小板计数进行性降低。

(2)脑脊液检查:压力增高,外观浑浊;白细胞常达 $1\,000 \times 10^6/L$,以中性粒细胞为主;蛋白增高,糖显著降低。休克期脑脊液细胞数正常或轻度增加。

(3)凝血功能:DIC 时,凝血酶原时间延长;纤维蛋白原降低 <1.5g/L 或进行性下降;3P 试验阳性,或 D-二聚体增高 4 倍以上,或纤维蛋白(原)降解产物(FDP)增高 >20mg/L。

(4)影像学检查:头部 CT 及 MRI 有助于诊断局灶性脓肿、硬膜下积液或积脓、脑积水及颅内出血等并发症。

4. 病原学检查

(1)涂片检查:取皮肤瘀点刺出液或脑脊液沉淀涂片,革兰氏染色后镜检找脑膜炎球菌,阳性率达 50% 以上。

(2)细菌培养:前驱期咽拭子培养,休克期血培养;脑膜炎期做脑脊液培养可检出细菌。在抗菌药物使用前采标本可提高检出率。

(3)免疫学检查:取脑脊液或血清或尿液,用乳胶凝集试验(LAT)检测脑膜炎球菌特异性抗原,阳性有诊断意义。用 ELISA 法检测双份血清特异性 IgG 滴度≥4 倍升高时有助诊断。

(4)核酸检测:取血清和脑脊液,用 PCR、多重 PCR 或二代测序技术检测细菌特异性 DNA,适用于已用抗生素者。

【鉴别诊断】

1. **病毒性脑炎**　有意识改变和惊厥,但无皮肤瘀点、瘀斑。全身中毒症状不明显。脑脊液外观清亮,细胞数轻度增高,以淋巴细胞占多数;糖正常,蛋白正常或略升高,培养无细菌生长。相应病原学检查可确诊。

2. **结核性脑膜炎**　起病缓慢,有低热、盗汗及消瘦等结核中毒症状,多有结核接触史及肺结核病灶。脑脊液外观呈毛玻璃样,糖及氯化物明显降低,蛋白含量常显著增高,涂片抗酸染色或培养可检出结核分枝杆菌。

3. **其他化脓性脑膜炎**　发病无明显季节性,皮肤瘀点、瘀斑及DIC少见,细菌学检查可以明确致病菌。

【治疗】

1. **一般治疗**　及早进行呼吸道隔离,保持室内空气新鲜。保持皮肤清洁,防止瘀斑破溃感染;保持呼吸道通畅;注意水和电解质平衡。密切观察病情变化。

2. **病原治疗**　尽早应用易透过血-脑屏障的敏感杀菌药物。疗程至少7天。①青霉素 G:5 万~10 万 U/kg,q.6h.,静脉滴注,最大量12 百万~20 百万 U/d。②头孢菌素:头孢噻肟 50mg/kg,q.6h.,或头孢曲松 100mg/kg,q.d.,静脉滴注。③美罗培南:适用于暴发型和耐药者,40mg/kg,q.8h.,最大量 4g/d,静脉滴注。

3. **暴发型流脑的治疗**

(1) 抗休克:快速扩容首选 0.9% 氯化钠 20ml/kg,5~10 分钟内快速静脉输注;若循环改善不明显,再按 10~20ml/kg 重复 1~2 次,适当减慢输注速度,1 小时内液体总量可达 40~60ml/kg。如果仍无效或存在毛细血管渗漏或低蛋白血症,可给予 5% 白蛋白(10~20ml/kg,视白蛋白水平和心功能状况而定),同时使用血管活性药物,常用山莨菪碱,每次 0.5~1mg/kg,间隔 10~15 分钟静脉注射 1 次,至四肢温暖和血压上升后,减少剂量及延长间隔时间而逐渐停用,无效者可选用多巴胺、多巴酚丁胺、肾上腺素或去甲肾上腺素等。

(2) 防治 DIC:对有皮肤瘀点、瘀斑者宜尽早应用低分子量肝素,当 FDP≥10μg/ml 和/或 D-二聚体≥5μg/ml 时改用普通肝素,每次 0.5~1mg/kg,首次静脉推注,以后静脉滴注,每 4~6 小时重复 1 次,多数患者应用 1~2 次即可见效停用,一般不超过 24 小时。高凝状态纠正后,应输入新鲜血液、血浆、纤维蛋白原或凝血酶原复合物,以补充被消耗的凝血因子。

(3) 抗炎治疗:对液体复苏失败的休克患儿,应早期应用糖皮质激素,常用地塞米松,每天 0.2~0.5mg/kg,或氢化可的松,每天 5~10mg/kg,分 2 次用,疗程 2~4 天。必要时,可采用血浆置换疗法。

(4) 减轻脑水肿及预防脑疝:主要给予 20% 甘露醇,1g/kg(严重高颅压者可间隔 30 分钟后重复 1 次),快速静脉滴注,根据病情,间隔 4~6 小时 1 次。

(5) 呼吸衰竭的治疗:在积极治疗脑水肿的同时,保持呼吸道通畅,尽早给予氧疗。必要时行气管插管,使用呼吸机,甚至进行体外膜氧合(ECMO)治疗。

(6) 高热及惊厥的处理:及时采用物理及药物降温,并及早应用镇静剂,必要时给予亚冬眠疗法。

【预防】

1. **控制传染源**　早期发现患者,就地隔离治疗至病后 7 天。对接触者应医学观察 7 天。流行期间不要到公共场所,外出应戴口罩。

2. **药物预防**　对密切接触者可用利福平口服,10mg/kg,q.12h.,连服 2 天。或头孢曲松 125mg(<15 岁)或 250mg(≥15 岁),单次肌内注射。

3. **疫苗接种**　我国儿童疫苗接种方案 2019A 版推荐,基础免疫为 3 剂流脑 AC 结合疫苗,分别于 3~5 月龄接种,间隔 1 个月;于 3 周岁和 6 周岁分别加强接种 1 剂流脑 4 价多糖疫苗。也可继续使用 2016 年疫苗接种方案:基础免疫为 2 剂 A 群流脑疫苗,于 6~18 月龄接种,间隔不少于 3 个月;再于 3 周岁和 6 周岁分别加强接种流脑 AC 结合疫苗。第 3 剂与第 2 剂间隔不少于 1 年;第 4 剂与第 3 剂间隔不少于 3 年。

➤ 附:流行性脑脊髓膜炎的诊治流程图

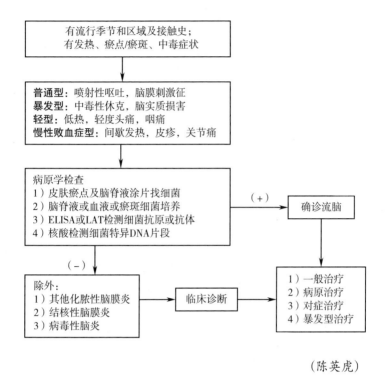

有流行季节和区域及接触史；
有发热、瘀点/瘀斑、中毒症状

普通型：喷射性呕吐，脑膜刺激征
暴发型：中毒性休克，脑实质损害
轻型：低热，轻度头痛，咽痛
慢性败血症型：间歇发热，皮疹，关节痛

病原学检查
1）皮肤瘀点及脑脊液涂片找细菌
2）脑脊液或血液或瘀斑细菌培养
3）ELISA或LAT检测细菌抗原或抗体
4）核酸检测细菌特异DNA片段

（+） 确诊流脑

（-）

除外：
1）其他化脓性脑膜炎
2）结核性脑膜炎
3）病毒性脑炎

临床诊断

1）一般治疗
2）病原治疗
3）对症治疗
4）暴发型治疗

（陈英虎）

第四节 破 伤 风

【概述】

破伤风(tetanus)是由破伤风梭菌感染创口后引起的急性严重传染性疾病，以牙关紧闭和局部或全身骨骼肌强直及阵发性痉挛为主要临床特征，新生儿破伤风病死率较高。我国将本病纳入乙类法定传染病管理。

【病因和流行病学特征】

破伤风梭菌是革兰氏阳性杆菌，严格厌氧，能形成芽胞，广泛存在于土壤表层、污泥和人畜粪便中，芽胞主要通过各种创伤甚至细小伤口侵入人体。手术器械或敷料消毒不严,或用泥土或香灰敷伤口也可发生感染。新生儿可因脐带残端伤口被感染。产妇可因不当人工流产和分娩手术后的伤口感染。破伤风梭菌可产生 3 种外毒素:破伤风痉挛毒素为神经毒素;破伤风溶血毒素和破伤风溶纤维素与局部组织坏死有关。破伤风的发生与细菌毒力和数量、个体免疫力及局部伤口缺氧等因素有关。多呈散发,各年龄均可发病。

【诊断】

1. **流行病学史** 包括新生儿旧法接生、受伤及伤口处理不当等病史。

2. **临床表现** 潜伏期为 3~14 天,可短至 1~2 天或长达数月。潜伏期短者病情严重。接受过抗毒素预防者潜伏期较长。

(1) 典型破伤风:历经痉挛期和恢复期。

1) 痉挛期:早期全身不适、哭闹和烦躁不安,年长儿可诉头痛、肢体疼痛及咀嚼不便等,继而肌张力增高,吸吮或咀嚼和吞咽困难,随后张口困难和牙关紧闭,身体其他部位发生强直性痉挛:①面肌痉挛:呈"苦笑面容"。②颈背肌痉挛:呈角弓反张。③腹肌痉挛:呈板样强直。④咽肌及膈肌痉挛:饮水呛咳、呼吸困难、发绀甚至窒息。⑤肛门及膀胱括约肌痉挛:有尿潴留及便秘,痉挛后大小便失禁。痉挛呈阵发性发作,在间歇期肌强直仍持续存在。随病情进展,发作次数渐频繁,持续时间延长,间歇期缩短,任何微小刺激如光、声或触摸等均可诱发。神志通常清楚,体温正常,随着反复强直痉挛或继发肺部感染可发热。自主神经受累时有心动过速、心律失常、高血压、多汗和皮肤血管收缩等。

2) 恢复期:多数患者经过 1~4 周的积极治疗后逐渐好转,痉挛发作逐渐减少和减轻至消失,牙关紧闭一般最后消失。

(2) 新生儿破伤风:多在出生后 4~7 天发病。初为进行性喂养困难和哭闹不安;逐渐出现张口困难、牙关紧闭、"苦笑面容"、阵发性全身肌肉强直性痉挛、角弓反张、呼吸困难、窒息乃至呼吸停止。病程中常并发肺炎和败血症,预后凶险,病死率较高。

3. **实验室检查**　白细胞总数及中性粒细胞比例正常,或因伤口继发感染或持续痉挛引起应激反应而增高。脑脊液可有轻度蛋白增加。

4. **病原学检查**　取伤口处或脐部分泌物直接涂片后染色镜检,可见革兰氏阳性的破伤风梭菌。约 1/3 患者的伤口分泌物可培养出破伤风梭菌。

【鉴别诊断】

1. **下颌及咽喉部感染**　可出现局部肌肉强直导致张口和吞咽困难,但有高热及局部感染征象,必要时可行下颌部影像学检查来确定诊断。

2. **中枢神经系统感染**　可有高热、惊厥、意识障碍、头痛、呕吐及前囟饱满等高颅压表现;脑脊液细胞数及蛋白增加有助于鉴别。

3. **狂犬病**　有被狂犬或猫咬伤史,有恐水症状,但无牙关紧闭及全身肌肉痉挛现象。

4. **手足搐搦症**　可有典型的手足强直性痉挛,偶有喉痉挛,常伴有佝偻病其他体征及低钙血症。

5. **士的宁中毒**　无牙关紧闭,痉挛发作间歇期肌肉完全松弛。有服药史及对胃内容物的成分分析有助于鉴别。

【治疗】

1. **一般治疗**　保持室内安静,避免各种刺激及不必要的检查;及时清除痰液,防止分泌物及胃内容物反流误吸导致窒息;有缺氧和发绀时应予吸氧;对重症患儿,应心电和呼吸监护,静脉补充水、电解质及所需营养。

2. **伤口处理**　凡有伤口都应清创,必要时扩创,伤口不宜包扎或缝合。新生儿破伤风的脐部处理:应视脐带情况给予严格消毒、湿敷(3% 过氧化氢或 1∶4 000 高锰酸钾溶液)或切除脐带残端后重新结扎。

3. **控制痉挛**　是破伤风治疗的关键。常用药物有地西泮(每次 0.1~0.3mg/kg,肌内注射或静脉注射)、复方氯丙嗪(每次氯丙嗪和异丙嗪各 1mg/kg, 缓慢静脉注射）、苯巴比妥钠（每次 8~10mg/kg, 肌内注射）、水合氯醛等（每次 50mg/kg, 口服或灌肠）。必要时可加用肌肉松弛剂，需特别注意剂量酌减，以避免呼吸受抑制。一旦出现呼吸抑制应采用辅助机械通气。

4. 抗毒素治疗 应尽早使用以中和尚未与神经组织结合的游离毒素，以一次足量给药为佳。①破伤风免疫球蛋白（tetanus immunoglobulin, TIG）: 3 000~6 000U, 肌内注射，或部分剂量直接注射于伤口周围；②静脉注射免疫球蛋白（IVIG）: 在无法获得 TIG 时替代选用。200~400mg/kg, 静脉滴注。

5. 病原治疗 甲硝唑 10mg/kg, 口服或静脉滴注, q.8h.; 或青霉素 G, 2.5 万~5 万 U/kg, 静脉滴注, q.6h., 疗程 10~14 天。替代用药可选择美罗培南、多西环素和克林霉素。

【预防】

1. 正确处理伤口 受伤后应立即清水冲洗伤口，创伤较深或污染较重时，应及时清创和扩创，清除坏死组织和异物，并用 3% 过氧化氢清洗，然后涂以含碘消毒剂，如聚维酮碘。

2. 被动免疫 适用于 <3 剂破伤风类毒素（TT）疫苗接种者。若伤口较深或污染较重，应在受伤后 24 小时内预防性肌内注射 TIG（预防量 250U/次，创面污染严重者可加倍）。超过 24 小时至伤后 2 周内注射 TIG 仍有预防作用。

3. 主动免疫 ①基础免疫: 3~5 月龄婴儿接种含破伤风类毒素的百白破（DPT）三联疫苗，每月 1 剂，连续 3 次。②强化免疫: 在 18~24 月龄时加强 DPT 三联疫苗 1 剂；至 6 岁时，加强接种白喉-破伤风二联疫苗 1 剂。③创伤后免疫: 接受全程基础免疫或强化免疫者在末次接种后 5 年内受伤时无需接种 TT 疫苗；但若超过 5 年受伤时可再加强接种 1 剂，血清抗毒素抗体效价可在 3~7 天内快速增高而发挥保护作用。对于未接种或未完成 3 剂 TT 接种者，在创伤后应开始接种或继续接种破伤风疫苗。

➤ 附:破伤风的诊治流程图

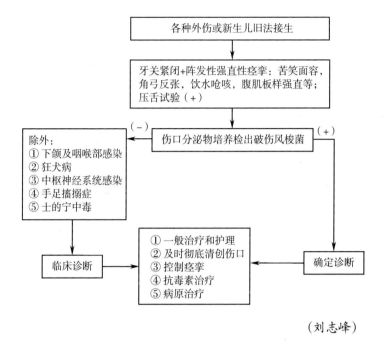

各种外伤或新生儿旧法接生

牙关紧闭+阵发性强直性痉挛：苦笑面容，角弓反张，饮水呛咳，腹肌板样强直等；压舌试验（＋）

（－）
伤口分泌物培养检出破伤风梭菌
（＋）

除外：
①下颌及咽喉部感染
②狂犬病
③中枢神经系统感染
④手足搐搦症
⑤士的宁中毒

临床诊断

①一般治疗和护理
②及时彻底清创伤口
③控制痉挛
④抗毒素治疗
⑤病原治疗

确定诊断

（刘志峰）

第五节　伤寒和副伤寒

一、伤寒

【概述】

伤寒（typhoid fever）是由伤寒沙门氏菌引起的急性消化道传染病。临床典型特征为持续发热、肝脾大、相对缓脉、表情淡漠及白细胞减少等，部分患儿有玫瑰疹。肠穿孔和肠出血为主要严重并发症。我国将本病纳入乙类法定传染病管理。

【病因和流行病学特征】

伤寒沙门氏菌属于肠杆菌科沙门氏菌属中肠道沙门氏菌肠道亚种的 D 组，革兰氏阴性，具有菌体抗原（O）、鞭毛抗原（H）及表面抗原

(Vi),其致病性主要与其侵袭力和较强的内毒素有关。患者和带菌者,尤其是慢性带菌者(持续排菌 3 个月以上)是本病的主要传染源,主要经消化道途径传播,水源污染可造成暴发流行,也可经密切接触或通过苍蝇等媒介传播,孕妇菌血症期可经胎盘或在产时传播细菌给其婴儿。伤寒以热带和亚热带多见,全年散发,流行多见于夏秋季。我国发病年龄以青壮年为多,其次为学龄及学龄前儿童。6 个月以内婴儿发病率低,新生儿罕见。

【诊断】

1. **流行病学史**　在夏秋季节有不洁饮食史,或有伤寒患者接触史。

2. **临床表现**　潜伏期一般为 7~14 天,也可短至 3 天,长达 30 天。

(1) 典型伤寒:起病大多缓慢,先有发热,第 1 周内体温呈梯形上升,第 2~3 周多呈稽留热,高达 39~40℃,少数为弛张热或不规则热,伴有畏寒,年长儿可有相对缓脉;多见表情淡漠和反应迟钝(伤寒面容);病后 5~12 天可出现"玫瑰疹"(多分布在躯干和腹部);常有轻度肝脾大;常见腹胀和便秘等,可有右下腹压痛。其后体温开始逐渐下降,病情随之好转,但小肠仍处于溃疡期病变,有并发肠出血和肠穿孔风险。通常在 1 个月左右恢复。

(2) 非典型伤寒:

1) 轻型:多见于曾接种伤寒菌苗或发病初期已用有效抗菌药物治疗者。全身中毒症状轻,体温 38℃左右,病程短,1~2 周内痊愈。若缺乏正规治疗,仍可并发肠穿孔等。

2) 暴发型:起病急,全身中毒症状重,有畏寒、高热、腹痛、腹泻、中毒性脑病、心肌炎、肝炎、肠麻痹及休克等表现。常有明显皮疹,可并发 DIC。

3) 迁延型:多见于免疫低下患者。起病与典型伤寒相似,但发热持续不退,可达 45~60 天之久。伴有慢性血吸虫病患者常属此型。

4) 逍遥型:全身中毒症状少或缺如,直至发生肠出血或肠穿孔等并发症时才确诊为伤寒。

(3) 婴幼儿伤寒:多以发热起病,常呈弛张热或不规则热型;可有惊厥;中毒症状常不明显,但呕吐和腹泻等胃肠症状明显,且腹泻不易控制,可并发脱水和酸中毒;常见肝大;少见玫瑰疹及相对缓脉。少数以并发症为突出表现,支气管炎和肺炎最多见,中毒性肝炎和中毒性心肌炎次之,还可出现中毒性脑病及溶血尿毒症综合征等,但肠道并发症少见。病程较短,有时2~3周即自然痊愈。

(4)复发与再燃:①复发:常发生于退热后1~3周,临床表现再次重现,血培养再度阳性,复发的症状较轻,病程较短,并发症较少,多与抗菌药物疗程不足、治疗不彻底及免疫功能降低有关。偶可复发2~3次。②再燃:是指体温在逐渐下降过程中又重新升高,5~7天后热退,血培养常阳性。

3. **实验室检查** 血常规多见白细胞和中性粒细胞减少及嗜酸性粒细胞减少或消失,但婴幼儿伤寒白细胞和中性粒细胞常无明显减少甚或增加。如果在病程第3周出现白细胞增多,应警惕肠穿孔。若血小板计数突然下降,应警惕溶血尿毒症综合征或DIC等严重并发症。生化检查常见转氨酶增高。

4. **病原学检查**

(1)细菌培养:①血培养:病程1~2周阳性率可达90%,第3周降为30%~40%,第4周常阴性。②骨髓培养:阳性率较血培养高,尤其适合于已用抗生素治疗和血培养阴性者。③粪便培养:从潜伏期起便可阳性,第3~4周阳性率最高,可达80%,病后6周阳性率迅速下降,少数胆囊带菌者排菌可达数年。

(2)血清学检查:①肥达试验:抗体效价O抗体≥1∶80和H≥1∶160,或双份血清抗体滴度≥4倍增高具有诊断价值。②对流免疫电泳和被动血凝试验:检测血清中可溶性伤寒抗原或抗体,可用于辅助诊断。③酶联免疫吸附试验:可检测"Vi"抗原或抗体。

(3)核酸检查:PCR或测序法,适用于低水平菌血症者。

【鉴别诊断】

1. **病毒感染** 可有发热,白细胞及中性粒细胞正常,但中毒症状不明显,常无相对缓脉或玫瑰疹,热程多在1~2周。

2. **细菌性痢疾** 发热和腹痛与伤寒相似。但腹泻黏液脓血便明显,伴里急后重,外周血白细胞及中性粒细胞增高,粪便培养可检出志贺氏菌。

3. 革兰氏阴性杆菌败血症　与伤寒相似之处为高热、肝脾大及白细胞减少。但可找到原发感染灶,血培养检出相应细菌可确诊并予以鉴别。

4. 急性粟粒性肺结核　多有结核病接触史;胸部影像学检查见密度、大小和分布均匀的粟粒状结节影;PPD 或干扰素-γ 释放试验阳性;痰涂片或培养可检出结核分枝杆菌。

5. 其他沙门氏菌感染　如鼠伤寒沙门氏菌感染,多见于婴幼儿,临床表现以腹泻较多见,血液和粪便培养及血清凝集反应可协助鉴别。

【治疗】

1. 一般治疗　发热期卧床休息,给予流质或无渣半流质饮食,注意补充营养及维生素。必要时补充水和电解质。注意观察生命体征、腹部及粪便情况,预防肺部感染。热退后 2 周可恢复一般活动及正常饮食。

2. 对症治疗　高热时物理降温,不宜用大剂量退热药。腹胀严重者可用肛管排气,禁用新斯的明。

3. 病原治疗

(1) 第三代头孢菌素:①头孢曲松:75~100mg/kg,q.d.,最大量 2g/d。②头孢他啶:50mg/kg,q.8h.,最大量 6g/d。③头孢噻肟:50mg/kg,q.8h. 或 q.6h.,最大量 8g/d,静脉滴注。疗程 7~10 天,病情严重者需10~14 天。

(2) 喹诺酮类药物:如头孢菌素过敏,需在权衡利弊和知情同意后谨慎选用。①左氧氟沙星 8~10mg/kg,q.12h.,最大量 750mg/d;或②环丙沙星 10~15mg/kg,q.12h.,最大量 <1.2g/d。静脉滴注或口服。疗程 7~10 天,病情严重者 14 天。

(3) 阿奇霉素:10mg/kg,q.d.,口服,疗程 5~7 天。

(4) 其他药物:用于敏感菌。①头孢克肟:10~15mg/kg,q.12h.,口服。②阿莫西林:12.5~25mg/kg,q.6h.,口服。③复方磺胺甲噁唑:

25mg/kg,q.12h.,口服。疗程 14 天。

(5) 带菌者治疗:首选抗菌药物治疗,可用口服阿莫西林(10~15mg/kg,q.6h.)或氨苄西林(5~20mg/kg,q.8h. 或 q.6h.),疗程 6 周。合并胆结石或胆囊炎的慢性带菌者,在病原治疗无效时应考虑胆囊切除术,并在术前 7~10 天至术后 30 天静脉用阿莫西林(50~100mg/kg,q.6h.)。

4. 糖皮质激素 一般不用。有中毒性脑病或休克的重症患者或有重度并发症,如心肌炎或肠出血和肠穿孔早期,可在有效抗菌治疗基础上谨慎使用小剂量地塞米松或氢化可的松,疗程 3~5 天。

5. 并发症治疗

(1) 肠出血:禁食,绝对卧床休息,严密观察血压、脉搏、意识及出血量。注意液体补充,维持电解质平衡。烦躁时适当给予镇静剂,出血量较多时予以输血,加用止血药,大量出血于内科治疗无效时手术治疗。

(2) 肠穿孔:禁食,胃肠减压,静脉补液,足量使用抗生素控制腹膜炎,及早手术治疗。

(3) 中毒性心肌炎:严格卧床休息,给予营养心肌药物,必要时加用糖皮质激素。出现心力衰竭时给予呋塞米及小剂量洋地黄维持至症状消失。

【预防】

1. 管理传染源 按消化道传染病隔离患者至体温正常后 15 天或每隔 5 天做大便细菌培养,连续 2 次培养阴性可解除隔离。密切接触者需医学观察 3 周。慢性带菌者应调离儿童机构及饮食服务业工作,并接受彻底治疗。

2. 切断传播途径 重点是加强饮食、饮水卫生和粪便管理。注意个人卫生,不吃生冷、不洁饮食,养成饭前便后洗手等良好卫生习惯。

3. 保护易感人群 在伤寒流行地区,易感人群可接种伤寒 Vi 荚膜多糖疫苗,适用于 2 岁以上儿童,1 剂即可,有效保护期至少 3 年,有持续暴露者可每 3 年加强 1 次。

伤寒相关内容见视频 2-5-1。

视频 2-5-1
伤寒

二、副伤寒

【概述】

副伤寒是由甲型副伤寒沙门氏菌、肖氏沙门氏菌和希氏沙门氏菌感染引起的一组细菌性传染病,分别称之为副伤寒甲、副伤寒乙和副伤寒丙。成人以副伤寒甲较多见,儿童副伤寒相对较成人多见,以副伤寒乙和副伤寒丙占多数。临床表现与伤寒相似,但病情较轻。我国将本病纳入乙类法定传染病管理。

【病因和流行病学特征】

甲型副伤寒沙门氏菌、肖氏沙门氏菌和希氏沙门氏菌分别属于肠杆菌科沙门氏菌属中肠道沙门氏菌肠道亚种的 A 组、B 组和 C 组,均有菌体抗原 O 和鞭毛抗原 H,新分离的希氏沙门氏菌还有毒力表面抗原 Vi,致病力较强。传染源为患者和带菌者,主要通过消化道传播,经污染的手、食物和苍蝇媒介途径多见。多呈散发,副伤寒丙有时可引起小流行。我国副伤寒甲的发病率逐渐上升,在某些地区成为优势菌型。

【诊断】

1. **流行病学史** 有不洁饮食史,或有副伤寒患者接触史。

2. **临床表现** 潜伏期 2~15 天,副伤寒丙最短。

(1)副伤寒甲和副伤寒乙:起病较急,以呕吐和腹泻等胃肠炎表现起病,小婴儿可伴脱水和酸中毒。约 2~3 天后出现发热,多呈弛张热型,热程 2~3 周,全身中毒症状较轻,可见相对缓脉及脾大。副伤寒甲的皮疹出现早且数量多,可布满周身。副伤寒乙的胃肠道症状突出而持久,但肠道并发症少见。

（2）副伤寒丙：起病急，呈不规则热型，多伴寒战。有三种临床类型：①败血症型：多伴皮疹、肝脾大和黄疸，突出表现为迁徙性化脓病灶如肺炎、骨及关节炎，偶见脑膜炎、心内膜炎、肾盂肾炎、胆囊炎、皮下脓肿及肝脓肿等。热程 1~2 周或更长。肠道并发症少见。②伤寒型：热程 1~3 周，多有皮疹、黄疸及肝脾大。③胃肠炎型：以急性胃肠炎表现为主，病程可短至 2~5 天。

3. **病原学检查**

（1）细菌培养：取血、骨髓、脓液及粪便做细菌培养检出相应病原菌即可确诊。

（2）血清学检查：①肥达试验：血清伤寒沙门氏菌 O 抗原的抗体效价≥1∶160 及甲型副伤寒和肖氏沙门氏菌 H 抗原的抗体效价≥1∶80 有诊断意义；希氏沙门氏菌 H 抗原的抗体效价≥1∶80 有辅助诊断意义。若能每周复查，观察到效价逐次递增或恢复期效价比初次效价≥4 倍即有诊断价值。②特异性抗原或抗体：检测血清或尿中副伤寒抗原或血清特异性抗体 IgM，有早期诊断意义。

（3）核酸检查：用 PCR 法检查血液中致病菌特异性基因片段，阳性结果有诊断价值。

【鉴别诊断】

1. **伤寒**　副伤寒与伤寒的临床表现相似但较轻，伤寒中毒症状重，多为稽留热而副伤寒为弛张热，伤寒易出现中毒性心肌炎及肠出血和肠穿孔等并发症。血清学检查及细菌培养鉴别。

2. **细菌性痢疾**　多发生在夏秋季节，临床表现为阵发性痉挛性腹痛，里急后重，黏液脓血便，外周血白细胞及中性粒细胞明显增高，粪便培养可鉴别。

3. **败血症**　革兰氏阴性杆菌败血症可表现为高热、肝脾大及外周血白细胞降低或升高不明显，需要与副伤寒鉴别，可依据患者有胆道、泌尿道或呼吸道等原发感染灶存在，血培养检出相应致病菌而确诊。

【治疗】

与伤寒相同。当副伤寒丙有脓肿形成时，可手术切排，同时应用抗菌药物治疗。

【预防】

一般预防措施与伤寒相同。

➢ 附:伤寒和副伤寒的诊治流程图

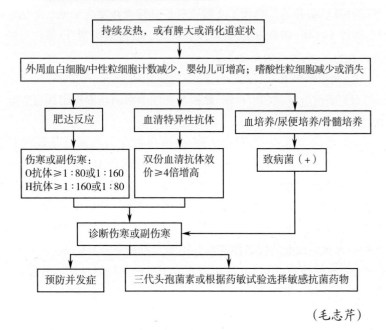

（毛志芹）

第六节 非伤寒沙门氏菌感染

【概述】

非伤寒沙门氏菌感染是指除伤寒沙门氏菌和副伤寒沙门氏菌以外的其他血清型沙门氏菌感染所引起的急性传染病。最常见的是鼠伤寒沙门氏菌（*Salmonella typhimurium*）和肠炎沙门氏菌（*Salmonella enteritidis*）感染。

鼠伤寒沙门氏菌是一种人兽共患病原菌,其感染率居沙门氏菌感染的首位,多见于婴幼儿,临床表现复杂,轻症仅有腹泻,重症可发生败血症,甚至休克和DIC。年龄越小,病情越重,并发症越多,病死率越高。鼠伤寒沙门氏菌可导致医院感染和暴发性食物中毒。多重耐药菌株感染会增加治疗难度。其他非伤寒沙门氏菌感染是否发病和疾病类型取决于所感染细菌的型别、毒力和数量以及机体的免疫状态,如肠炎沙门氏菌多引起胃肠炎,猪霍乱沙门氏菌常引起败血症和迁徙性化脓病灶,鸭沙门氏菌多为无症状感染。

【病因和流行病学特征】

鼠伤寒沙门氏菌属于沙门氏菌属中肠道沙门氏菌肠道亚种的 B 组;肠炎沙门氏菌属于 D 组;猪霍乱沙门氏菌为 C 组。带菌者和患者是主要传染源,带菌的家禽、家畜及鼠类亦为重要传染源。主要经食用被污染的食物,如家禽肉、蛋和奶制品或饮用水感染;与感染动物接触可被感染;密切生活接触也可引起传播,医院内感染与医护人员的手、设备或药品配制被污染等相关。人群普遍易感,特别是 2 岁以内婴幼儿。以温带及热带地区为多见,夏季为高发季节。在婴幼儿中,鼠伤寒沙门氏菌可引起暴发流行。

【诊断】

1. **流行病学史** 有与非伤寒沙门氏菌感染患者接触史或进食可疑污染食物史或有感染动物接触史。

2. **临床表现** 潜伏期长短不一,多为 1~3 天。

(1)胃肠炎型:起病较急,鼠伤寒沙门氏菌感染多有发热,有胃肠炎表现如恶心、呕吐、腹部绞痛、腹胀及腹泻。大便性状多样易变,为黄绿色或深绿色水样、黏液样或脓血便,新生儿可间歇排白色胶冻样便,有特殊腥臭味。轻者仅有自限性腹泻;重症可发生脱水、电解质紊乱和全身重要脏器功能衰竭等。

(2)败血症型:常急起高热,热型呈不规则热或弛张高热。全身中毒症状重,可有惊厥、嗜睡和昏迷。可有腹痛、腹泻脓血便和肝脾大。易并发远隔器官感染如脑膜炎、肺脓肿、肝脓肿、胆囊炎、腹膜炎、骨髓炎、关节炎、泌尿系统化脓性感染等。此型可单独存在,也可由胃肠炎型进展而来,多见于新生儿。预后差,尤以并发脑膜炎病死率高,存活者后遗症多。

(3)肺炎型:部分鼠伤寒沙门氏菌感染以肺炎为首发和突出表现。发热伴有咳嗽和少痰,肺部可闻及干湿啰音,胸部影像学检查有点片状阴影。3~10 天后可出现腹泻。

(4)类伤寒型:临床表现与轻型伤寒相似,少见伤寒的典型症状,婴幼儿可有高热、惊厥、呕吐及腹泻等,皮疹较多见,常为全身性散在斑丘疹。病程多较短,一般在 1~3 周。

(5)局部化脓感染型:多无胃肠道症状。在发热阶段或退热后出现一处或几处局部化脓性病灶。儿童肠道外感染多见为脑膜炎、骨髓炎、化脓性关节炎及深部软组织感染等。脑膜炎多见于小于 3 个月的婴儿。

3. 实验室检查 外周血白细胞总数多在正常范围内,但败血症型白细胞总数及中性粒细胞升高。C 反应蛋白常有明显增高。粪便镜检可见白细胞与红细胞增多,并可见吞噬细胞。

4. 病原学检查

(1)细菌培养:需应用增菌培养基进行培养,可取粪便、呕吐物、血或骨髓、脓液或尿液等样本。获得病原菌有确诊价值。

(2)血清学试验:用凝集试验检测血清鼠伤寒沙门氏菌 H 抗原的抗体,单份血清抗体≥1:80 或双份血清特异性抗体滴度≥4 倍增高有诊断价值。

【鉴别诊断】

1. 细菌性痢疾 以发热和脓血便为主要表现者需与细菌性痢疾鉴别。后者多发生在夏秋季节,主要表现为阵发性痉挛性腹痛,伴里急后重和黏液脓血便,外周血白细胞及中性粒细胞明显增高。主要依赖大便细菌培养加以鉴别。

2. 病毒性肠炎 多发生于秋冬季,多为水样便或蛋花汤样大便,粪便细菌培养阴性,轮状病毒或诺如病毒抗原阳性可鉴别。

3. 其他细菌性败血症或脓肿 临床上一般很难区分,主要通过病灶脓液培养或血培养找到相应致病菌来鉴别。

4. 伤寒 持续高热者需与伤寒鉴别。伤寒时全身中毒症状重,易出现中毒性心肌炎及肠出血和肠穿孔等并发症,血培养及粪便培养可进行鉴别。

【治疗】

1. 对症治疗 包括:①积极补液,纠正脱水、电解质紊乱及代谢性酸中毒;②重病者可酌情给予输注浓缩红细胞或血浆等;③对高热、惊厥及昏迷者给予相应积极处理;④合并休克和 DIC 者及时应用 654-2 改善微循环,给予低分子右旋糖酐以减少血液黏滞度及肝素治疗等;⑤对化脓病灶如脓胸,除抗菌治疗外,可行外科引流。

2. **病原治疗** 轻症无需抗生素治疗,应用抗生素后反使鼠伤寒沙门氏菌排菌期延长。对于高风险婴儿(1 岁以下,尤其是 <3 个月)、免疫抑制患者、败血症型及肠道外感染者,应给予抗菌治疗。培养阳性者可根据药敏试验选择药物;经验性治疗可选用的抗菌药物及疗法参见伤寒的病原治疗。疗程:胃肠炎型为 3~5 天;肠外感染一般为 10~14 天,脑膜炎或骨髓炎至少需 4~6 周或更久。

【预防】

注意饮食卫生,加强食品卫生管理。发现患者应立即隔离,特别注意加强产科及新生儿病室的消毒隔离,医护人员应严格执行消毒隔离制度,防止医院内传播。

鼠伤寒沙门氏菌相关内容见视频 2-6-1。

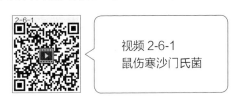

视频 2-6-1
鼠伤寒沙门氏菌

➤ 附:非伤寒沙门氏菌感染诊治流程图

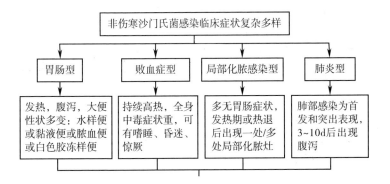

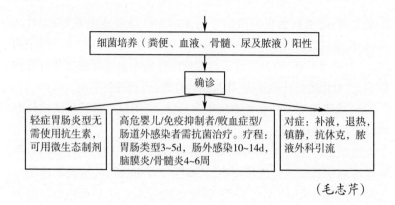

细菌培养（粪便、血液、骨髓、尿及脓液）阳性

确诊

| 轻症胃肠炎型无需使用抗生素，可用微生态制剂 | 高危婴儿/免疫抑制者/败血症型/肠道外感染者需抗菌治疗。疗程：胃肠类型3~5d，肠外感染10~14d，脑膜炎/骨髓炎4~6周 | 对症：补液，退热，镇静，抗休克，脓液外科引流 |

（毛志芹）

第七节　细菌性痢疾

【概述】

细菌性痢疾（bacillary dysentery），简称菌痢，是由志贺氏菌属引起的急性肠道传染病，常见于儿童。临床主要特点为发热、腹痛、里急后重及腹泻黏液脓血便等。中毒型菌痢起病急骤，病情凶险，可迅速发生呼吸或循环衰竭而死亡。我国将本病纳入乙类法定传染病管理。

【病因和流行病学特征】

志贺氏菌属为肠杆菌科的革兰氏阴性杆菌，可分痢疾志贺氏菌、福氏志贺氏菌、鲍氏志贺氏菌和宋内志贺氏菌。主要致病物质包括侵袭力和内毒素。我国以福氏志贺氏菌感染占据首位，宋内志贺氏菌次之。急性和慢性菌痢患者及带菌者是主要传染源。主要通过粪-口途径传播。病原菌污染食物、水及生活用品或经手和生活接触及苍蝇等媒介传播致病。食源性传播可引起局部流行，水源性传播可致暴发流行。学龄前儿童及青壮年为发病高峰年龄。中毒型菌痢多见于2~7岁儿童。全年均可发生，夏秋季多发。

【诊断】

1. **流行病学史**　夏秋季节发病，有与菌痢患者接触史或不洁饮食饮水史。

2. **临床表现** 潜伏期为数小时至 7 天,大多为 1~2 天。

(1) 急性菌痢:分为普通型、轻型和中毒型。

1) 普通型(典型):起病急,高热和畏寒,可伴惊厥,腹泻黏液脓血便,大便 10~30 次/d,每次量少,有里急后重和阵发性腹痛(便前加重和便后缓解)。左下腹可有轻压痛,肠鸣音亢进。自然病程 1~2 周。部分转为慢性菌痢。

2) 轻型(非典型):全身中毒症状轻,无发热或有低热,轻度腹泻,为稀便有黏液而无脓血,无明显里急后重。病程持续 3~7 天,可不治而愈,亦可转为慢性。多见于婴幼儿。

3) 中毒型:简称毒痢。多见于 2~7 岁体质较好的儿童。起病急骤,突起高热伴畏寒,全身中毒症状重,可有嗜睡、昏迷及反复惊厥,可迅速发生循环及呼吸衰竭,肠道症状轻,甚至无腹痛及腹泻,需肛拭子取便才能发现大量红白细胞。病情凶险,死亡率高。按临床表现不同分三型:①休克型(周围循环衰竭型),主要表现为感染性休克;②脑型(呼吸衰竭型),以严重脑症状为主,反复惊厥、谵妄、嗜睡继而昏迷,血压偏高,四肢肌张力增高,严重者可发生脑疝;③混合型,具有以上两型的表现,为最凶险类型。

(2) 慢性菌痢:病程达 2 个月以上称为慢性菌痢。以腹泻为主要表现,粪便含较多黏液或带少量脓血,或黏液便与脓血便交替出现,时有腹痛和腹胀等。部分患者时有症状突然加重,呈急性发作表现,但全身中毒症状常不明显。粪便仍可培养出志贺氏菌,但阳性率显著低于急性菌痢。

3. **实验室检查** 血常规常见白细胞及中性粒细胞明显增高。C 反应蛋白明显增高。粪常规可见白细胞(≥15 个/HPF)、脓细胞和红细胞,如有巨噬细胞则有助于临床诊断。

4. **病原学检查**

(1) 细菌培养:主要是粪便培养检出志贺氏菌。应在抗生素使用前采样,取新鲜及脓血或黏液部分,及早和多次送检有助于提高阳性率。

(2) 特异抗原:采用免疫染色法、协同凝集试验或乳胶凝集试验检测粪便样本中的志贺氏菌抗原,有助于快速诊断。

(3)核酸检查:采用 PCR 法检测标本中志贺氏菌大质粒核酸,适用于抗生素治疗后患者的检测。

【鉴别诊断】

1. 与急性菌痢鉴别的疾病

(1)其他细菌性肠炎:如侵袭性大肠埃希氏菌肠炎、空肠弯曲菌肠炎和沙门氏菌肠炎。其临床表现与菌痢极为相似。鉴别诊断有赖于粪便或其他样本培养出不同的病原菌。

(2)细菌性食物中毒:进食细菌及其毒素污染的食物所致,表现为恶心、呕吐、腹痛及腹泻等急性胃肠炎症状,大便多为稀水样便,可有脓血便。具有集体进食同一食物及在同潜伏期内集体发病的特点。确诊有赖于从患者的呕吐物、粪便及可疑污染食物中检出同一病原菌。

(3)急性阿米巴痢疾:多无发热,少有全身中毒症状,腹痛轻,无里急后重,多有右下腹压痛。大便为暗红色果酱样便,有腥臭,镜检白细胞少,红细胞多,有夏科-莱登晶体,找到溶组织阿米巴滋养体可确诊。

(4)急性肠套叠:有阵发性哭闹,发病数小时可排出血性黏液便,镜检以红细胞为主,腹部可触及包块,腹部 B 超可见"同心圆"和"套筒"样改变。

2. 与中毒型菌痢鉴别的疾病

(1)其他病原体所致感染性休克:主要通过血及大便培养,可检出不同的病原菌。

(2)急性坏死出血性小肠炎:非新生儿期患者多见于 4~10 岁农村儿童,春夏季多见,全身中毒症状重,有发热、腹痛、腹泻及血便,短期内出现休克。但常有严重腹胀及全腹压痛,大便镜检以红细胞为主,粪便培养无志贺氏菌。腹部影像学检查有助于诊断。

(3)流行性乙型脑炎:均发生在夏秋季,有发热、惊厥及昏迷等。但乙型脑炎的病情发展较毒痢缓慢,以意识障碍和惊厥为主,休克极为少见;脑脊液检查有蛋白及白细胞数轻度增高,血清乙脑特异性IgM 抗体阳性。

【治疗】

1. **急性菌痢**

(1) 一般治疗:消化道隔离至症状消失,粪便连续培养 2 次阴性。对全身中毒症状严重者必须卧床休息。继续原来饮食,忌食生冷、油腻及刺激性食物。

(2) 病原治疗:根据当地流行菌株的药敏试验或患者的药敏结果选择敏感药物,宜选择易被肠道吸收的口服药,病情严重或不能口服时采用静脉用药。如果在抗菌治疗 48 小时内病情改善,认为有效,否则提示可能耐药。常用药物和疗法:①三代头孢菌素:头孢曲松 50mg/kg,q.d.;或头孢噻肟 50mg/kg,q.8h.,静脉滴注,疗程 5~7 天。②阿奇霉素:10mg/kg,q.d.,口服,疗程 5 天。③喹诺酮类:若头孢菌素过敏,可在权衡利弊和知情同意下谨慎选用。可口服环丙沙星或左氧氟沙星(剂量参见伤寒的治疗),疗程 5~7 天。④小檗碱:可减少肠道分泌,轻症可选用。3.5~7mg/kg,t.i.d.,疗程 7 天。⑤复方磺胺甲噁唑:12.5~25mg/kg,q.12h.,疗程 7 天。磺胺过敏及有肾脏病变或白细胞减少者忌用。<2 个月婴儿禁用。

(3) 对症治疗:①发热:>38.5℃给予布洛芬或对乙酰氨基酚治疗;②腹痛:轻者可给颠茄合剂或山莨菪碱(654-2)口服,重者给予山莨菪碱肌内注射,每次 1mg/kg;③纠正脱水、酸中毒及电解质紊乱。

2. **中毒型菌痢** 除有效抗菌治疗外,应及时采用综合治疗措施。

(1) 一般治疗:应密切观察意识状态、血压、脉搏、呼吸及瞳孔等变化,并作好护理工作,减少并发症的发生。

(2) 病原治疗:为迅速控制感染,应选用 1~2 种有效抗菌药物静脉用药,待病情改善后改为口服抗菌药物,疗程 7~10 天。

(3) 对症治疗:

1) 降温止惊:短时间内将体温降至 36~37℃,辅以亚冬眠疗法:氯丙嗪及异丙嗪各 0.5~1mg/kg,肌内注射,必要时静脉注射,间隔 2~4 小时 1 次,维持 12~24 小时。反复惊厥者可给予地西泮,每次 0.3~0.5mg/kg(最大量 10mg),缓慢静脉注射;亦可用水合氯醛(每次

40~60mg/kg,保留灌肠)和苯巴妥钠(每次 5~10mg/kg,肌内注射)。

2) 抗休克治疗:①液体复苏:快速扩容纠酸,维持水及电解质平衡。第 1 小时快速输液:常用 0.9% 氯化钠溶液,首剂 20ml/kg,10~20分钟内静脉推注。若无明显改善,可再予 1~2 剂,每次 10~20ml/kg,总量最多 40~60ml/kg。快速输液中要注意心肺功能的维护。继续输液:6~8 小时,1/2~2/3 张液体,速度为 5~10ml/(kg·h)。维持输液:用 1/3张液体,24 小时内输液速度为 2~4ml/(kg·h)。②改善微循环:尽早应用 654-2 原液静脉注入,轻症每次 0.5~1mg/kg,重症每次 1~2mg/kg,每 10~15 分钟 1 次静脉注射,待面色转红、四肢温暖及呼吸循环好转后延长到每 0.5~1 小时 1 次;若连用 8~10 次病情不见好转,可改用多巴胺(每分钟 5~10μg/kg,静脉持续泵注,观察血压调整剂量)或肾上腺素(每分钟 0.05~2μg/kg,静脉持续泵注,可逆转多巴胺难以纠正的休克)或去甲肾上腺素(每分钟 0.05~0.3μg/kg,静脉持续泵注,为暖休克或多巴胺抵抗时首选),以改善主要脏器的血流灌注。伴有心功能障碍和休克纠正欠佳时,可选用正性肌力药。常静脉持续泵注多巴酚丁胺,每分钟 5~10μg/kg(最大量不超过 20μg/kg),观察血压调整剂量。多巴酚丁胺抵抗时,可选用肾上腺素。若儿茶酚胺不敏感时,可选用磷酸二酯酶抑制剂氨力农和米力农。③糖皮质激素:适用于液体复苏无效、儿茶酚胺不敏感休克及疑有或已知有肾上腺皮质功能不全者,主张小剂量和中疗程模式,如静脉注射氢化可的松 5mg/(kg·d)。

3) 防治脑水肿和呼吸窘迫:伴有脑水肿时,在积极改善脑微循环基础上给予 20% 甘露醇,每次 1g/kg,静脉注射,重复使用(q.8h.~q.4h.)或与利尿剂交替使用。当出现呼吸困难时给予氧疗,必要时给予辅助呼吸治疗。

4) 抗凝治疗:有早期 DIC 表现者,应在改善微循环基础上给予肝素抗凝。

3. 慢性菌痢

(1) 一般处理和对症治疗:去除诱因,合理饮食,预防或纠正营养不良;补充蛋白质,每天摄入量不应少于 3g/kg,逐步提高至 4.5~5g/kg;

补充多种维生素及微量元素,尤其是补锌,必要时静脉营养、输血或输血浆;纠正低钠、低钾血症及低渗性脱水,补液时需准确而慎重;肠功能紊乱者可酌情使用镇静和解痉药物。

(2) 病原治疗:需多次送检粪便培养,根据药物敏感试验结果选用抗生素,通常联用 2 种不同类型药物或交替用药,连续治疗 2 个疗程。可采用药物保留灌肠。切忌盲目滥用抗生素,否则会造成肠道菌群紊乱,反使腹泻迁延不愈。

(3) 微生态疗法:对慢性腹泻尤其是抗菌药物治疗后,易出现肠道菌群失调。微生态制剂可帮助恢复肠道内菌群平衡,以促进疾病恢复。

(4) 中医治疗:按中医辨证,慢性菌痢属脾胃虚寒泻或脾虚泻,治疗以温中健脾、固涩止泻或健脾益气和固涩止泻为主,加用有抗菌作用的中药制剂。

【预防】

1. **控制传播** 对于菌痢患者,应早发现、早隔离、早治疗,粪便培养连续 2 次阴性方可解除隔离,对其生活用具及排泄物应消毒处理。对集体儿童机构的炊事员、保育员定期查粪便,必要时做细菌培养,发现带菌者应及时处理。注意饮食卫生,养成良好卫生习惯,饭前便后洗手。做好环境卫生和灭蝇灭蛆工作。

2. **保护易感者** 及时治疗基础病如佝偻病和营养不良。提倡母乳喂养以降低小婴儿感染风险。口服链霉素依赖株(Sd)活疫苗可刺激肠道产生分泌型 IgA 而获得免疫保护。

细菌性痢疾相关内容见视频 2-7-1。

视频 2-7-1
细菌性痢疾

➤ 附:细菌性痢疾的诊治流程图

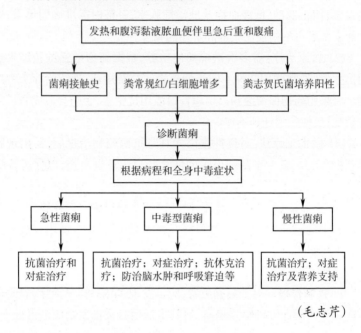

（毛志芹）

第八节　其他细菌性肠炎

【概述】

除细菌性痢疾和沙门氏菌感染外,其他肠杆菌亦常引起肠道感染。各种致泻性大肠埃希氏菌因不同菌株的致病机制有所不同而具备各自的临床特点。空肠弯曲菌和小肠结肠炎耶尔森菌亚种所致腹泻均为人兽共患疾病,带菌动物为主要传染源,分别以腹泻血便和小肠结肠炎为主要特征。产毒素的艰难梭菌被公认为是医源性腹泻(包括抗生素相关性腹泻)的重要病原,可引起假膜性肠炎。

【病因和流行病学特征】

1. **大肠埃希氏菌**　能引起腹泻的大肠埃希氏菌主要包括肠致病性大肠埃希氏菌(EPEC)、肠产毒素性大肠埃希氏菌(ETEC)、肠侵袭性大肠埃希氏菌(EIEC)、肠出血性大肠埃希氏菌(EHEC)及肠聚集性大肠埃希氏菌(EAEC)。患者和带菌者为传染源。一些动物如牛可为储存宿主,在传播疾病中有重要意义。主要通过粪-口途径传播,也可通过污染的食品和水而传播,密切接触储存病菌动物也可被感染。通过医务人员的手或污染公共物品可造成医院内感染。儿童为高危人群,易发生严重并发症。好发于夏秋季。

2. **空肠弯曲菌**　为革兰氏阴性微需氧杆菌。传染源主要是家禽、野禽及家畜。患者短暂带菌,有传染性。主要通过粪-口途径传播,食用未加工或加工不当的易被污染的肉、蛋及奶类食物或饮用被污染生水而被感染;还可通过直接接触(人-畜或人-人)途径传播。以5岁以下儿童发病率最高。以夏秋季高发。

3. **小肠结肠炎耶尔森亚种**　为革兰氏阴性短杆菌。患者及带菌动物如家畜、家禽及飞鸟等为传染源,猪的带菌率最高。主要经粪-口途径传播,通过污染水源、牛奶和其他食物(包括冷藏食物)或手而感染,可引起暴发流行。

4. **艰难梭菌(*Clostridium difficile*,CD)**　为革兰氏阳性芽胞杆菌,专性厌氧,以芽胞和繁殖体形式存在,芽胞能长期生存于有氧环境并具感染性。患者或带菌者是主要传染源,主要通过粪-口途径或直接接触污染的环境而传播。人群中常见无症状带菌者,婴儿携带率可高达50%,3岁以上儿童和成人约3%,老年人可达10%。只有产毒素型CD才可致病,引起CD感染(CD infection,CDI)。

【诊断】

1. **流行病学史**　在发病季节和地区有不洁饮食史或集体发病史;或有感染动物或患者或污染水源接触史;或近期曾经使用或正在使用抗生素的病史等。

2. **临床表现**

(1)大肠埃希氏菌肠炎:潜伏期10小时~6天。①ETEC肠炎:多见于5岁以下。主要表现为水样便腹泻,可伴有恶心、呕吐、腹痛及发热,严重的霍乱样腹泻者伴脱水和酸中毒。病程一般4~7天。②EPEC肠炎:多见于2岁以下。为水样便或黏液便腹泻,多无发热,腹痛及全身症状亦不明显,但可引起脱水和酸中毒。③EIEC肠炎:多见于较大儿童。常为痢疾样脓血便,伴发热、腹痛和里急后重等。④EHEC 肠炎:血清型主要为 EHEC O157:H7,可呈食源性暴发。病情轻重不等,从轻度水泻至血便。常突发剧烈腹痛和腹泻水样便后出现血便,部分有低热。约 10% 的患者并发溶血尿毒症综合征。⑤EAEC 肠炎:多见于婴儿。为水样便腹泻,病程可迁延,可伴有脱水,偶有血便。

(2) 空肠弯曲菌肠炎:潜伏期 1~11 天。典型病例常先有发热,伴脐周及右下腹痛,便后缓解,婴幼儿表现为排便前哭闹,腹部可有压痛,严重腹痛酷似急性阑尾炎。腹泻初为水样便,1~2 天后排黏液或脓血便,每天 4~5 次,可达 20 余次;可有里急后重。迁延性病例类似炎症性肠病表现。重症者可持续高热伴黏液脓血便和中毒症状,甚至休克,还可发生中毒性巨结肠。部分新生儿及少数较大儿童仅有血性腹泻。

(3) 耶尔森菌肠炎:潜伏期 1~14 天。①小肠结肠炎:多为婴幼儿,主要有发热、腹痛、腹泻及恶心等;②末端回肠炎:多见于青少年或年长儿,除发热和腹泻外,腹痛最为显著,常见于右下腹,似阑尾炎。

(4) 艰难梭菌肠炎:①轻型:腹泻黄绿色黏液稀便,每天 3~4 次,可伴发热和腹痛,停用抗菌药物数天后可缓解。②中型(典型):腹泻每天 10 余次,大便呈蛋花汤样,可排假膜和血便,伴发热和腹痛。③重型:腹泻每天 20 余次,常有血便和假膜。发热和毒血症表现较重。④极重型:除腹泻外,可发生脱水和电解质紊乱及酸中毒、低蛋白血症、低血压或休克、DIC、中毒性巨结肠和肠穿孔等并发症。⑤复发型:复发率为 20%~25%,可反复多次,通常发生于停用抗菌药物后 3~21天,主要表现为水泻。⑥肠道外感染:可引起肾盂肾炎、脑膜炎、腹腔及阴道感染、菌血症和气性坏疽等。

3. 实验室检查

(1) 血常规:白细胞总数可增高,中性粒细胞增多,重症者明显增高伴有核左移。

(2) 粪常规:外观带有黏液或脓血时镜检有较多白细胞和红细

胞;为稀水便时镜检无或少许白细胞。艰难梭菌肠炎时可有假膜和血便,隐血试验阳性。

4. 病原学检查

(1) 粪便涂片或抗原检查:染色后镜检直接查找革兰氏阴性空肠弯曲菌,或用悬滴法观察其鱼群样或螺旋式运动。可用快速筛选试纸法检测大肠埃希氏菌 O157 菌株抗原。

(2) 细菌培养:取粪便或肛拭子,也可在高热时取血样本或脓液或其他体液或病理标本培养。大肠埃希氏菌 O157:H7 在病初 6 天内收集血便样本培养阳性率可达 90% 以上。检出的大肠埃希氏菌需鉴定菌株血清型。

(3) 核酸检测:用 PCR 法可快速检测相关特异性靶基因片段,可用于临床早期诊断。

(4) 特异性抗体:取急性期及恢复期双份血清检测特异性抗体,效价≥4 倍增高有诊断意义。

(5) 产毒素的艰难梭菌:取腹泻患者的粪便进行下列检查:①谷氨酸脱氢酶:酶免疫法(EIA),仅作为筛查,阴性可排除,阳性者需加做后续产毒素试验。②毒素检测:EIA 法,阳性可诊断 CDI,阴性或弱阳性者需加做毒素基因检测证实或可重复检测。③毒素基因:用实时定量 PCR 或等温扩增法或 GeneXpert 等检测 CD 毒素基因(*tcd*B 或 *tcd*A 或同时检测多个基因包括 *cdt* 和 *tcd*C nt117 缺失),以预测高产毒 CD 菌株的存在,是快速诊断 CDI 的"金标准"。抗生素相关性腹泻患者检测阳性可诊断。④产毒素培养:厌氧培养检出 CD 后需加做毒素检测或细胞毒性试验,阳性可诊断。

(6) 结肠镜检查:主要用于假膜性肠炎(95% 以上为艰难梭菌感染)的诊断。病变多位于乙状结肠和直肠,肠壁可见散在黄白色斑块样隆起,可融合成灰黄或白色假膜,假膜脱落处可见溃疡,邻近黏膜水肿和充血。

【鉴别诊断】

1. 鼠伤寒沙门氏菌肠炎　多见于 2 岁以下幼小儿童,大便性状多变且有腥臭味为其主要特点,确诊需要进行粪便细菌培养及其血清型鉴定。

2. 病毒性肠炎 多表现为水样腹泻,可有不同程度脱水体征,粪便细菌培养阴性,而常见病原包括轮状病毒或诺如病毒或肠型腺病毒抗原阳性可鉴别。

3. 阿米巴痢疾 多流行于热带和亚热带地区,可有流行病学接触史,排暗红色果酱样便为其主要特点,且全身中毒症状较轻,腹泻易迁延。粪便常规或孵化检查发现阿米巴滋养体可确诊。结肠镜检查多有助于鉴别诊断。

4. 炎症性肠病 可有发热、血便、腹痛及里急后重等,常伴有贫血和营养不良等全身症状,且病情反复和迁延。肠镜检查和活检是主要诊断依据。

5. 坏死性肠炎 也有发热、腹痛及腹泻,全身中毒症状重,但以腹胀、肠鸣音减弱及血便为突出特点,常伴休克;腹部立位片见肠间隙增宽、肠壁僵硬和积气等有助鉴别。

6. 急性阑尾炎 有腹痛、呕吐和发热,炎症指标明显增高,但腹泻不重,而以右下腹痛为突出,伴有腹肌紧张、压痛和反跳痛,超声可提示阑尾肿大。

【治疗】

1. 一般治疗 给予易消化、富营养的流质或半流质饮食。

2. 对症治疗 伴有高热和惊厥的患者给予相应处理。有脱水时,应及时补液和纠正电解质紊乱。

3. 病原治疗

(1) 大肠埃希氏菌肠炎:轻者无需抗菌治疗。对于 STEC O157:H7 菌株,不建议抗菌治疗。在下列情况下应予病原治疗:①有黏液脓便的腹泻:可选择口服阿奇霉素(10mg/kg,q.d.),或环丙沙星(15mg/kg,b.i.d.),或头孢克肟(8mg/kg,q.d.),疗程 3 天。②菌血症或败血症:静脉用第三代头孢菌素,如头孢噻肟(25~50mg/kg,q.8h.),或头孢曲松(20~80mg/kg,q.d.),或头孢他啶(10~30mg/kg,q.8h.),或头孢哌酮(20~60mg/kg,q.8h.)。疗程 5~7 天,重症或伴感染性休克者可延至7~14 天。

（2）空肠弯曲菌肠炎：①阿奇霉素：单疗程为 10mg/kg，q.d.，连用 3 天停 4 天；或首日 10mg/kg，后 4 天 5mg/kg，q.d.，停 2 天。严重者需 2~3 疗程。或②红霉素：10mg/kg，q.6h.。疗程 5 天，重症包括合并肠道外感染可延至 2~3 周。对多西环素、氨基糖苷类、克林霉素及亚胺培南等敏感时，可权衡利弊后选用。对喹诺酮类的耐药率较高。

（3）耶尔森菌肠炎：轻症能自愈，无需抗菌治疗。新生儿和免疫缺陷者感染或有败血症或肠道外感染需要抗菌治疗，对复方磺胺甲噁唑、喹诺酮类、第三代头孢菌素、氨基糖苷类及多西环素等敏感，可权衡利弊后酌情选用。一般口服，重症可静脉用药。疗程一般 3 天，重症可延至 1~2 周。

（4）艰难梭菌肠炎：疗程 10~14 天。①轻型和中型：口服甲硝唑 10mg/kg，q.8h.，最大量 2g/d；或口服万古霉素，5mg/kg，q.6h.（最大量 500mg/d）。②重型和极重型：口服万古霉素 10mg/kg，q.6h.（最大量 2g/d；病情稳定后减为 5mg/kg），口服受限或肠梗阻者可保留灌肠（成人：万古霉素 500mg 溶于生理盐水 100ml，q.6h.）或联合口服或静脉用甲硝唑（最大量 1.5g/d）。③复发型：推荐万古霉素递减和脉冲给药疗法，10mg/kg（最大量 125mg），q.6h.，连用 10~14 天；减为 2 次/d（q.12h.），用 1 周；减为 1 次/d，继用 1 周；减为每 2 或 3 天口服 1 次，用 2~8 周，总疗程约 6~12 周。或采用 10mg/kg（最大量 125mg），q.6h.，用 1 周后停 1 周，如此 3~4 次循环。对于万古霉素无效和复发型，可选择口服非达霉素（美国 FDA 批准用于≥6 个月儿童 CDI，按体重计单剂用量：4~<7kg，80mg；7~<9kg，120mg；9~<12.5kg，160mg；≥12.5kg，200mg，q.12h.，疗程 10 天）。对于复发≥3 次或严重病例，可采用粪菌移植（接受结肠次全切术患者的效果尚不确定）。

4. 手术治疗 ①局部脓肿：应及时切开引流。②艰难梭菌肠炎并发症治疗：并发肠穿孔者需手术治疗；合并急性腹膜炎或有休克（尤其是血乳酸增高≥3mmol/L）者手术可获益；经内科积极治疗无效的中毒性巨结肠患者手术可能有用。手术治疗能有效降低病死率。手术方式多选择大肠切除术或回肠造口术（结肠旷置保留，并联合万古霉素灌洗结肠治疗）。结肠次全切除保留直肠的患者术后仍需接受抗菌药物治疗。

【预防】

1. **控制传播**　主要是加强食品卫生管理和注意饮食卫生,不吃生病或死去的畜禽的肉类及内脏,不喝生水;动物性食物如肉类及其制品应煮熟煮透后方可食用;应注意对屠宰场、肉类运输及食品厂等部门的卫生检疫及饮水消毒管理;做好食堂卫生,健全和执行饮食卫生管理制度;加强水源管理和狗、猫等宠物的检疫。

2. **预防院内感染**　医院特别是产房和儿科病房要做好院内感染的防控工作;一旦发现患者,要及时隔离和积极治疗;医务工作者及访客要做好手卫生,尤其是护理患者后;并要做好病房和病区内环境和用具的彻底消毒,以最大限度地防止院内传播。

3. **艰难梭菌肠炎的预防**　严格执行抗菌药物监督管理计划,最大限度减少抗菌药物使用频率、疗程及给药品种。世界胃肠病学组织(World Gastroenterology Organisation,WGO)和欧洲儿科胃肠病/肝病和营养学会(ESPGHAN)等临床指南推荐使用布拉氏酵母菌预防儿童CD感染,剂量为250~500mg/d,在使用抗菌药物的同时服用,直至停用抗菌药物。

➢ **附:其他细菌性肠炎的诊治流程图**

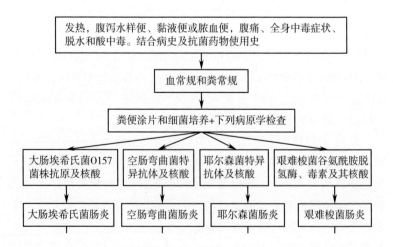

↓	↓	↓	↓
轻者无需抗菌治疗。黏液脓便时可口服抗菌药物3d；菌血症或败血症时静脉用第三代头孢菌素5~7d	首选阿奇霉素和红霉素，对多西环素、氨基糖苷类、克林霉素及亚胺培南敏感，可酌情选用。对喹诺酮类的耐药率较高	轻症无需抗菌治疗。新生儿和免疫缺陷者感染或败血症等需选用敏感抗菌药物，疗程一般3d，重症1~2周	尽可能停用广谱抗菌药物。可口服甲硝唑或万古霉素10~14d。≥3次复发或严重病例可选择粪菌移植

（刘志峰）

第九节　霍　乱

【概述】

霍乱（cholera）是霍乱弧菌引起的急性分泌性腹泻病，是一种烈性肠道传染病。临床表现为剧烈腹泻和呕吐，典型大便为米泔水样，可伴有脱水、电解质紊乱及低血容量性休克，重症可死于循环衰竭和急性肾衰竭或多脏器功能衰竭。婴幼儿或有并发症者预后差。本病传播快，可大规模流行，我国将其列为甲类传染病，进行强制性管理。

【病因和流行病学特征】

霍乱弧菌（*Vibrio cholerae*）为弯曲呈弧状或逗点状革兰氏阴性弧菌，在已发现的 200 多个血清群中，只有产霍乱毒素的 O1 群和 O139 群菌株能引起霍乱。霍乱弧菌在小肠大量繁殖并产生最强致泻毒素即霍乱毒素 CtxA 和 CtxB，使小肠上皮细胞内 cAMP 浓度持续升高并刺激隐窝细胞主动分泌氯和碳酸氢根离子；同时抑制肠绒毛吸收钠离子，使水随离子大量丢失。由于失水使胆汁分泌减少而使水便呈"米泔水"样。霍乱弧菌还能产生有肠毒素活性的 Ace 蛋白，增加小肠分泌；产生紧密连接毒素 Zot 蛋白，可松解小肠黏膜细胞的紧密连接而增加肠黏膜渗透性；产生溶血毒素和空泡毒素发挥细胞毒作用。

患者及带菌者是主要传染源。主要通过污染的水或食物经口传播，日常生活接触及苍蝇媒介等途径也可传播。公用水源污染可造成暴发流行。夏秋季为流行季节，以 7~10 月份为多。流行地区主要是沿海一带。在高流行地区，5 岁以下儿童发病率最高，在人群免疫力更低地区发生大流行时,儿童与成人发病率相近。O139 群霍乱具有疫情来势猛、传播快、病例散发及无家庭聚集性等特征。

【诊断】

1. **流行病学史**　来自霍乱流行区,有与霍乱患者密切接触史或摄入不洁饮水或食物史。

2. **临床表现**　潜伏期 1~3 天,最短 3 小时,最长 7 天。

(1) 典型霍乱:发病急骤,以无痛性剧烈腹泻开始,继之连续性喷射状呕吐。腹泻不伴里急后重,大便初为黄色稀水样,迅速成为米泔水样,少数重症可有血便。呕吐物初为胃内容物,继之米泔水样。最严重时每小时失水量可高达 1L。患者很快出现脱水、电解质紊乱、代谢性酸中毒及循环衰竭。通常无腹痛,少数可因腹直肌痉挛而引起腹痛。一般不发热,部分患者因毒素吸收或继发感染而发热。

(2) 临床分型,根据病情严重程度分型:①轻型:仅有腹泻,大便次数不超过 10 次/d,持续 3~5 天。一般不伴呕吐,无脱水征象。②中型:吐泻次数较多,大便次数在 10~20 次/d,有典型米泔水样大便,有中度脱水征象。③重型:吐泻频繁,大便次数 20 次/d 以上,有重度脱水及低血容量性休克。④中毒型(干性霍乱):罕见。无或轻度腹泻及呕吐,液体蓄积在肠腔,起病后迅速出现循环衰竭,甚至死亡。

3. **实验室检查**

(1) 常规检查:因脱水导致血液浓缩,外周血红细胞、血红蛋白及白细胞都相对升高。粪常规常无或少数红细胞和白细胞。尿常规可有少量蛋白和少许红细胞、白细胞及管型。

(2) 生化检查:血清钾、钠、氯可正常或降低;碳酸氢根离子降低;尿素氮和肌酐升高;脱水及酸中毒纠正后常出现低钾血症。

4. **病原学检查**

(1) 涂片镜检及制动试验:取粪便涂片染色后镜检,见革兰氏阴性弧菌呈鱼群状排列;或将新鲜水样便滴在玻片上在暗视野下镜检,见到细菌呈穿梭样运动,加入 O1 群多价血清 1 滴,若是 O1 群霍乱弧菌即运动停止,凝集成块。若不能制止其运动,应再用 O139 血清重做试验。可用于快速诊断。

(2) 细菌培养：留取使用抗菌药物之前的粪便样本，培养出 O1 或 O139 霍乱弧菌即可确诊。

(3) 免疫学检查：①特异性抗原：用霍乱弧菌胶体金快速检测法检测 O1 和 O139 群特异性抗原。阳性有快速诊断价值。②特异性抗体：在发病第 1~3 天及第 10~15 天取双份血清，若抗体效价≥4 倍增高，有回顾性诊断意义。

(4) 毒素基因：PCR 法检测粪样本中霍乱弧菌毒素基因亚单位 *CtxA* 与 O1 和 O139 群特异性 *rfb* 基因。阳性有诊断意义。

5. **诊断标准**

(1) 确定诊断：符合下列 3 项之一者可确诊：①有腹泻症状，粪便培养霍乱弧菌阳性。②在霍乱疫区的流行期间有典型霍乱临床表现。虽然粪便培养未发现霍乱弧菌，但检测双份血清特异性抗体滴度≥4 倍升高者可确诊。③在疫源追溯中发现粪便培养阳性前后各 5 天内有腹泻症状者，可诊断为轻型霍乱。

(2) 疑似诊断，符合下述两项之一者：①首发病例具有典型的临床表现但尚未获得病原证实者。②霍乱流行期间与霍乱患者有明确接触史，并出现泻吐症状，而无其他原因者。应先按疑似霍乱进行疫情处理，同时每天送粪便培养 1 次，连续 3 次阴性，且血清抗体检测 2 次阴性者才可否定诊断，并更正疫情报告。

【**鉴别诊断**】

1. **细菌性食物中毒** 多有食用不洁食物史，同餐者常集体发病，起病急骤，早期常有发热及全身中毒症状。常为水样便或脓血便，无米泔水样大便，粪便或呕吐物细菌培养可鉴别。

2. **病毒性肠炎** 多见于婴幼儿，好发于秋冬季，为蛋花样或水样便，不呈米泔水样，粪常规正常，粪便培养无致病菌，但能分离到轮状病毒等或检测出相应病毒抗原或核酸。

3. **鼠伤寒沙门氏菌肠炎** 多见于 6 个月以下婴儿，大便性状多样，可为稀水便，亦可有脓血便，或为白色胶冻样大便，有腥臭味，脓血黏液便送检可见白细胞和红细胞增多，大便培养可检出鼠伤寒沙门氏菌。

4. 产肠毒素性或致病性大肠埃希氏菌肠炎 腹泻水样便,但无米泔水样便,病程短,传染性小,粪便细菌培养可检出相应的大肠埃希氏菌。

【治疗】

1. 隔离 按甲类传染病要求进行疫情报告及隔离治疗。危重患者应先就地抢救,待病情稳定后在医护人员陪同下送往指定的隔离病房。直至症状消失后 6 天,并隔日粪便培养 1 次,连续 3 次阴性方可解除隔离。疑似病例应与确诊病例分开隔离。

2. 补液治疗 预防脱水、纠正脱水及纠正电解质紊乱是治疗本病的关键。原则是早期、快速及足量;先盐后糖,先快后慢;适时补碱,及时补钾及补钙。

(1) 口服补液:适用于轻型和中型病例及经静脉补液纠正休克后病情改善的重症患者。口服经典配方 ORS,最初 4 小时用量(ml)=75ml× 体重(kg),以后口服补液总量为腹泻量的 1.5 倍。

(2) 静脉补液:适用于中度和重度脱水及剧烈呕吐者,具体疗法见图 2-9-1。两个阶段输液完成后需重新评估累计损失量,继续静脉或口服补液。纠正低钾血症、低钙血症及代谢性酸中毒疗法详见第一章第九节。

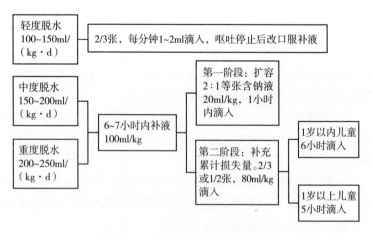

图 2-9-1 霍乱的静脉补液流程图

3. **病原治疗**　适用于病情严重伴有中度以上脱水者,可缩短病程和减少排菌。可选用药物:①阿奇霉素:20mg/kg,单次口服。②红霉素:12.5mg/kg,q.6h.,口服,疗程 3 天。③多西环素(所有年龄):2mg/kg,q.12h.,口服,最大量 200mg/d,疗程 3 天。④环丙沙星:权衡利弊和知情同意下谨慎选用,5~7.5mg/kg,q.12h.,口服或静脉滴注,疗程 3 天。⑤复方磺胺甲噁唑:用于敏感菌,20mg/kg,q.12h.,疗程 3 天。

4. **抑制肠黏膜分泌**　①氯丙嗪:1~2mg/kg,口服或肌内注射。②消旋卡多曲:1.5mg/kg,q.8h.,口服。

5. **并发症治疗**　对于低血容量性休克或重度脱水经输液治疗估计液体已补足但血压仍低或测不出者,可用糖皮质激素如氢化可的松或地塞米松,并加用血管活性药物如多巴胺静脉滴注。出现肺水肿或心力衰竭时,除暂停输液外,应给予镇静、利尿及强心等抗心力衰竭治疗。对急性肾衰竭者,应纠正酸中毒及电解质紊乱,对伴有高血容量、高血钾及严重酸中毒者可采用透析治疗。

【预防】

1. **控制传染源**　发现患者后 6 小时内报告防疫部门,早发现、早隔离、早治疗患者,并及时处理疫源地。患者应隔离至症状消失后 6 天,并隔日粪培养连续 3 次阴性。严格消毒患者的排泄物。对接触者应严密检疫 5 天。

2. **切断传播途径**　加强饮水消毒和食品管理,对患者和带菌者的排泄物进行彻底消毒,消灭苍蝇等传播媒介。保持良好个人卫生习惯,不喝生水,不吃变质食品,不生食贝类海产品。

3. **疫苗接种**　目前使用的口服霍乱疫苗:①rBS/WC 疫苗:由纯化的重组霍乱类毒素 B 亚单位和灭活 O1 群霍乱全菌体组成。②CVD103-HgR 减毒活疫苗:是利用基因工程技术使霍乱弧菌缺失主要毒力基因,保留有效抗原基因构建而成。主要用于保护地方性流行区的高危人群。

霍乱相关内容见视频 2-9-1。

视频 2-9-1
霍乱

➤ 附:霍乱的诊治流程图

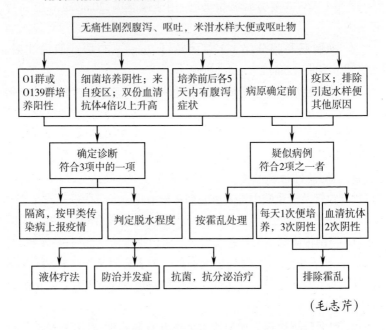

（毛志芹）

第十节　白　喉

【概述】

　　白喉(diphtheria)是由白喉棒状杆菌引起的急性呼吸道传染病。其临床特征为咽、喉及鼻等处假膜形成,伴全身中毒症状,严重者可并发心肌炎和周围神经麻痹。我国将本病纳入乙类法定传染病管理。

【病原体及流行病学特征】

　　白喉棒状杆菌俗称白喉杆菌,为革兰氏阳性杆菌,有 3 种不同特征菌落,即重型、轻型及中间型,我国以轻型产毒株多见。白喉杆菌侵入机体后仅在鼻腔和咽喉局部繁殖,但能产生白喉毒素而致病。患者及带菌者是传染源(传染期一般1~2周)。主要通过呼吸道飞沫传播,亦可通过污染的物品、玩具及手等间接接触传播,或通过污染的食物和牛奶引起暴发流行。偶可经破损的皮肤黏膜传染。6个月以下婴儿有来自母体的免疫力,极少患病;2~5岁为发病高峰年龄。全年散发,以秋冬季节好发。在儿童普种疫苗的国家,人群发病率和病死率已显著下降。我国白喉病例已属偶见。

【诊断】

1. **流行病学史** 当地有白喉流行或散发病例或1周内曾去过流行区或有白喉患者直接或间接接触史等。

2. **临床表现** 潜伏期1~7天,多为2~4天。

(1)咽白喉:为最常见类型。①普通型:起病慢,常有发热、咽痛、乏力、食欲缺乏和呕吐等;婴幼儿可有烦躁、哭闹及流涎。咽部充血,扁桃腺明显肿大,有点片状灰白色假膜形成,强行剥离易出血。下颌下及颈部淋巴结肿大伴触痛。②轻型:发热及全身症状轻微,仅有轻咽痛,扁桃腺稍红肿,假膜呈点状或小片状,有时仅有少许白色渗出。③重型:常有高热、极度乏力、面色苍白、恶心、呕吐及畏食等。咽痛明显,局部假膜迅速扩大可延及鼻咽部、喉部及口腔黏膜。颈部淋巴结肿痛明显。大多伴有中毒性心肌炎和外周神经麻痹。④极重型:毒血症状出现迅速且不断加重,高热或体温不升,呼吸急促,烦躁不安,面色苍白或发绀,血压下降或休克。假膜范围广泛,多呈黑色,可形成污秽带腐臭的溃疡。扁桃腺和咽部高度肿胀,颈部淋巴结肿痛伴周围软组织明显肿胀。病程中可出现心脏扩大、心律失常及心力衰竭,亦可有出血和血小板降低等,预后凶险。

(2)喉白喉:多为咽白喉蔓延所致。多见于1~3岁婴幼儿。初有发热和干咳,继而犬吠样咳嗽,声音嘶哑甚至失音;吸气性呼吸困难进行性加重(烦躁不安,鼻翼扇动,头后仰,面色苍白或发绀)。如不及时解除梗阻,则很快窒息,甚至昏迷和惊厥。若假膜延至气管和支气管,则呼吸困难更为严重,常窒息而亡。

(3) **鼻白喉**：多见于婴幼儿。全身症状轻微，可有张口呼吸和喂养困难，有顽固性鼻塞，浆液性或血性流涕，鼻孔周围皮肤及上唇糜烂和溃疡，鼻前庭及中隔黏膜可见灰白色假膜。

(4) **其他部位白喉**：可发生于眼结膜、外耳道、女婴外阴部、婴儿脐部、皮肤创伤及手术伤口等部位，为原发感染或继发于咽白喉。其特征为患处顽固的假膜性损害，长期治疗无效，发现病因后采用白喉抗毒素治疗很快痊愈。

3. **实验室检查**　外周血白细胞总数多在$(10\sim20)\times10^9$/L，中性粒细胞比率在 80% 以上。

4. **病原学检查**　①涂片镜检：于假膜边缘擦拭取材或取鼻咽拭子，涂片染色后镜检，阳性可作初步诊断。②细菌培养：将上述标本接种培养，于 6~12 小时后取培养物涂片镜检，有助于快速诊断；延长培养 18 小时后取菌落做毒力试验鉴定能产生白喉毒素。③抗原和抗体：取分泌物用免疫荧光法检查抗原，阳性可协助诊断。急性期和恢复期血清抗体≥4 倍增高有确诊意义。④核酸检查：PCR 法或实时定量 PCR 法检测白喉毒素基因（*tox*），阳性可协助诊断。

5. **诊断标准**

(1) **疑似病例**：临床上具有咽白喉或喉白喉或鼻白喉或其他部位白喉的特征性灰白色假膜的患者。

(2) **临床诊断病例**：疑似病例有明确的白喉患者直接或间接接触等流行病学史。

(3) **确诊病例**：疑似病例获得白喉杆菌培养阳性并证实能产生白喉毒素或者急性期和恢复期血清特异性抗体效价有≥4 倍增高者。

【鉴别诊断】

1. **咽白喉**　①急性化脓性扁桃体炎：体温高，咽痛明显，扁桃腺可见黄白色脓性分泌物，易擦去且不出血。②鹅口疮：不发热，口腔黏膜有白色片状物附着，白膜疏松易剥离，涂片可见白假丝酵母菌。③传染性单核细胞增多症：白色膜状物局限于扁桃腺表面，外周血淋巴细胞和异型淋巴细胞数明显增多，血 EBV DNA 及抗 VCA-IgM 抗体阳性。

2. **喉白喉** ①急性喉炎:起病急,突发呼吸困难伴声嘶和犬吠样咳嗽,但局部无假膜形成。②气管内异物:有异物吸入史,呈阵发性剧烈呛咳,局部无假膜,有局限性哮鸣音或胸部影像学可见肺气肿和肺不张。

3. **鼻白喉** ①鼻炎:主要依据鼻镜检查不见假膜。②鼻腔异物:异物常限于一侧,鼻镜检查可直接发现异物。

【治疗】

1. **一般治疗** 应卧床休息至少2周以上,并发心肌炎者应绝对卧床休息,过早活动极易引起猝死。给予足够热量,维持水和电解质平衡。保持室内空气新鲜和湿润。做好口腔护理,防止继发感染。

2. **抗毒素治疗** 特异性抗毒素(DAT)为马血清制剂,只能中和血中游离毒素,故在临床诊断后应立即使用。用法:轻型1万~3万U,重型4万~6万U,极重型6万~10万U,肌内注射或20倍稀释后缓慢静脉滴注(每分钟<1ml)。DAT使用前须先做皮试(1:100稀释皮内注射),阳性者按脱敏法肌内注射,不可静脉滴注。

3. **抗菌治疗** 需在病程3天内与抗毒素联用。首选红霉素:10~12.5mg/kg,q.6h.,口服,或20~25mg/kg,q.12h.,静脉滴注;也可用青霉素:3万~5万U/kg,q.6h.,静脉滴注。疗程14天。

4. **喉白喉的治疗** 重点是保持呼吸道畅通,必要时通过气管镜吸取脱下的假膜,以防止堵塞气道。发生喉梗阻时,应及早行气管插管或气管切开。

【预防】

1. **控制传播** 早期发现患者并尽早隔离治疗至症状消失和细菌培养连续2次阴性为止,解除隔离不宜早于治疗后7天。带菌者应隔离和抗菌治疗7天,直至连续细菌培养3次阴性为止。密切接触者需检疫7天。居室应常通风换气、湿式扫除和紫外线消毒。患者的呼吸道分泌物、排泄物及常用物品均应消毒。

2. **保护易感人群**

(1) 疫苗接种:

1) 基础免疫:3~5月龄婴儿开始接种百日咳、白喉、破伤风(DPT)

联合疫苗,每月1剂,连续3次。

2) 强化免疫:在18~24月龄时加强DPT三联疫苗1剂;至6岁时,加强接种白喉和破伤风二联疫苗1剂。若为6岁以上儿童首次接种或是流行期易感人群的预防,可接种白喉和破伤风二联疫苗,每4~8周1次,共2剂;间隔6~8个月后再接种第3剂。

(2) 药物预防:密切接触的易感者可应用抗菌药物预防性治疗1周,药物和剂量同治疗。若细菌培养阴性和锡克试验(皮内注射毒素,24~48小时后观察局部无反应或仅有轻微红痕判为阴性,说明对白喉毒素有免疫力;局部有红肿或硬结等阳性反应表明对白喉毒素无免疫力)阳性,应全程接种白喉疫苗。

(3) 被动免疫:密切接触的易感者可予白喉抗毒素预防,儿童剂量为1 000U(先皮试),肌内注射,保护期为2~3周,1个月后再接受全程疫苗接种。

➢ 附:白喉的诊治流程图

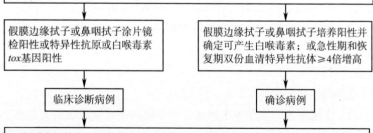

（刘志峰）

第十一节 鼠 疫

【概述】

鼠疫(plague)是由鼠疫耶尔森菌(*Yersinia pestis*)引起的自然疫源性烈性传染病。以高热、中毒症状重、出血倾向、坏死性淋巴结炎和肺炎等为临床特征,进展快,死亡率高。被列为我国法定甲类传染病之首。

【病因和流行病学特征】

鼠疫耶尔森菌,简称鼠疫杆菌,属肠杆菌科耶尔森菌属,为革兰氏阴性短粗杆菌,对外界抵抗力较强,在干燥痰液和蚤粪中可存活数周。其内毒素为致病致死性毒性物质。病原菌经皮肤侵入后,经淋巴管至淋巴结,引起剧烈的出血坏死性炎症反应,即腺鼠疫。病菌直接经呼吸道吸入,引起原发性肺鼠疫。少数感染极重者,病菌直接入血,引发原发性败血症型鼠疫。

鼠疫是流行于野生啮齿动物的疾病,鼠类和旱獭是重要传染源与储存宿主。各型患者均为传染源,以肺型鼠疫患者最为重要,败血型鼠疫早期血液有传染性,腺鼠疫患者仅在脓肿破溃后或被跳蚤叮咬时才起传染源作用。主要传播方式为鼠→蚤→人。肺鼠疫患者可借飞沫构成"人→人"传播;少数可因直接接触或进食未煮熟的病兽而被感染。人鼠疫以亚洲、非洲、美洲发病最多,我国有12种类型鼠疫自然疫源地,分布于西南和西北地区的19个省区。多发于农牧人员及其子女,多发生在夏秋季,与狩猎及鼠类繁殖活动有关。

【诊断标准】

1. **流行病学史** 发病前9天内:①到过动物鼠疫流行区;②在无有效个人防护情况下接触过来自鼠疫疫区的疫源动物、动物制品或进入过鼠疫实验室或接触过鼠疫实验用品;③无有效个人防护情况下接触疑似或确诊鼠疫患者。

2. **临床表现** 一般为2~5天,可短至数小时或长至12天。各型初期的全身中毒症状大致相同,包括寒战、高热、颜面潮红、结膜充血及皮肤黏膜出血等。

(1) 腺鼠疫:最常见,以急性淋巴结炎为特征。局部淋巴结显著红肿热痛,病后第 2~3 天症状迅速加剧,与周围组织粘连成块,触痛剧烈,4~5 天后淋巴结化脓破溃。部分可发展成严重毒血症或继发败血症或肺鼠疫。

(2) 肺鼠疫:可原发或继发于腺型。起病 24~36 小时内出现剧烈胸痛、气促及咳嗽,咳大量血性泡沫痰,迅速出现呼吸困难和发绀;肺部仅可闻及少量湿啰音,可有胸膜摩擦音。如治疗不及时,多于 2~3 天内死于心力衰竭或休克。

(3) 败血症型鼠疫:①原发性败血症型鼠疫:病情发展极快,常突然高热或体温不升,神志不清,谵妄或昏迷,可见皮肤黏膜出血、鼻出血、便血、血尿、DIC 和心力衰竭。若处理不及时多在发病后数小时至 2~3 天内死亡。②继发性败血症型鼠疫:病初有腺鼠疫和肺鼠疫,进一步发展出现严重毒血症及出血症状。因皮肤广泛出血、瘀斑、发绀及坏死,临终前皮肤常呈黑紫色,俗称"黑死病"。

(4) 轻型鼠疫:有不规则低热,全身症状轻微,局部淋巴结肿痛,偶可化脓,无出血现象,多见于流行初期和末期或预防接种者。

(5) 其他类型:如皮肤鼠疫、脑膜炎型鼠疫、眼鼠疫、肠鼠疫及扁桃体鼠疫等,均少见。

3. **实验室和辅助检查**

(1) 常规检查:血常规白细胞总数及中性粒细胞显著增多,白细胞可达 30×10^9/L 以上,血红蛋白和血小板可减少。尿常规可有蛋白尿或血尿。粪常规可见血便或黏液血便。

(2) 凝血功能和生化:腺型和败血症型可在短期内发生 DIC,出现纤维蛋白原减少、凝血酶原时间明显延长和 FDP 明显增高。可有肝功能和肾功能损害。

(3) 脑脊液检查:脑膜炎型脑脊液细胞数明显增加,常 >4 000 $\times 10^6$/L,以中性粒细胞增高为主,蛋白明显增高,糖和氯化物明显减低。

（4）影像学检查:肺型早期表现为单个或多个高密度影,分布于多个叶段,随病情进展可呈双肺大片实变,甚至呈"白肺"样改变。

4. 病原学检查

（1）涂片镜检:取淋巴结穿刺液、血、痰,咽部或眼分泌物或尸体脏器和管状骨的骨髓标本,直接涂片或印片,革兰氏染色或亚甲蓝染色,镜下观察典型鼠疫杆菌的形态和染色性(两极浓染),加用免疫荧光试验可用于快速诊断。

（2）培养与鉴定:取上述样本培养和鉴定鼠疫耶尔森菌。

（3）核酸检测:用 PCR 或测序法检测鼠疫杆菌特异性 *cafl* 及 *pla* 基因。

（4）免疫学检查:用反相间接血凝试验(RIHA)、ELISA 和胶体金纸上色谱法检测标本中鼠疫 F1 抗原。用间接血凝试验(IHA)、ELISA 和胶体金法检测急性期与恢复期(间隔 10 天)血清鼠疫 F1 抗体,滴度≥4 倍增高有诊断意义。

5. 诊断标准

（1）疑似病例:突发高热,外周血白细胞增高,有咳嗽、胸痛、咯血痰或血性泡沫痰,或淋巴结肿大等上述各型鼠疫相关临床表现,且具备上述鼠疫流行病学史中任何一条,可考虑为鼠疫疑似病例。

（2）确诊病例:疑似病例具备下列病原学诊断标准之一:①淋巴结穿刺液、血液、痰液、咽部或眼分泌物等标本分离到鼠疫杆菌;②上述标本中鼠疫杆菌 F1 抗原和特异性核酸均为阳性;③双份血清(间隔 10 天)F1 抗体阳转或滴度≥4 倍增高。

【鉴别诊断】

1. **腺鼠疫**　主要需与急性淋巴结炎鉴别。急性淋巴结炎也有发热和淋巴结肿疼,但常有引流部位的原发感染病灶,常无淋巴结剧烈疼痛及强迫体位,全身中毒症状相对较轻。追溯流行病学史和病原学检查有鉴别意义。

2. **肺鼠疫**　需与大叶性肺炎、腺病毒肺炎、钩端螺旋体病肺出血型及非典型肺炎等鉴别:①大叶性肺炎:可咳铁锈色痰,但常无肺出血,肺部实变体征与胸部大片阴影相一致,痰培养可检出肺炎链球菌。②腺病毒肺炎和非典型肺炎:外周血白细胞大多正常,全身中毒症状较轻,呼吸道分泌物腺病毒或非典型微生物核酸或血清特异性IgM抗体阳性可帮助诊断。③钩端螺旋体病肺出血型:病情也可凶险,常有外周血嗜酸性粒细胞增多,其鉴别主要依赖流行病学资料和病原学检查。

3. **败血症鼠疫** 主要需与其他病原所致败血症和肾综合征出血热鉴别:①其他病原所致败血症:常有原发感染病灶;早期通常无出血症,即使继发DIC,出血表现也明显轻于败血症型鼠疫;血培养可检出致病细菌。②肾综合征出血热:有鼠类接触史,以发热、充血和出血现象、低血压及急性肾功能损害等为特征,较早出现蛋白尿,汉坦病毒检测阳性。

【治疗】

1. **治疗原则** 早期足量应用抗生素是降低病死率的关键。凡确诊或疑似鼠疫患者,均应迅速严密隔离,就地治疗。

2. **病原治疗** 疗程至少10天或热退后继用3~4天。

1)氨基糖苷类:为首选药物。①链霉素:15mg/kg,肌内注射,b.i.d.,最大量2g/d。②庆大霉素:2.5mg/kg,q.8h.,静脉滴注或肌内注射。

2)喹诺酮类:主要用于肺鼠疫和败血症型鼠疫患者的联合用药。儿童权衡利弊谨慎选用。①左氧氟沙星:10mg/kg,q.d.,静脉滴注或口服,最大量500mg/d。②环丙沙星:口服,10mg/kg,q.12h.,最大量1g/d;静脉滴注,8mg/kg,q.12h.,最大量800mg/d。③莫西沙星:8mg/kg,q.d.,静脉滴注或口服,最大量400mg/d。

3)四环素类:可为各型鼠疫联合用药的选择。①多西环素:8岁以上儿童可选用。体重≤45kg,2mg/kg,q.12h.;>45kg按成人剂量,100mg,q.12h.,口服。②四环素:9岁以上儿童。7.5~12.5mg/kg,q.6h.,口服,最大量2g/d。

4)氯霉素:与链霉素联合用于有脑膜炎者。12.5~25mg/kg,q.6h.,静脉滴注,最大量2g/d,新生儿禁用。

3. **对症治疗** 急性期应卧床,保证热量供应,补充足够的液体。高热时采用药物及物理退热。疼痛及烦躁不安者可用止痛及镇静剂。

4. 重症治疗

1）糖皮质激素：适用于中毒症状严重或休克患者。氢化可的松 3~5mg/（kg·d）或甲泼尼龙 1~2mg/（kg·d），疗程不超过 5~7 天。

2）维护重要脏器功能：呼吸困难、循环衰竭及合并 DIC 者，应予吸氧、抗休克及应用肝素治疗。具体措施参见本章第三节流行性脑脊髓膜炎。

5. 局部治疗 腺鼠疫淋巴结切忌挤压，可予湿热敷或红外线照射，未软化局限者勿切开，以免全身播散；如果脓肿形成可切开引流，宜在应用足量抗菌药物 24 小时以后方可进行。皮肤鼠疫可用抗菌药液湿敷、冲洗或链霉素软膏外敷。眼鼠疫可局部用抗菌药物眼药水或眼膏。

【预防】

1. 控制传染源和切断传播途径 ①严格隔离患者和疑似患者：所有病例未排除肺鼠疫前均需要呼吸道隔离。腺鼠疫应隔离至症状及体征消失后 3~5 天无复发；败血症型或肺鼠疫隔离至症状消失后连续 3 次血或痰菌阴性（每隔 3 天检测 1 次）。患者分泌物和排泄物应彻底消毒处理。接触者医学观察 9 天，曾接受预防接种者应检疫 12 天。②灭鼠和灭蚤，监测和控制鼠间鼠疫。

2. 药物预防 密切暴露肺鼠疫患者的接触者应接受预防用药，短期进入疫区的旅游者亦可药物预防。可选择口服多西环素 2mg/kg，q.12h.；环丙沙星 10mg/kg，b.i.d.；复方磺胺甲噁唑：25mg/kg，b.i.d.，连用 7 天。对于生物恐怖事件的暴露后预防，推荐多西环素或环丙沙星。

3. 预防接种 接种对象是疫区及其周围人群或进入疫区的易感者及接触鼠疫杆菌的实验室工作人员。目前常用 EV 鼠疫无毒活菌苗，采用皮上划痕法或皮下注射，剂量为 2~6 岁 0.3ml，7~14 岁 0.5ml，>15 岁 1ml。接种后 10 天开始产生免疫力，保护期 1 年，需每年接种 1 次。

➤ 附:鼠疫的诊治流程图

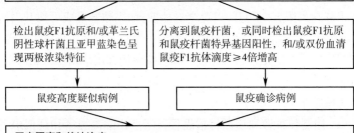

流行病学：发病前10天到过鼠疫流行区或接触过疫源动物、动物制品及鼠疫患者；或进入鼠疫实验室接触过实验用品
临床表现：突发高热、严重全身中毒症状及早期出血倾向，并有淋巴结肿大，肺部受累或出现败血症、休克等

病原学检查
采集淋巴结穿刺液、咽或眼分泌物、脓液、痰液、血液、脑脊液或尸体脏器，涂片革兰氏染色和亚甲蓝染色镜检；细菌培养；检测鼠疫杆菌F1抗原和特异性基因；双份血清检测鼠疫F1抗体

检出鼠疫F1抗原和/或革兰氏阴性球杆菌且亚甲蓝染色呈现两极浓染特征

分离到鼠疫杆菌，或同时检出鼠疫F1抗原和鼠疫杆菌特异基因阳性，和/或双份血清鼠疫F1抗体滴度≥4倍增高

鼠疫高度疑似病例

鼠疫确诊病例

严密隔离和就地治疗
病原治疗：早期足量，疗程7~10天或热退后继用3~4天。首选氨基糖苷类；慎用喹诺酮类；多西环素（≥8岁）；氯霉素（脑膜炎）
对症治疗：退热、止痛、镇静、氧疗、抗休克和DIC处理等

（陈英虎）

第十二节 炭 疽

【概述】

炭疽（anthrax）是炭疽芽胞杆菌（*Bacillus anthracis*）引起的动物源性传染病，以皮肤坏死、溃疡、特征性黑色焦痂和周围组织广泛水肿及毒血症为主要表现，偶可致肺、肠、血流和脑膜感染。我国将本病纳入乙类法定传染病，肺炭疽要求按照甲类传染病管理。

【病因和流行病学特征】

炭疽芽胞杆菌简称炭疽杆菌，革兰氏阳性，在体内形成荚膜，在体外可形成芽胞，后者在动物、尸体及其污染的环境和泥土中可存活多年。在合适环境下,芽胞会重新变成有感染力的炭疽杆菌。传染源主要是草食动物,如牛、马、羊、骡及骆驼,因食入草或水中的炭疽杆菌芽胞而感染。人类感染炭疽主要有三种途径:①经皮肤接触感染:芽胞通过皮肤微小伤口侵入。②经口感染:因摄入污染的食物,与饮食习惯和食品加工有关。③吸入性感染:吸入含有炭疽芽胞的尘埃和气溶胶。人-人间传播很少发生。炭疽呈全球分布,主要在南美洲、东欧、亚洲及非洲地区,以温带和卫生条件差的农村地区多发。我国的炭疽多发生在西部地区,以农牧民为多,城市多为屠宰与肉类加工和皮毛加工者及兽医等散发病例。夏季较易感染。病后免疫力较持久。

【诊断】

1. **流行病学史**　生活在已证实存在炭疽的地区内或在发病前14天内到达过该类地区;或从事与毛皮等畜产品密切接触的职业;或接触过可疑的病或死亡动物或其残骸;或食用过可疑的病或死动物肉类或其制品;或在可能被炭疽芽胞杆菌污染的地区从事耕耘或挖掘等操作,均为本病的流行病学线索。

2. **临床表现**　潜伏期一般 1~5 天;肺炭疽可短至 12 小时或可长至数月。

(1) 皮肤炭疽:为最常见类型。面、颈、手或前臂等暴露部位皮肤出现红斑、丘疹及水疱,周围组织肿胀及浸润,继而中央坏死形成溃疡性黑色焦痂,焦痂周围皮肤发红肿胀、瘙痒,但疼痛不明显;局部淋巴结肿大且常化脓,伴有发热、头痛和关节痛等。少数严重者病灶局部呈大片水肿和坏死,全身毒血症状较重,可并发败血症和脑膜炎。

(2) 肺炭疽:多为吸入感染,偶有继发于皮肤炭疽。初起为"流感样"症状,经 2~4 天后症状加重,出现高热、咳嗽加重、痰呈血性,可伴胸痛、呼吸困难、气急、肺部啰音等,常并发败血症、休克和脑膜炎。

(3) 肠炭疽:①急性肠炎型:表现为恶心、呕吐、腹痛及腹泻。②急腹症型:全身中毒症状严重,有持续性呕吐、腹泻血水样便、腹胀

189

及腹痛,可出现腹膜刺激征及腹水,常并发败血症和感染性休克。

(4) 口咽部炭疽:出现严重的咽喉疼痛,颈部明显水肿,局部淋巴结肿大。水肿可压迫食管引起吞咽困难,压迫气道可出现呼吸困难。

(5) 炭疽败血症:常继发于以上各型炭疽。全身中毒症状严重,有高热、寒战、感染性休克与 DIC 表现(皮肤出血点或大片瘀斑,腔道活动性出血),迅速出现呼吸与循环衰竭。

(6) 脑膜炎型炭疽:常继发于以上各型炭疽。表现为剧烈头痛、呕吐及颈强直,继而出现谵妄、昏迷及呼吸衰竭。

3. **实验室检查** 血常规显示白细胞增高,中性粒细胞显著增多,血小板可减少。肺炭疽者胸部影像学显示肺纵隔增宽,支气管肺炎和胸腔积液。脑膜炎型炭疽患者的脑脊液多为血性,少数为黄色,压力增高,白细胞及中性粒细胞增多。

4. **病原学检查**

(1) 细菌学检查:可采集皮损处分泌物、痰、呕吐物、排泄物、血液、脑脊液、胸腔积液和活检组织标本进行细菌学检查。①直接涂片镜检:革兰氏染色镜检可见粗大的革兰氏阳性炭疽芽胞杆菌;②细菌培养。

(2) 特异性抗体:用 ELISA 法检测血清特异性抗毒素抗体及抗芽胞抗体,恢复期血清(病后 15 天)抗体滴度较急性期有 ≥4 倍增高有近期感染诊断意义。

(3) 核酸检查:用 PCR 法检测炭疽杆菌特异性质粒基因 $pagaA$ 和 cya 及染色体基因 $ropB$,可用于诊断和分型,有助于追溯传染来源。

(4) 动物实验:将上述标本或纯培养物接种于小鼠等动物皮下,24 小时后注射局部可见典型的肿胀和出血反应;大多于 36~48 小时内死亡,在其血液、组织液和各脏器中可找到并培养出炭疽芽胞杆菌。

5. **诊断标准** ①疑似病例:具有典型皮肤损害或具有流行病学线索,并有其他类型炭疽的临床表现之一者。②临床诊断病例:具有典型的涂片镜检结果及各型炭疽的临床表现之一者。③确诊病例：临床标本培养检出炭疽芽胞杆菌和/或双份血清抗炭疽特异性抗体滴度≥4倍升高。

【鉴别诊断】

1. **皮肤炭疽**　①疖和蜂窝织炎：一般有明显压痛而无焦痂。②恙虫病：有焦痂，但皮损一般位于腋下、腹股沟及会阴等隐蔽部位。

2. **肺炭疽**　应与大叶性肺炎、肺鼠疫、钩端螺旋体病等鉴别，主要依据流行病学和病原学鉴别。

3. **肠炭疽**　应与细菌性肠炎、出血坏死性肠炎及其他急性腹膜炎等鉴别。主要依据粪便培养帮助鉴别诊断。

4. **炭疽败血症**　须同其他细菌引起的败血症鉴别。流行病学史是重要线索，血培养可帮助鉴别。

5. **脑膜炎型炭疽**　须同其他细菌引起的脑膜炎鉴别。血性脑脊液是本病的特点，脑脊液培养和血培养可帮助鉴别。

【治疗】

治疗原则：隔离患者，尽早杀菌治疗，防治并发症。

1. **病原治疗**

（1）皮肤炭疽：①环丙沙星，口服，10~15mg/kg（最大量500mg），b.i.d.；或②多西环素（用于任何年龄），口服，2mg/kg，q.12h.，最大量200mg/d。还可选用左氧氟沙星（8mg/kg，q.12h.，最大量500mg/d）。阿莫西林（25mg/kg，q.8h.，最大量3g/d）和克林霉素（10mg/kg，最大量600mg/次，q.8h.）可用于敏感菌。疗程7~10天。

（2）肺炭疽等其他类型炭疽：

1）社区获得性炭疽：阿莫西林，或多西环素（>7岁）：剂量同上。疗程：2~3周以上。

2）生物恐怖暴露获得性炭疽（任何年龄）：静脉用环丙沙星或左氧氟沙星（剂量同口服）；口服多西环素（用于任何年龄，剂量同上）。其他可选用药物包括万古霉素、利奈唑胺和亚胺培南。对于侵袭性感染者，初始治疗需联合应用2~3种抗菌药物（脑膜炎型炭疽宜优先选用环丙沙星),病情稳定后改为口服环丙沙星或多西环素,还可选择青霉素 V 钾片(12.5mg/kg,q.6h.,最大量 2g/d)、阿莫西林和克林霉素用于敏感菌。疗程至少 60 天。

2. **皮肤创面处理**　切忌挤压及切开引流以避免感染扩散。可用 1:5 000 高锰酸钾液湿敷,或用 1:2 000 高锰酸钾液冲洗后外敷抗菌药物软膏,再用消毒纱布包扎。

3. **激素治疗**　可用于皮肤炭疽头颈部广泛水肿、呼吸衰竭及脑膜炎。给予一般剂量短期静脉滴注,必须同时应用敏感抗生素。

4. **对症和支持治疗**　给予高热量流质或半流质饮食,必要时静脉补液。严重者可输血治疗。肺炭疽和颈部皮肤炭疽患者应注意保持呼吸道通畅。出血者可酌情应用维生素 K 和止血芳酸。循环衰竭者应在补充血容量的基础上给予血管活性药物等抗休克治疗。

【预防】

1. **隔离患者**　严格隔离患者至痊愈。处理伤口时需避免其分泌物的污染。患者分泌物、排泄物及被污染的物品与场所,均应按杀灭芽胞的消毒方法进行彻底消毒。接触者需医学观察 12 天。

2. **控制传播**　对牧区食草动物进行动物减毒疫苗接种、动物检疫、病畜治疗和焚烧深埋等处理。做好畜产品在屠宰、运输及加工等过程中的检疫工作,对可疑受染的皮毛原料应消毒后再加工。畜产品加工厂应避开人畜集中地区,设在下风向,远离水源。加强卫生宣教工作,养成良好的饮食卫生习惯。

3. **暴露后预防**　①接种疫苗:从事畜牧业和畜产品加工者及疫区人群可接种炭疽减毒活疫苗 A16R,我国一般采用皮上划痕接种法,接种后 2 天即产生免疫力,可维持 1 年。②药物预防:暴露后初始抗菌药物预防可选用环丙沙星或多西环素,一旦确定青霉素敏感,可改服阿莫西林,剂量同治疗量。生物恐怖暴露后可能需要长期暴露后预防。

➤ 附：炭疽的诊治流程图

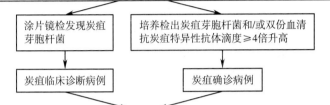

流行病学：生活在已被证实存在炭疽的地区内或在发病前14天内到达该类地区；接触过可疑的病或死动物或其残骸；食用过可疑的病或死动物肉类或其制品
临床表现：典型的皮肤溃疡性黑色焦痂和/或出血性肺炎；出血性肠炎；脑膜炎；严重全身毒血症伴出血倾向等

⬇

病原学检查：采集皮损处分泌物、痰液、呕吐物、排泄物、血液、脑脊液、胸腔积液和活检组织标本，涂片革兰氏染色镜检和细菌培养；采集双份血清检测抗炭疽特异性抗体

涂片镜检发现炭疽芽胞杆菌	培养检出炭疽芽胞杆菌和/或双份血清抗炭疽特异性抗体滴度≥4倍升高
炭疽临床诊断病例	炭疽确诊病例

皮肤炭疽：口服环丙沙星（10~15mg/kg，b.i.d.）或多西环素（2mg/kg，q.12h.）等，疗程7~10d
其他类型炭疽：①社区获得性：口服阿莫西林（25mg/kg，q.8h.，）或多西环素，疗程2~3周以上。②生物恐怖暴露获得性：初始联用2~3种抗菌药物。首选静脉用环丙沙星或左氧氟沙星（8mg/kg，q.12h.）和口服多西环素，还可联用万古霉素、利奈唑胺和亚胺培南（常规剂量）。在病情稳定后，改口服环丙沙星或多西环素。青霉素V钾（12.5mg/kg，q.6h.）、阿莫西林及克林霉素（10mg/kg，q.8h.）可用于敏感菌，疗程至少60d

（陈英虎）

第十三节　布鲁菌病

【概述】

布鲁菌病(brucellosis)简称布病,也称"波状热",是由布鲁菌(*Brucella*)感染引起的人兽共患传染病,属自然疫源性疾病。以发热、多汗、肌肉关节疼痛及肝脾大为主要表现,我国将该病纳入法定乙类传染病。

【病因及流行病学特征】

布鲁菌为革兰氏阴性球杆菌,能产生内毒素,有 6 个生物种和 19

个生物型,羊、牛、猪及犬布鲁菌可使人致病,我国主要流行羊布鲁菌和牛布鲁菌,猪布鲁菌仅见于广东和广西个别地区。病畜为主要传染源,我国以羊为主,其次是牛和猪。患者传染性较弱。传播途径包括接触传播(经破损皮肤或黏膜侵入)、呼吸道传播(气溶胶形式)和消化道传播(食入污染的乳制品或半生食病畜肉类)。发病高峰在春末夏初。我国主要集中在新疆、内蒙古及山西等北方牧区,南方非牧区也有本病散发。除职业暴露的高危人群外,老年、青少年及儿童的发病人数有增加趋势。

【诊断】

1. **流行病学史**　多发于春末夏初,来自牧区或有接触病畜史。

2. **临床表现**　潜伏期 1~8 周,平均 2 周,个别达 1 年以上。

(1) 急性感染:病程在 6 个月以内。主要表现有:①发热:多见弛张热,典型者为波状热(5%~20%),持续数天至数周,间歇数天~2 周,反复发作。②多汗和明显乏力。③全身性肌肉与多发性和游走性大关节疼痛,部分有关节红肿。④肝脾大及淋巴结肿大。⑤其他:睾丸炎是本病重要特征,多呈单侧性,伴明显疼痛。女性可发生卵巢炎、输卵管炎和子宫内膜炎。还可有皮疹、食欲缺乏和腹痛等,少数发生脑膜炎。

(2) 慢性感染:病程超过 6 个月。儿童少见。可仅有乏力、全身不适、虚弱、多汗、失眠及易烦躁等主诉,但体检和实验室检查可无异常发现,类似神经官能症。也可表现为低热伴局部器官组织受累,以骨和关节系统受累多见,可致疼痛、畸形和功能障碍。

(3) 复发:约 10% 患者在治疗后复发。可发生在初次治疗后数月,甚至数年。临床上再次出现急性期表现。

3. **实验室检查**　外周血白细胞总数正常或偏低,淋巴细胞数相对增多,有时可出现异型淋巴细胞;少数病例有红细胞和血小板减少。急性期血沉增快,C 反应蛋白轻至中度增高,但慢性期多正常或偏高,持续增高提示活动性。

4. **病原学检查**

(1) 细菌培养:取血液、骨髓、脑脊液、关节液、尿液、脓液及淋巴组织等标本培养出布鲁菌可确诊本病。急性期血液、骨髓和关节液阳性率较高。布鲁菌生长缓慢,需至少培养 4 周,新型 BACTEC 全自动血培养系统可缩短培养时间至 5~7 天。

(2) 特异性抗体:①玫瑰红平板(RBPT)或平板凝集试验(PAT):用于快速初筛。②试管凝集试验(SAT):病程第 1 周可阳性,第 2 周呈强阳性。下列结果有诊断意义:滴度≥1∶100,尤其是急性期和恢复期双份血清(至少间隔 2 周)抗体滴度≥4 倍升高;病程 1 年以上且滴度≥1∶50;6 个月内有布鲁菌疫苗接种史者滴度≥1∶100。③布鲁菌病抗人免疫球蛋白试验(Coombs 试验):效价 1∶400 及以上并出现显著凝集。④补体结合试验(CFT):滴度≥1∶10 有诊断意义。因持续较久,对慢性感染有较高特异性。⑤ELISA:仅有特异性 IgM 阳性提示急性感染;特异性 IgM 和 IgG 双阳性提示急性感染或复发。仅有特异性 IgG 抗体持续阳性提示慢性感染。

(3) 核酸检查:采用 PCR 法检测标本中布鲁菌核酸,可鉴定菌种,阳性可确定布鲁菌感染。

5. **诊断标准**　①疑似病例:有流行病学史和临床表现,PAT 或 RBPT 阳性。②确诊病例:疑似病例培养出布鲁菌和/或特异性抗体检查任一项阳性者。③隐性感染:有流行病学史,符合病原学确诊标准,但无临床症状和体征。

【鉴别诊断】

1. **伤寒和副伤寒**　以持续高热、表情淡漠、相对脉缓、皮肤玫瑰疹和肝脾大为主,无肌肉和关节疼痛及多汗等表现;血清肥达试验阳性;伤寒沙门氏菌等培养阳性。

2. **风湿热**　有链球菌感染的证据,有发热及游走性关节痛,可见风湿性结节及红斑,多合并心脏损害,而肝脾大、睾丸炎及神经系统损害极为少见。

3. **幼年型类风湿关节炎**　高热,可伴发热时一过性皮疹和/或关节痛。外周血白细胞显著增加伴核左移,免疫球蛋白增高和自身抗体阳性。

【治疗】

1. **一般治疗与对症治疗**　急性期应卧床休息以减轻关节和肌

肉疼痛,可适当给予解热镇痛药,维持水和电解质平衡、补充维生素等。

2. **病原治疗** 治疗原则为早期、联合、足量和足疗程,必要时延长疗程,以防止复发及转为慢性。

(1) 普通病例:①常用方案:≥8 岁儿童,联合口服多西环素(2mg/kg, b.i.d., 最大量 200mg/d) 和利福平(7.5~10mg/kg,q.12h., 最大量 600~900mg/d);<8 岁儿童,联合口服复方磺胺甲噁唑(25mg/kg,b.i.d.) 和利福平。②备用方案:口服喹诺酮类,如环丙沙星(10mg/kg,q.12h., 最大量 1g/d)加多西环素或利福平。疗程至少 6 周。喹诺酮类需权衡利弊后谨慎使用。

(2) 严重病例:①在二联口服治疗的 1~2 周内加用氨基糖苷类,如庆大霉素(2~2.5mg/kg,肌内注射,q.8h.)或阿米卡星(5~10mg/kg,静脉滴注,q.d.)。深部感染者需延长疗程达 4~6 个月。②神经系统感染:口服多西环素和利福平加用头孢曲松(40mg/kg,静脉滴注,q.12h.),直至脑脊液恢复正常。③心内膜炎:口服利福平 + 多西环素 + 复方磺胺甲噁唑三联治疗,并在头 2~4 周内加用氨基糖苷类,疗程 1.5~6 个月。

3. **外科治疗** 对于深部感染病灶,可行外科清创手术。心内膜炎患者需行瓣膜置换术。

【预防】

1. **控制传播** 在流行区定期检疫牲畜,发现病畜应进行隔离和消杀,同时免疫接种健康家畜。生乳必须经巴氏法消毒,家畜肉类煮熟后才可食用,家畜屠宰和皮毛加工者及兽医等在操作时应注意个人防护。

2. **保护易感人群** 主要采取疫苗接种。在流行区,可对 6 个月以上儿童接种减毒活菌苗。采用皮上划痕法。有效期为 8 年,每年应加强接种 1 次。

➢ **附:布鲁菌病的诊治流程图**

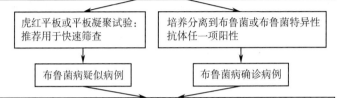

流行病学:多发于春末夏初,来自牧区或有接触病畜史
临床表现:弛张热或波状热,多汗和乏力、肌肉关节痛、肝脾和淋巴结肿大;睾丸炎(重要特征)或卵巢炎、输卵管炎和子宫内膜炎等

病原学检查:取血液、骨髓、脑脊液、关节液、尿液、脓液及淋巴组织等标本做细菌培养;特异性抗体检测;核酸检查

| 虎红平板或平板凝聚试验:推荐用于快速筛查 | 培养分离到布鲁菌或布鲁菌特异性抗体任一项阳性 |
| 布鲁菌病疑似病例 | 布鲁菌病确诊病例 |

病原治疗:原则为早期、联合、足量和足疗程,必要时延长疗程
1)普通病例:①常用方案:≥8岁儿童口服多西环素和利福平;<8岁儿童口服复方磺胺甲噁唑和利福平。②备用方案:口服环丙沙星加多西环素或利福平。疗程至少6周
2)严重病例:①二联口服治疗的头1~2周内加用氨基糖苷类。深部感染者疗程4~6个月。②神经系统感染:口服多西环素和利福平加用头孢曲松直至脑脊液正常。③心内膜炎:口服利福平+多西环素+复方磺胺甲噁唑,并在头2~4周内加用氨基糖苷类,疗程1.5~6个月
对症治疗和外科治疗(深部感染者清创;心内膜炎者瓣膜置换术)

(陈英虎)

第十四节　淋球菌病

【概述】

淋球菌病(gonorrhea)简称淋病,是由淋病奈瑟菌(*Neisseria gonorrhoeae*)引起的泌尿生殖系统化脓性感染,主要通过性接触传染。我国将本病纳入乙类法定传染病管理。

【病因和流行病学特征】

淋病奈瑟菌又称为淋球菌(gonococcus)或淋病双球菌,革兰氏染色阴性。患者和带菌者是本病的传染源。主要通过性接触传播,也可因接触含淋病奈瑟菌分泌物或被污染的用具而传染。妊娠期女性患淋球菌病,可经羊膜腔感染胎儿或经产道感染新生儿。因病后免疫力

不持久,再感染及慢性感染者普遍存在。性活跃者发病较多。青春前期儿童的生殖器、肛门或咽部淋病奈瑟菌感染或定植通常与性虐待有关。近年来,淋病发病率居我国性传播疾病的首位。

【诊断】

1. **流行病学史** 新生儿母亲有淋病史;儿童有性虐待史或与患淋病的父母密切接触;绝大多数青少年和成人患者在 1 周内有不洁性交史。

2. **临床表现** 潜伏期为 2~10 天。儿童淋病以女童多见。

(1) 围产期感染:新生儿眼部感染表现为双眼睑结膜充血、水肿及脓性分泌物增多,严重者可致角膜溃疡、穿孔、全眼球炎及失明。新生儿黏膜感染还可表现尿道炎、鼻炎、肛门直肠感染及脐炎。全身播散感染少见,最常表现为化脓性关节炎。

(2) 儿童及青少年感染:①青春前期感染:幼女主要为外阴炎和阴道炎表现,有尿频、尿痛及外阴脓性分泌物增多。有性虐待史者咽部和直肠肛门可发生感染。②青春期感染:女性原发感染主要表现为宫颈炎(阴道有脓性分泌物,检查时可见黄绿色脓性分泌物从宫颈口流出)和尿道炎(尿频、尿急及尿痛;尿道口红肿、溢脓或按压尿道有黄白色脓性分泌物)。还可发生直肠炎、尿道旁腺炎及前庭大腺炎。男性原发感染主要表现为急性尿道炎,早期有排尿困难、尿频、尿急、尿痛及尿道口红肿,感染后 2~5 天尿道有黏液脓性分泌物。

(3) 并发症:①女性淋病:盆腔炎(畏寒、发热、下腹痛、不规则阴道出血及异常阴道分泌物)和肝周围炎(上腹部突发性疼痛,深呼吸和咳嗽时加剧,伴有发热、恶心、呕吐等,右上腹有明显压痛)。②男性淋病:附睾炎、精囊炎、前列腺炎、尿道周围蜂窝织炎及尿道狭窄等,可造成不孕或不育。③慢性泌尿生殖道炎:尿道有瘙痒和灼热感,晨起时尿道口有分泌物或黏着现象,伴尿痛、会阴灼热感及精神萎靡等。

3. **实验室检查** 血常规:白细胞增高,一般为 $(10~20)\times10^9/L$,以中性粒细胞增高为主。尿常规:白细胞增多;有时可见淋丝(为尿道脓性分泌物在尿中悬浮,呈 2~10mm 长弯曲的灰白色丝状物)。

4. **病原学检查**

(1) 涂片镜检:取眼部、女性阴道、男性尿道、皮损和关节液分泌物涂片,革兰氏染色后镜检,在多形核白细胞内见到革兰氏阴性双球菌提示淋病奈瑟菌感染可能性大。

（2）细菌培养:培养检出淋病奈瑟菌是确诊病原的最可靠证据。

（3）抗原检测:可用酶免疫法(EIA)测定淋病奈瑟菌外膜蛋白;或用协同凝集试验检测淋病奈瑟菌抗原;或用直接荧光抗体法(DFA)检测淋病奈瑟菌外膜蛋白 I 等。其敏感性和特异性均高。

（4）核酸检查:用 PCR 法检测标本中淋病奈瑟菌特异性基因片段,易有假阳性,已被免疫定量 PCR(FQ-PCR)及连接酶链反应(LCR)法所取代。

一旦诊断淋病,需同时评估有无梅毒、HBV、HIV 和沙眼衣原体混合感染。

【鉴别诊断】

1. 非淋病性尿道炎　其病因主要为沙眼衣原体。典型症状是尿道口痒,尿频、尿急、尿痛及排尿困难,尿道口可有潮红和肿胀,压迫尿道可有少量淡黄色分泌物。

2. 其他病原所致附睾炎、直肠炎、阴道炎及子宫颈炎　从临床上较难区分,其鉴别诊断取决于病原学检查。

【治疗】

治疗原则:早期诊断,早期治疗,及时、足量及规则用药。

1. 病原治疗

（1）生殖道感染、直肠炎和咽炎:单剂肌内注射头孢曲松 250mg（无论体重多少）,加口服单剂阿奇霉素（20mg/kg,最大量 1g）或多西环素（2mg/kg,q.12h.,最大量 200mg/d）7 天。头孢克肟可增加头孢菌素耐药性,已不再推荐;喹诺酮类均耐药,也不再推荐。

（2）结膜炎:单剂肌内注射头孢曲松 250mg（无论体重多少）和单剂口服阿奇霉素（剂量同上）;用生理盐水冲洗眼部。

（3）播散性淋病:单剂口服阿奇霉素（剂量同上）加头孢曲松 50mg/kg（最大量 1g）静脉滴注或肌内注射,q.d.,总疗程 7 天,如有脑膜炎则延长至 14 天,心内膜炎疗程至少 28 天。

（4）新生儿感染:静脉滴注头孢曲松或头孢吡肟（高胆红素血症

者优选)加口服阿奇霉素(10mg/kg,q.d.),疗程 5 天。因耐药性增加,不再推荐单用头孢菌素,需加用阿奇霉素。

2. **治愈标准** 治疗结束后第 4 天和第 8 天复查,无再感染且符合以下条件:①临床症状全部消失;②分泌物涂片或淋病奈瑟菌培养连续 2 次阴性;③尿液清亮,无淋丝。

【预防】

1. **预防新生儿淋病奈瑟菌性结膜炎** 对于患淋病母亲所生的新生儿,于生后应用头孢曲松 25~50mg/kg,总量 <125mg,单次静脉滴注;生后立即应用 1% 红霉素或四环素眼膏,或 1% 硝酸银溶液滴眼。

2. **针对家庭成员有淋病的儿童** 应彻底治疗家庭成员的淋病。注意个人卫生,尤其是与患者的衣物及浴具等隔离。保持女童外阴清洁,可用 1∶5 000 高锰酸钾溶液或 0.1% 苯扎溴铵清洗,预防性用药可口服阿奇霉素或多西环素。

> ➢ 附:淋病的诊治流程图

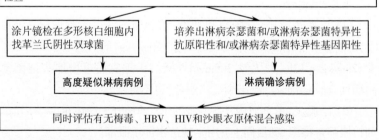

流行病学:新生儿母亲有淋病史,或有性虐待史,青少年或成人1周内有不洁性交史
临床表现:新生儿化脓性结膜炎;尿道炎伴/不伴生殖道感染;少见全身播散型感染表现(关节炎,脑膜炎,心内膜炎)

病原学检查:采集眼部、女性阴道、男性尿道、皮损和关节液分泌物,涂片革兰氏染色镜检;细菌培养;淋病奈瑟菌外膜蛋白抗原检测;淋病奈瑟菌特异性基因片段检查

涂片镜检在多形核白细胞内找革兰氏阴性双球菌

培养出淋病奈瑟菌和/或淋病奈瑟菌特异性抗原阳性和/或淋病奈瑟菌特异性基因阳性

高度疑似淋病病例

淋病确诊病例

同时评估有无梅毒、HBV、HIV和沙眼衣原体混合感染

生殖道/直肠/咽炎:单剂肌内注射头孢曲松+口服阿奇霉素单剂或多西环素7d
结膜炎:单剂肌内注射头孢曲松+单剂口服阿奇霉素+生理盐水冲洗眼部
播散性淋病:单剂口服阿奇霉素+头孢曲松静注7d(脑膜炎14d,心内膜炎≥28d)
新生儿感染:静滴头孢曲松或头孢吡肟+口服阿奇霉素,疗程5d

(陈英虎)

第十五节　猫　抓　病

【概述】

猫抓病(cat scratch disease,CSD)是由汉塞巴通体(*Bartonella henselae*)通过猫抓咬后侵入人体所引起的感染性疾病。临床表现多样,以局部皮损及引流区域淋巴结肿大为主要特征。临床经过呈自限性。

【病因及流行病学特征】

汉塞巴通体为革兰氏阴性微弯曲状小杆菌。猫是汉塞巴通体的自然宿主,猫与猫之间通过猫蚤传播,是主要传染源;其他传染源还有狗和猴等。尚无人传人的报道。被带菌猫或狗等抓、咬或密切接触可获得感染;吸血节肢动物(蚤、虱及蜱等)叮咬带菌猫后,其排泄物中病原体可通过手污染破损皮肤或眼部而致感染。养宠物者为易感人群,多见于儿童及青少年(占90%)。本病以散发为主。温带地区以秋冬季多发,热带地区发病无季节性。

【诊断】

1. **流行病学史**　90%以上有猫或狗密切接触史,75%有被猫或狗抓咬伤史。

2. **临床表现**　潜伏期为3~14天。

(1)典型猫抓病:多见于免疫正常者。①皮损:多见于手和前臂、足和小腿、颜面及眼部等处。初为红斑和丘疹,可转为水疱或脓疱。②局部淋巴结肿大:多发生于感染后2周左右(5~50天),以腋窝、颈部、下颌下、肱骨内上髁及腹股沟等处多见。淋巴结质地较硬,可有红肿热痛,约25%化脓,偶见溃破形成窦道或瘘管,大多数在4~6周内自行消退。③全身症状:约1/3有发热,体温38~41℃,可伴头痛、精神萎靡、乏力及食欲缺乏等。

(2)非典型猫抓病:5%~15%患者有淋巴结外组织器官受累。

1)眼病型猫抓病:可能是手-眼接触感染所致。多为单侧,可引起多种眼科疾病,包括帕里诺眼-腺综合征、视网膜视神经炎、视网膜脱落、黄斑病、脉络膜炎、葡萄膜炎及视网膜血管闭塞等。

2）杆菌性血管瘤-杆菌性紫癜：多见于免疫抑制患者。主要有皮损和内脏小血管增生。杆菌性血管瘤可发生于任何内脏组织,杆菌性紫癜多见于肝与脾脏。

3）中枢性猫抓病：多见于儿童。常于病后 2 周出现神经系统症状,最常见癫痫样抽搐,可伴意识障碍。还可发生脊髓炎、脊神经根炎及多发性神经炎等。

4）肝脾猫抓病：儿童多见,表现为不明原因发热(超过 1 周)和腹痛,可伴肝、脾、浅表淋巴结及腹腔淋巴结肿大,但肝功能正常。

5）肌肉骨骼猫抓病：表现为肌痛、关节炎(多累及膝、腕、踝及肘关节)及骨髓炎等,均伴有区域性淋巴结肿大。

6）播散性感染：见于免疫抑制患者。除淋巴结病以外,还有 2 个以上组织器官受累,可累及肾、肺、心及肠道等脏器。

3. 实验室和辅助检查

（1）常规检查：血常规显示白细胞总数及中性粒细胞增多,可伴嗜酸性粒细胞比例增加。在病初数周内,血沉增快,CRP 增高。

（2）脑脊液检查：中枢神经系统受累者脑脊液细胞数可轻度增加,以淋巴细胞为主,蛋白质正常或轻度升高。

（3）影像学检查：肝脾猫抓病者的腹部超声或 CT 扫描可见肝和脾内有多发低密度病灶(为肉芽肿形成,中心可有微脓肿)。

4. 病原学检查

（1）细菌培养：取血液、淋巴组织、脓液、皮肤及其他活检组织标本进行细菌培养,培养周期长(9~21 天),有诊断价值,阳性率较低。

（2）核酸检查：用 PCR 或二代测序法检测组织(如淋巴结)或体液(如胸腔积液或脑脊液)中的汉塞巴通体特异性基因片段,阳性有诊断意义。

（3）组织病理：淋巴结或皮损活检组织切片经 Warthin-Starry 饱和银染色可找到巴通体菌,但为非特异性,不能明确是汉塞巴通体。

（4）特异性抗体：用酶免疫法(EIA)检测血清特异性 IgM 和 IgG 抗体均为阳性或急性期和恢复期双份血清(间隔 4~6 周)IgG 抗体效价≥4 倍增高有诊断意义。因与其他巴通体和衣原体存在交叉反应,特异性 IgG 抗体不能单独作为确诊依据,需结合临床并排除其他疾病,或经 PCR 证实。

【鉴别诊断】

1. **传染性单核细胞增多症** 除浅表淋巴结肿大外,常有眼睑水肿,扁桃体分泌物,肝脾大和皮疹,淋巴细胞绝对数和异型淋巴细胞升高,EB-VCA-IgM 和 IgG 阳性可助诊断。

2. **周围淋巴结结核** 常有反复低热、消瘦、食欲减退等结核中毒症状,淋巴结表面皮肤不红和皮温不高,部分伴肺结核表现如影像学哑铃状双极影或肺门淋巴结肿大或钙化,淋巴结穿刺或活检组织病理学检查抗酸染色可助鉴别。

3. **弓形虫病** 有猫接触史、进食未煮熟肉类和蛋类等或有免疫缺陷;以头颈部淋巴结炎多见,可伴肝脾大,病原学检查和组织病理检查可助鉴别。

4. **化脓性淋巴结炎** 多由细菌感染(葡萄球菌属和溶血性链球菌属感染)所致,有发热、淋巴结肿痛,且附近皮肤软组织红肿热痛,血象和炎症指标增高,B 超提示淋巴结有脓肿形成。

5. **淋巴瘤** 淋巴结无痛性肿大,质较硬,淋巴结之间浸润生长,边界不清,无发热,常伴肝脾大及深部淋巴结肿大,确诊需活检行病理检查。

【治疗】

1. **局部治疗** 用消毒液清洗受损皮肤,再用肥皂和清水彻底洗净抓咬伤处。

2. **对症治疗** 酌情使用退热和止痛药物;疼痛明显的化脓性淋巴结可重复穿刺抽脓,避免切开引流非化脓性淋巴结(因可形成慢性窦道),通常无需手术切除。

3. **病原治疗**

(1) 淋巴结病:口服阿奇霉素 10mg/kg,q.d.,共 5 天,可缩短病程。

(2) 侵袭性猫抓病:①肝脾猫抓病和骨髓炎:氨基糖苷类如庆大霉素(2.5mg/kg,q.8h.,静脉滴注或肌内注射)+ 复方磺胺甲噁唑(25mg/kg,b.i.d.,最大量 2g/d)+ 利福平(5~7.5mg/kg,b.i.d.,最大量 600mg/d)。②中枢神经系统感染:头孢曲松(50mg/kg,q.12h.)+ 庆大霉素 ± 复方磺胺甲噁唑。③替代药物:可选用环丙沙星(10mg/kg,q.12h.,最大量 1g/d)或多西环素(≥8 岁:2mg/kg,q.12h.,最大量

200mg/d)。疗程一般 7 天,免疫缺陷者或重症病例可延至 2~4 周;心内膜炎至少 6 周。

【预防】

对家猫定期使用杀虫剂杀灭跳蚤,以减少汉塞巴通体经跳蚤在猫间的传播,从而降低人感染风险。与猫或犬接触时避免被抓伤或咬伤,不慎被抓咬后应用碘酒或莫匹罗星软膏处理伤口,并注意观察局部淋巴结是否肿大。

➤ 附:猫抓病的诊治流程图

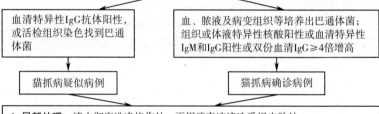

流行病学线索:有猫或狗密切接触史,或被猫、狗抓咬伤史
临床表现:抓伤局部皮肤红斑和丘疹,后来可转为水疱或脓疱,及引流区域淋巴结肿大

病原学检查:血液、淋巴组织、脓液、皮肤及其他活检组织;细菌培养;血清学检测;核酸检测;活检组织病理检查

血清特异性IgG抗体阳性,或活检组织染色找到巴通体菌

血、脓液及病变组织等培养出巴通体菌;组织或体液特异性核酸阳性或血清特异性IgM和IgG阳性或双份血清IgG≥4倍增高

猫抓病疑似病例

猫抓病确诊病例

1. 局部处理:清水彻底洗净搔伤处,再用消毒液清洗受损皮肤处
2. 病原治疗:
1)淋巴结病:口服阿奇霉素(10mg/kg, q.d.)5d
2)侵袭性感染:①肝脾猫抓病和骨髓炎:氨基糖苷类如庆大霉素+复方新诺明+利福平。②中枢神经系统感染:头孢曲松+庆大霉素±复方新诺明。③替代药物:环丙沙星或多西环素。疗程一般7d,免疫缺陷者或重症病例可延至2~4周;心内膜炎至少6周
3. 对症治疗:酌情使用退热和止痛药物,化脓性淋巴结可穿刺抽脓或行切排术

(陈英虎)

第十六节　放线菌病

【概述】

放线菌病(actinomycosis)是由内源性放线菌属感染引起的渐进

性、化脓性、肉芽肿性的慢性或亚急性感染性疾病。病变好发于颈面部及胸腹部,以向周围组织扩展形成瘘管并排出带有"硫磺样颗粒"的脓液为特征。

【病因和流行病学特征】

放线菌属为一组原核细胞型微生物,属于原核生物界厚壁菌门的放线菌纲,为厌氧或微需氧性革兰氏阳性菌,抗酸染色阴性,可以正常菌群形式寄居于人体的口腔、上呼吸道、消化道和泌尿生殖道等,常见的有衣氏放线菌、牛型放线菌、内氏放线菌、黏液放线菌及龋齿放线菌等,其中,衣氏放线菌最常引起人类感染。当机体抵抗力下降、拔牙或口腔黏膜受损时可致内源性感染。易感人群包括口腔卫生差、口腔及其周围肿瘤或感染、糖尿病、免疫抑制、营养不良及外科手术或外伤等患者及接受放疗的肿瘤患者等,尤其是同时伴有其他需氧菌感染者。男性多于女性,10岁以下儿童较少发病。

【诊断】

1. **病史**　口腔卫生差或有龋齿、口腔及其周围肿瘤或感染、拔牙、口腔疱疹史、外伤或手术史,尤其是各种免疫抑制患者。

2. **临床表现**　潜伏期为数天至数年。

(1) 面颈型:占50%~60%,好发于面颈交界部位。初期见局部无痛硬结或肿块,其后逐渐变硬和增大,与皮肤粘连,表面皮肤呈暗红色或紫红色,后期肿块渐变软,形成脓肿,破溃后形成多发性窦道并排出"硫磺样颗粒"。脓肿灶及周围组织可形成肉芽肿,并可侵及邻近骨组织引起骨髓炎。

(2) 胸部型:占10%~15%。最常见感染部位为肺门和肺底。早期可仅表现为肺炎,有不规则发热、咳嗽及脓痰,痰液中可见硫磺样颗粒。晚期病变多侵犯胸膜和胸壁而出现咯血和胸痛,甚至胸腔积液;侵及胸膜的结节化脓后脓肿可穿透胸壁形成多发性窦道或瘘管,并可造成肋骨破坏,伴有发热、消瘦、乏力、贫血、夜间盗汗和呼吸困难等。

(3) 腹部型:占15%~20%。多隐匿起病,以回盲部多发,结肠、网膜、肝脏、胆囊、肾脏及女性生殖器均可累及,最常见表现为腹部肿块、呕吐、腹痛、腹泻、便血、消瘦、乏力及发热等。随病情发展,肿块增大并与腹壁粘连,穿透腹壁后形成多发性窦道或瘘管。易误诊为恶性肿瘤。

(4) 皮肤型:主要表现为皮下结节,结节软化和破溃,形成窦道或瘘管,并在结节周围形成多个卫星状分布的结节,破溃后形成相互贯通的多发性窦道。病情发展可侵及深部组织,由肉芽组织和纤维组织形成硬板状瘢痕。

(5) 中枢神经系统感染:大多由肺部感染播散而来,临床以局限性脑脓肿和弥漫性病变为主。

(6) 龋齿和牙周疾病:龋齿的发生与放线菌形成菌斑有关,菌斑内其他细胞可进一步引起牙龈炎和牙周炎,可见牙龈和牙周组织红肿伴疼痛。

3. 实验室和辅助检查

(1) 常规检查:血常规可见中性粒细胞增高,红细胞总数和血红蛋白下降。C 反应蛋白增高。

(2) 影像学检查:主要为化脓性病变。①肺部:可表现为散在斑片影;或肺叶实变,其中可见透亮区;可伴胸膜粘连和胸腔积液,亦可侵及心包;血行感染者肺部呈粟粒样或弥漫性间质性浸润,极少钙化和纤维化。②中枢神经系统:可见占位性病变;或压迫颈内动脉,可见大脑中、前动脉近端变窄;或呈弥漫性炎症表现;或有硬膜外脓肿和颅骨骨髓炎等。

4. 病原学检查

(1) 直接镜检:取引流物或脓液或脓痰标本,在显微镜下观察到硫磺样颗粒呈圆形或弯盘形,中央色较淡,边缘透亮,放射状排列;将颗粒压片行革兰氏染色,可见革兰氏阳性的菊花状菌丝;或取组织切片经苏木精伊红染色镜检观察找硫磺样颗粒,具有病原诊断意义。

(2) 细菌培养:取上述标本进行厌氧培养,阳性需鉴定菌种。还可用抗酸染色来区分放射菌属(阴性)与诺卡菌属(弱阳性)。

(3) 核酸检查:用 PCR 或第二代测序技术对细菌 16S rDNA 序列

进行分析,鉴定细菌并可分类。

(4) 组织病理学检查:可见放射状丝菌体。

【鉴别诊断】

1. **周围淋巴结结核** 病初时病变淋巴结呈结节型,可进展为多组淋巴结及周围炎的浸润型,可形成冷脓肿,破溃后形成瘘道和溃疡型。结合超声检查(钙化)、肺结核病变及 PPD 试验结果可作出临床诊断。淋巴结穿刺或活检见到干酪样坏死等特征性病变和/或找到抗酸杆菌或病理组织培养阳性可确诊。

2. **诺卡菌病** 更易于局部或经血行播散,可累及任何器官,多见于大脑、皮肤、肺部、肾脏、皮肤、骨骼及肌肉。从组织标本中分离出病原体是诊断本病的金标准,采用 PCR 等分子技术检测可获早期确诊。

3. **肺孢子菌肺炎** 多见于免疫低下或缺陷患者及婴儿,临床表现有发热、干咳、进行性呼吸困难,甚至呼吸衰竭,结合胸部影像学间质性肺炎、结节影及肺气肿等改变,应高度怀疑本病。确诊需采集呼吸道标本镜检六胺银染色发现包囊或滋养体,或用 PCR 法检出病原体 DNA 可确诊。

4. **细菌性骨髓炎** 多由细菌血流感染播散所致。起病急,患肢皮肤红、肿、热、痛,并伴有发热、乏力等全身中毒症状,部分患儿病前有外伤史。外周血白细胞计数和中性粒细胞比例升高,CRP 和 PCT 升高,病变部位 MRI 可发现病灶。血培养或骨组织标本培养阳性可明确病原菌。

5. **腹部恶性肿瘤** 需与腹部型放线菌病鉴别。主要是根据腹部影像学特征和剖腹探查取病变组织病理学检查予以确诊。

【治疗】

1. **一般治疗** 需教育指导患者做好口腔和皮肤黏膜卫生。严重或多部位感染者应适当增加营养,必要时选用免疫调节药物,如胸腺肽或胸腺法新等。

2. **病原治疗** 首选大剂量青霉素长疗程使用:5 万~10 万 U/kg,q.6h.,静脉滴注,连用 4~6 周;然后序贯口服阿莫西林 10~15mg/kg,

q.6~8h.，继用 6~12 个月。若考虑到合并感染细菌可能产 β-内酰胺酶，可选用含酶抑制剂的青霉素类药物如哌拉西林他唑巴坦，或加用其他广谱抗菌药物。青霉素过敏者，可选用头孢曲松、克林霉素、大环内酯类、多西环素（>7 岁）、美罗培南或利奈唑胺等。

3. 外科治疗　局部感染需手术切开引流，清除坏死组织及病灶，并清除病灶周围的纤维组织；若有瘘管可一并切除。肺部感染时，可用纤维支气管镜进行支气管灌洗，清除支气管内的病灶。鼻腔内感染时，用鼻内镜切除鼻咽部新生物。骨髓炎时外科手术行病灶切开引流和死骨去除。

4. X线照射疗法　头颈及面部表浅的病灶可采用 X 线局部照射治疗。

【预防】

应注意口腔卫生，及时治疗口腔和咽喉部疾病；在拔牙或有化脓性细菌感染时，应积极做好局部灭菌，避免细菌入侵；增强机体免疫功能，提高抗病能力。

> ➤ 附:放线菌病的诊治流程图

病史： 发病前有口腔卫生差或有龋齿、口腔及其周围肿瘤或感染、拔牙、口腔疱疹史、外伤或手术史，尤其是各种免疫抑制患者
临床表现： 为化脓性肿块，质硬伴有瘘管形成并排出含有"硫磺样颗粒"的脓液

↓

临床诊断放线菌病

↓

病原学检查： 临床标本直接镜检或厌氧培养阳性或PCR检测细菌16SrDNA阳性或病理检查见革兰氏阳性放射状丝菌体，即可确诊

↓

抗菌治疗： 青霉素5万~10万U/kg，i.v.，q.6h.，4~6周，再续贯口服阿莫西林10~15mg/kg，q.6~8h.，继用6~12个月。青霉素过敏者，可选用头孢曲松、克林霉素、大环内酯类、多西环素（>7岁）、美罗培南或利奈唑胺等
外科治疗： 病灶切开引流

（俞　蕙）

第十七节 多重耐药菌和耐碳青霉烯肠杆菌感染

【概述】

抗生素的广泛使用极易因自然选择导致细菌进化而迅速丧失其有效性,致使耐药菌产生。多重耐药菌(multi-drug resistance bacteria,MDRO)是指对 3 类或 3 类以上常用抗菌药物同时耐药的细菌。临床常见的有耐甲氧西林金黄色葡萄球菌(methicillin resistant staphylococcus aureus,MRSA)、耐万古霉素肠球菌(vancomycin resistant enterococcus,VRE)、产超广谱-β内酰胺酶(extended-pectrum beta lactamases,ESBLs)、肠杆菌科细菌(如大肠埃希氏菌和肺炎克雷伯菌)、耐碳氢酶烯类肠杆菌科细菌(carbapenem-resistant Enterobacteriaceae,CRE)、多重耐药铜绿假单胞菌(multi-drug resistance pseudomonas aeruginosa,MDR-PA)以及多重耐药鲍曼不动杆菌(multidrug-resistant acinetobacter baumannii,MDR-AB)等。多重耐药菌引起的感染可累及全身各系统,主要包括下呼吸道感染、外科手术部位感染、腹腔感染及导管相关性血流感染等,多为医院获得性感染,由于可选用的抗菌药物有限,且患儿多有基础疾病,因而具有复杂性和难治性等特点。近年来,多重耐药菌的感染率和病死率逐年增加,对于临床抗感染治疗带来了严峻挑战,并威胁患者生命和医疗安全。

【流行病学】

全球每年约 70 万人死于耐药菌感染,大部分发生于发展中国家,因未建立报告与监测系统,实际状况可能更为严峻。在不同国家、不同地区、不同医院、同一医院的不同科室以及不同时期,MDRO 的流行病学均存在差异。根据中国细菌耐药监测网(China Antimicrobial Surveillance Network,CHINET)耐药监测结果,在我国大型教学医院临床分离菌中,约 70% 为革兰氏阴性菌,其中,最为常见的是大肠埃希氏菌、肺炎克雷伯菌、铜绿假单胞菌及鲍曼不动杆菌;而耐碳氢霉烯类大肠埃希氏菌分离率由 2016 年的 1.8%,逐年攀升至 2020 年的 2.2%;耐碳氢霉烯类肺炎克雷伯菌分离率由 2016 年的 18.8%,上升至 2020 年的 24.2%;铜绿假单胞菌和鲍曼不动杆菌耐药率总体高于肠杆菌科细菌,2020 年对美罗培南的耐药率分别为 19.3% 和 73.4%;在革兰氏阳性菌中,MRSA 在成人的检出率由 2005 年的 85.8% 逐年下降至 2020 年的 31.0%,而儿童的检出率由 2005 年的 18.0% 逐年上升至 2014 年的 33.4%,后至 2020 年为 30.4%。

【病原学诊断】

多重耐药菌感染的病原学诊断需依靠细菌培养及药敏测定来明确。应尽量在抗菌药物使用前,遵循规范操作流程,避免污染,采集与送检临床标本,必要时需多次送检。

对于不同来源样本的阳性结果,需合理评价其临床意义:①符合规范采集的血液、脑脊液、胸腹水、关节腔积液等无菌体液:培养分离到的细菌具有诊断价值。②呼吸道标本、尿液或通过留置管采集的体液(如胸腔积液、腹水等):分离到的细菌不能作为确诊依据,需结合临床分析判断。例如,下呼吸道感染病原学诊断的金标准是细菌培养阳性,但需鉴别致病菌、定植菌或污染菌,应尽量进行定量或半定量细菌培养,获悉细菌浓度,并尽可能采用侵袭性下呼吸道防污染采样技术,以减少上呼吸道菌群的污染,同时,应结合患者是否存在下呼吸道感染的临床(症状和体征)和影像学检查证据,是否有感染的危险因素及相关炎症指标等进行综合判断。③病程迁延、常规抗菌药物治疗无效的复杂性皮肤软组织感染:应反复采集创面分泌物、活检或穿刺组织送检,因采样易被皮肤定植菌污染,应尽量避免用棉签取分泌物送检。获得细菌培养阳性结果后,应结合临床鉴别分离菌株是致病菌、定植菌还是污染菌,与感染的发生、发展是否存在必然联系。

【不同耐药菌感染特点与抗菌治疗策略】

1. **总体原则** 多重耐药菌的治疗,往往需要感染科医生、专科医生、临床微生物医生及临床药师的沟通与协作,综合考虑感染部位、感染严重程度、基础疾病、患儿病理生理状态、感染病原菌及其敏感性与抗菌药物的特点,制订个体化的抗感染方案。停药指征为临床感染状况的缓解,而非耐药菌的清除。

2. **初始经验性治疗策略** 应充分考虑感染可能的病原菌及其耐药性,依据当地及所在医院的耐药情况,选择敏感率高的抗菌药物,并积极送检病原学检查标本,根据药敏或联合药敏结果尽快开始目标治疗。对于多重耐药菌,可供选择的抗菌药物极为有限,治疗主要依靠抗菌药物的联合应用以扩大抗菌谱;应尽量选用有协同或相加作用的抗菌药物以增强抗菌活性并减少耐药性的产生;选择感染部位组织浓度高的药物,并根据抗菌药物药代动力学/药效学(PK/PD)特点调整给药方案;必要时可进行联合药敏,评估不同抗菌药物联合治疗方案的有效性。

需要注意的是,联合用药是治疗多重耐药菌的唯一有效方法,但随之而来的是治疗费用与药物不良反应的增加,因此,应严格把握用药指征,评估风险与获益,尽可能选用更为窄谱的抗菌药物;应给予足量、足疗程抗感染治疗,保证抗菌药物在体内发挥最大药效,并减少或延缓细菌耐药的发生;在充分抗感染治疗的同时,还需积极对症支持治疗与加强护理,尽量去除高危因素,同样有助于患儿的康复。

3. 耐甲氧西林金黄色葡萄球菌感染 根据获得感染的来源不同,MRSA 可分为医院获得性 MRSA(hospital-acquired MRSA,HA-MRSA)和社区获得性 MRSA(community-acquired MRSA,CA-MRSA)。HA-MRSA 感染可发生在医院或医疗护理机构内(医院发病)或出院后发生于社区内(社区发病)。对 MRSA 有抗菌活性的常用药物包括万古霉素、去甲万古霉素、利奈唑胺、达托霉素、替考拉宁、替加环素、头孢洛林、多西环素、米诺环素、克林霉素及复方磺胺甲噁唑等,常采用联合治疗方案,详见表 3-17-1。

表 3-17-1 多重耐药菌联合用药参考

病原菌	联用方案
CRE	多黏菌素 + 碳氢霉烯类 (多黏菌素 B:负荷量 2.5mg/kg,维持量 1.5mg/kg,q.12h.) 多黏菌素 + 替加环素 (替加环素:<8 岁,负荷量 1.5~3mg/kg,维持量 1~2mg/kg,若不负荷,维持量 2mg/kg,最大量 50mg/次,q.12h.;8~11 岁,1.2~2mg/kg,q.12h.;最大量 50mg/次;12~17 岁,50mg,q.12h.) 多黏菌素 + 磷霉素(磷霉素:每天 100~300mg/kg,分 2~3 次) 替加环素 + 碳氢霉烯类 替加环素 + 氨基糖苷类 替加环素 + 磷霉素

病原菌	联用方案
XDR-AB	舒巴坦或舒巴坦合剂 + 碳氢霉烯类 舒巴坦或舒巴坦合剂 + 多黏菌素 舒巴坦或舒巴坦合剂 + 替加环素 舒巴坦或舒巴坦合剂 + 多西环素 （多西环素：2.2mg/kg，q.12h.） 碳氢霉烯类 + 替加环素 碳氢霉烯类 + 多黏菌素 替加环素 + 多黏菌素
XDR-PA	抗铜绿假单胞菌 β-内酰胺类 + 磷霉素 抗铜绿假单胞菌 β-内酰胺类 + 多黏菌素 抗铜绿假单胞菌 β-内酰胺类 + 氨基糖苷类 抗铜绿假单胞菌 β-内酰胺类 + 环丙沙星 多黏菌素 + 磷霉素 多黏菌素 + 环丙沙星
MRSA	万古霉素 + 利福平 万古霉素 + 氨基糖苷类

（1）HA-MRSA：对所有 β-内酰胺类抗生素耐药，并对多数大环内酯类、氨基糖苷类及氟喹诺酮类等耐药；在接触医疗护理机构人员之间传播和循环，而社区传播能力有限；感染者多有基础疾病，既往有 MRSA 感染或定植史，或近期有外科手术、血液透析或留置导管等高危因素；感染部位多为侵入性导管相关感染或呼吸机相关性肺炎。

（2）CA-MRSA：对所有 β-内酰胺类抗生素耐药，对许多非 β-内酰胺类抗菌药物敏感；多数菌株带有杀白细胞素（panton-valentine leucocidin，PVL），毒力较 HA-MRSA 更强，易在家庭或运动队内传播；患者发病前身体健康，无基础疾病，无医院或医疗保健机构接触史，亦无透析、手术、留置导管或人工医疗装置等高危因素；感染部位多为皮肤软组织感染或肺部感染。

4. 耐万古霉素肠球菌感染 肠球菌是人类胃肠道的定植菌，可在医院环境中持续存在。VRE 的定义为 30μg 万古霉素纸片的抑菌圈直径≤14mm 或万古霉素最小抑菌浓度≥32mg/L 的肠球菌。VRE

的定植通常先于感染,定植时间可持续数月至数年,约 10% 的定植人群最终发生临床感染。定植的危险因素包括住院、手术、透析及抗菌药物使用。VRE 感染者往往具有免疫功能受损,如重症疾病、接受化疗和/或放疗及使用免疫抑制剂等。VRE 为院内感染的重要病原菌之一,可导致与中心静脉导管相关的血流感染、与留尿管相关的尿路感染、皮肤软组织感染、腹腔感染、心内膜炎与脑膜炎。VRE 感染也可发生于社区内,高危因素包括非家庭居住、慢性皮肤溃疡、既往侵入性操作、抗菌药物使用和存在留置装置。

肠球菌的耐药性包括固有耐药和获得性耐药,对头孢菌素、大环内酯类、林可酰胺类及磺胺类等抗菌药物为固有耐药,而对青霉素类、氨基糖苷类和万古霉素等为获得性耐药。粪肠球菌对各类抗菌药物的敏感性高于屎肠球菌。对 VRE 有抗菌活性的常用药物包括替考拉宁、利奈唑胺、达托霉素、替加环素、磷霉素、呋喃妥因、脂糖肽类、氟喹诺酮类及四环素类。可选择敏感的单药治疗。

5. 产超广谱-β 内酰胺酶肠杆菌科细菌感染　肠杆菌科细菌的主要耐药机制之一是产生超广谱 β-内酰胺酶(ESBLs),后者是能被 β-内酰胺酶抑制剂所抑制的一类 β-内酰胺酶,由质粒介导,可在菌株之间和细菌物种之间转移,能够水解青霉素类、广谱及超广谱头孢菌素和单环 β-内酰胺类抗生素。产 ESBLs 肠杆菌科细菌以大肠埃希氏菌和肺炎克雷伯菌最为常见。2020 年国内三甲医院中,产 ESBLs 大肠埃希氏菌检出率为 55.5%,产 ESBLs 肺炎克雷伯菌检出率为 44.8%。

产 ESBLs 肠杆菌科细菌感染的高危因素包括反复使用抗菌药物、烧伤、留置导管、反复住院、存在胆管或泌尿道结石或梗阻、既往曾有产 ESBLs 细菌感染、曾入住重症监护病房(ICU)及呼吸机辅助通气等。如果存在上述高危因素,经验性抗感染治疗时应覆盖产 ESBLs 的细菌。目前,碳青霉烯类被认为是治疗重症产 ESBLs 肠杆菌科细菌感染的首选药物;轻中症感染时可考虑选用头孢哌酮-舒巴坦、哌拉西林-他唑巴坦及头霉素类。大部分产 ESBLs 细菌感染仅需单药治疗。少数严重感染或存在合并非发酵菌感染危险因素的患儿需联合用药,如碳青霉烯类或哌拉西林-他唑巴坦或头孢哌酮-舒巴坦联合喹诺酮类或氨基糖苷类或替加环素。

6. 耐碳氢霉烯类肠杆菌科细菌感染　耐碳氢霉烯类肠杆菌科细菌（CRE）可产生一种能水解碳青霉烯类的 β-内酰胺酶，即碳氢霉烯酶，在大肠埃希氏菌、肺炎克雷伯菌及奇异变形杆菌等肠杆菌科细菌中均有发现，其中，肺炎克雷伯菌最为常见。CRE 常同时产 ESBL 和 AmpC 等 β-内酰胺酶，甚至可同时合并有外膜蛋白缺失，因而对大多数抗菌药物都高度耐药。

目前，可用于治疗 CRE 的抗菌药物选择非常有限，单药治疗失败率高，通常建议联合用药，如多黏菌素或替加环素联用碳氢霉烯类或磷霉素，或替加环素联用氨基糖苷类（见表 3-17-1）。多黏菌素和替加环素被认为是治疗 CRE 的首选药物，但近年来耐药性亦有升高趋势，如 2020 年中国三甲医院克雷伯菌对多黏菌素 B 的耐药率为 3.6%，替加环素的耐药率为 4.5%，而 2018 年两者分别为 1.1% 和 3.3%。2019 年获批上市的头孢他啶阿维巴坦是治疗 CRE 的新型抗生素，可用于治疗复杂性腹腔内感染、医院获得性肺炎、呼吸机相关性肺炎以及治疗方案选择有限且对本品敏感的革兰氏阴性菌感染（其用量按头孢他啶计算，3~5 个月，40mg/kg；≥6 个月，50mg/kg，q.8h.，滴注时间 >2 小时，最大量 6g/d）。磷霉素和氨基糖苷类也是 CRE 的主要治疗药物，米诺环素和多西环素对部分 CRE 分离株有效。此外，对于低 MIC 值的 CRE，可考虑碳氢霉烯类抗菌药物高剂量和延长输注时间（超过 3~4 小时，6 小时最佳）的治疗策略。

7. 多重耐药铜绿假单胞菌感染　铜绿假单胞菌（PA）是临床最常见的非发酵菌之一，广泛分布于自然环境中，可作为皮肤和呼吸道定植菌，是院内感染重要的条件致病菌之一，具有易定植、易变异、易形成生物膜和多重耐药等特点。MDR-PA 感染多见于结构性肺病如慢性阻塞性肺疾病、支气管扩张、囊性纤维化、黏膜屏障破坏及免疫力低下患儿，多表现为下呼吸道感染，尤其是医院获得性肺炎，如 2019 年全国三甲医院呼吸道标本分离菌中铜绿假单胞菌位列第三，占比 14.65%。

对 PA 有抗菌活性的药物包括抗铜绿假单胞菌 β-内酰胺类及其 β-内酰胺酶抑制剂复合制剂、抗假单胞菌碳青霉烯类、喹诺酮类、氨基糖苷类、多黏菌素及磷霉素。对于 MDR-PA 感染,联合用药的疗效优于单药治疗,常用联用方案为抗铜绿假单胞菌 β-内酰胺类加氨基糖苷类或氟喹诺酮类(见表 3-17-1)。

8. 多重耐药鲍曼不动杆菌感染 MDR-AB 是指对抗假单胞菌头孢菌素类、抗假单胞菌碳青霉烯类、含有 β-内酰胺酶抑制剂的复合制剂、氟喹诺酮类以及氨基糖苷类这五类抗菌药物中至少有三类耐药的菌株。泛耐药鲍曼不动杆菌(XDR-AB)是指仅对 1~2 种潜在有抗不动杆菌活性药物(主要指替加环和多黏菌素)敏感的菌株。全耐药鲍曼不动杆菌(PDR-AB)是指对目前所能获得的潜在有抗不动杆菌活性的抗菌药物(包括多黏菌素和替加环素)都耐药的菌株。鲍曼不动杆菌具有强大的获得耐药性和克隆传播的能力,是院内感染中最重要的病原菌之一,主要感染部位是肺部,表现为医院获得性肺炎,尤以呼吸机相关性肺炎最为常见。2019 年全国三甲医院呼吸道标本分离菌中鲍曼不动杆菌位列第二,占比 17.66%。

鲍曼不动杆菌感染的危险因素包括:长时间住院、入住 ICU、接受机械通气、侵入性操作、抗菌药物暴露以及严重基础疾病等。感染通常伴有其他细菌和/或真菌感染。目前的治疗建议是根据药敏选用抗菌药物和联合用药,如舒巴坦合剂联用多黏菌素、碳氢霉烯类或替加环素(见表 3-17-1)。

【预防与控制】

近年来,多重耐药菌已经成为医院感染的重要病原菌。各级医院应重视并加强多重耐药菌医院感染的预防与控制,控制传染源,切断传播途径、降低医院感染的发生风险,保障医疗质量和医疗安全。

"多模式感控干预"是目前较为推崇的医院防控方式。2016 年 WHO 在《国家和急性病诊疗机构医院感染预防与控制项目核心内容指南》(*Guidelines on Core Components of Infection Prevention and Control Programmes at the National and Acute Health Care Facility Level*)中认为,多模式干预策略是成功实施感控的最有效方法,并提出了包括手卫生、隔离患者、接触预防、环境清洁及耐药菌监测在内的干预策略。

1. 手卫生 是医院感染预防与控制的最简单有效的措施之一。

根据 WHO 的建议,医护人员在下列情况必须实施手卫生:①接触患者前;②无菌操作前;③接触患者后;④接触患者体液或分泌物后;⑤接触患者周围环境后。医疗机构应配备充足的洗手设施和手消毒液,并开展手卫生监测以提高手卫生依从性。

2. **隔离患者**　由于多重耐药菌可通过接触途径传播,可在医护、医患或患者与患者之间播散。因此,对于多重耐药菌感染或定植者应予以接触隔离,安排单间收治,如无条件实施单间隔离,可安排感染或定植同一类细菌的患者集中隔离,尽可能提供专人护理。

3. **接触预防**　进入隔离病房时,应穿戴手套和隔离衣,即使不接触患者,也应完善个人防护,因为患者所处的病房内环境和物表通常存在多重耐药菌的污染,可导致耐药菌的播散;使用一次性或专人专用的诊疗用品,如血压计、听诊器及输液泵等;尽量减少转运,如需转运应减少对环境的污染,如为患者佩戴口罩和穿隔离衣等。

4. **环境清洁**　是预防医院感染的基础工作,也是有效减少多重耐药菌传播的有效干预措施之一。受到污染的环境是医院感染常见病原菌如铜绿假单胞菌、大肠埃希氏菌及金黄色葡萄球菌等的传染源之一。对保洁员和护理人员进行合适的培训是实现良好环境清洁效果的关键措施,同时,医疗机构可采用多策略模式提高清洁效果,如全院性的院感制度、定期培训及环境筛查等。耐药菌感染暴发时,需要暂时关闭病房并进行强化清洁消毒。

5. **耐药菌监测**　医疗机构应常规开展及时和准确的多重耐药菌监测,为临床经验性用药提供依据;应根据本地区流行情况和风险评估决定是否需对重点人群,尤其是高感染风险人群,如原发性或继发性免疫缺陷患者、入住 ICU 及移植病房者,进行无症状感染者与定植者的主动筛查,以识别多重耐药菌定植患者,早期启动相应的医院感控措施,降低医院感染的蔓延风险。

6. **加强抗菌药物的临床管理**　合理使用抗菌药物有助于减少抗菌药物使用所带来的选择性压力,减缓多重耐药菌的产生,亦可遏制耐药菌的快速上升。

医疗机构在开展多模式感控干预后,应定期对感控措施的依从性进行监督、检查和反馈,包括但不限于上述的手卫生依从性,方能使干预措施有效推进。

（曹　清）

参考文献

1. 方峰,俞蕙.小儿传染病学.5 版.北京:人民卫生出版社,2020:148-230.

2. BRADLEY JS,NELSON JD. Nelson's pediatric antimicrobial therapy. 27th edition. Itasca:American Academy of Pediatrics,2021:1-130.

3. 国家呼吸医学中心.儿童常见呼吸道病原免疫预防专家共识[J].中华实用儿科临床杂志,2021,36(22):1681-1709.

4. 流行性脑脊髓膜炎诊断.中华人民共和国卫生行业标准,WS295-2019.2019-01-02.

5. SHANE AL,MODY RK,CRUMP JA,et al. 2017 infectious diseases society of America clinical practice guidelines for the diagnosis and management of infectious diarrhea. Clin Infect Dis,2017,65(12):e45.

6. CLEMENS JD,NAIR GB,AHMED T,et al. Cholera. Lancet,2017,390(10101):1539.

7. 儿童急性感染性腹泻病诊疗规范(2020 年版)编写审定专家组.儿童急性感染性腹泻病诊疗规范(2020 年版).中国医药科学,2020,10(21):249-256.

8. NELSON CA,MEANEY-DELMAN D,FLECK-DERDERIAN S,et al. Antimicrobial treatment and prophylaxis of plague:Recommendations for naturally acquired infections and bioterrorism response. MMWR Recomm Rep,2021,70(3):1-27.

9. 国家卫生健康委医政医管局.鼠疫医务人员培训手册(试用版).2019.

10. CARLSON CJ,KRACALIK IT,ROSS N,et al. The global distribution of bacillus anthracis and associated anthrax risk to humans,livestock and wildlife. Nature Microbiology,2019,4(8):1337-1343.

11. SAVRANSKY V,IONIN B,REECE J. Current status and trends in prophylaxis

and management of anthrax disease. Pathogens,2020,9(5):370.

12. SHI Y,GAO H,PAPPAS G,et al. Clinical features of 2041 human brucellosis cases in China. PLoS One,2018,13(11):e0205500.

13. BOSILKOVSKI M,KERAMAT F,ARAPOVIC J. The current therapeutical strategies in human brucellosis. Infection,2021,49(5):823-832.

14. 中国疾病预防控制中心性病控制中心,中华医学会皮肤性病学分会性病学组.梅毒、淋病和生殖道沙眼衣原体感染诊疗指南(2020年).中华皮肤科杂志,2020,53(3):168-179.

15. NAWROCKI CC,MAX RJ,MARZEC NS,et al. Atypical manifestations of cat-scratch disease,United States,2005-2014. Emerging Infect Dis,2020,26(7):1438-1446.

16. 张文宏,王明贵.感染病学.上海:复旦大学出版社,2020:204-207.

17. REYES K,BARDOSSY AC,ZERVOS M. Vancomycin-resistant enterococci:Epidemiology,infection prevention,and control. Infect Dis Clin North Am,2016,30(4):953-965.

18. FOSTER TJ. Antibiotic resistance in staphylococcus aureus:Current status and future prospects. FEMS Microbiol Rev,2017,41(3):430-449.

19. WHO. Guidelines for the prevention and control of carbapenem-resistant enterobacteriaceae,acinetobacter baumannii and pseudomonas aeruginosa in health care facilities. Geneva:World Health Organization,2017.

20. 中华医学会甲氧西林耐药金黄色葡萄球菌感染治疗策略专家组.中华医学会感染与抗微生物治疗策略高峰论坛:甲氧西林耐药金黄色葡萄球菌感染的治疗策略——专家共识.中国感染与化疗杂志,2011,11(6):401-416.

21. 产超广谱 β 内酰胺酶肠杆菌科细菌感染急诊诊疗中国专家共识编写组.产超广谱 β 内酰胺酶肠杆菌科细菌感染急诊诊疗中国专家共识.中华急诊医学杂志,2020,29(12):1520-1526.

22. 中国碳青霉烯耐药肠杆菌科细菌感染诊治与防控专家共识编写组,中国医药教育协会感染疾病专业委员会,中华医学会细菌感染与耐药防控专业委员会.中国碳青霉烯耐药肠杆菌科细菌感染诊治与防控专家共识.

中华医学杂志,2021,101(36):2850-2860.

23. Chinese XDR Consensus Working Group,GUAN X,HE L,et al. Laboratory diagnosis,clinical management and infection control of the infections caused by extensively drug-resistant Gram-negative bacilli:a Chinese consensus statement. Clin Microbiol Infect,2016,22(Suppl 1):s15-s25.

第三章 结 核 病

第一节 原发型肺结核

【概述】

原发型肺结核(primary pulmonary tuberculosis)在儿童原发性结核病中最为常见,为结核分枝杆菌初次侵入肺部所致的原发感染,是小儿肺结核的主要临床类型,包括原发综合征(primary complex)和支气管淋巴结结核。

【病因和流行病学特征】

结核分枝杆菌复合群(*Mycobacterium tuberculosis* complex)属于放线菌目分枝杆菌科的分枝杆菌属,包括结核分枝杆菌、牛分枝杆菌、非洲分枝杆菌和田鼠分枝杆菌,具有抗酸性,又称抗酸杆菌。人类结核病主要由结核分枝杆菌(*Mycobacterium tuberculosis*,MTB 或 TB)引起,6%~11% 为牛分枝杆菌感染,非洲分枝杆菌感染仅见于非洲热带国家。田鼠分枝杆菌不致人患病。传染源主要是传染性肺结核(通常以痰涂片或培养阳性为标志)患者。呼吸道为主要传染途径,吸入带结核分枝杆菌的飞沫或尘埃后引起肺部原发病灶。少数通过食入未经消毒的带菌(牛分枝杆菌)牛奶等消化道途径感染而形成咽部或肠道原发病灶、经母婴途径(经胎盘和脐静脉感染胎儿或胎儿吸入或吞入感染性羊水)感染胎儿引起先天性结核、经损伤的皮肤或眼结膜感染。生活困难、居住拥挤、营养不良及社会经济落后是人群结核病高发的影响因素。儿童发病与否主要取决于:①结核分枝杆菌的毒力及数量。②机体免疫力:患麻疹、百日咳及白血病、淋巴瘤或艾滋病等免疫抑制患者或接受免疫抑制剂治疗者,特别是 5 岁以下儿童,是结核病的易感人群。③遗传因素：有 HLA-BW135 抗原者发生结核病的风险比一般儿童高约 7 倍。

【诊断】

1. **流行病学史**　①结核病接触史：在家庭或其他环境中与肺结核患者，尤其是痰涂片抗酸染色阳性（简称为涂阳）或结核分枝杆菌培养阳性（简称为菌阳）或传染性肺结核患者密切接触史。②近期急性传染病，如麻疹、百日咳及 HIV 感染的病史。

2. **临床表现**　儿童多于接触结核病患者后 1 年内发病。轻者可无症状。较大儿童多起病缓慢，可有低热、食欲缺乏、体重下降、疲乏及盗汗等结核中毒症状。婴幼儿及重症患者可急起高热，持续 2~3 周后转为低热，并伴结核中毒症状。干咳和轻度呼吸困难是最常见的呼吸道表现。婴儿还可有体重不增或生长发育障碍。部分高敏状态者可出现疱疹性结膜炎、皮肤结节性红斑和/或多发性一过性关节炎。胸内淋巴结肿大可出现相应压迫征象：压迫气管分叉处时有类似百日咳样痉挛性咳嗽；压迫支气管时引起喘鸣，压迫喉返神经可致声嘶；压迫静脉可致胸部一侧或双侧静脉怒张。肺部体征可不明显，与肺内病变不一致。如果原发病灶较大，叩诊呈浊音，听诊呼吸音减低或有少许干湿啰音。婴儿可伴肝大。

3. **实验室及辅助检查**

(1) 血沉：多增快，反映结核病的活动性。

(2) 胸部影像学检查：①原发综合征：由肺部原发灶、支气管淋巴结核和淋巴结炎三部分组成，可有病灶邻近的胸膜炎。②支气管淋巴结结核：肺门、纵隔或隆嵴下淋巴结肿大，若致相邻气道梗阻可致肺段或肺叶萎陷。③浸润型肺结核：多见于青少年。表现为上肺叶浸润、胸腔积液和空洞。胸部 CT 更易观察到支气管内受累、淋巴结坏死、支气管扩张和空洞。高分辨率 CT 可显示 2 周内的早期粟粒性肺结核和≥4mm 的肺门淋巴结，并提高淋巴结钙化显示率。

4. **病原学检查**

(1) 筛查试验：

1) 结核菌素皮肤试验（tuberculin skin test，TST）：在 MTB 纯蛋白

衍生物(PPD)皮试后48~72小时测量局部硬结大小,取横径和纵径的均值判断结果:硬结平均直径5~9mm为一般阳性;10~14mm为中度阳性;≥15mm或局部出现双圈、水疱、坏死及淋巴管炎者为强阳性。卡介苗(BCG)接种后可呈阳性反应,但自然感染后常为中度以上阳性,硬结质坚,深红,边缘清晰,持续7~10天以上,可遗留色素沉着。需注意在原发感染早期或严重结核病患者、患急性传染病如麻疹和百日咳等、重度营养不良、水肿及细胞免疫抑制或缺陷患者可呈假阴性。

2)干扰素-γ释放试验(interferon-gamma release assay,IGRA):检测MTB特异性ESAT-6和CFP-10刺激后产IFN-γ效应T细胞的数量或IFN-γ释放水平,可排除BCG反应性和大多数非结核分枝杆菌(堪萨斯分枝杆菌、海分枝杆菌和苏尔加分枝杆菌除外)感染。主要采用结核感染T细胞斑点试验(T-Spot.TB)和QuantiFERON-TB(QFT-TB)两种方法。IGRA阳性可判定存在结核分枝杆菌或牛分枝杆菌感染。需注意的是,2岁以下儿童IGRA阴性还不能确定性排除结核感染,免疫低下患者的IGRA结果也应谨慎解读。

(2)诊断试验:痰液样本包括咳出痰液(青少年)、吞咽入胃内的痰液(幼儿)或诱导痰液(所有年龄)。其他样本包括支气管肺泡灌洗液、胸腔积液或病变活检组织等。对12月龄以下疑似肺结核或肺外结核的儿童,无论其有无神经系统症状,建议行腰椎穿刺取脑脊液检查。

1)抗酸杆菌涂片及结核分枝杆菌培养:儿童肺结核病例需要至少获取3个呼吸系统样本(包括清晨空腹取胃抽吸物)。

2)核酸检查:常检测MTB 16S或16-23S rRNA。①Xpert MTB/RIF:可同时检测结核分枝杆菌和利福平耐药性。其在痰、鼻咽部抽吸物、支气管肺泡灌洗液、组织标本、胃抽吸物、粪便和尿液等多种标本中有较好的敏感性和特异性。Xpert MTB/RIF Ultra可检测结核分枝杆菌和利福平耐药基因突变。与药敏试验相比,这些方法具有较高敏感性(90%~97%)和特异性(99%),但对儿童痰涂片阴性结核病的敏感性较低,对痰培养阴性和临床诊断病例的敏感性更低。②其他核酸扩增技术:包括荧光定量PCR,敏感性为71%~98%,特异性近100%;

基因探针扩增直接试验(化学发光物标记 cDNA 探针杂交),涂阳 TB 的敏感性达 92%~100%,涂阴 TB 的敏感性为 40%~93%,总特异性达 95% 以上;PCR-DNA 探针反向杂交法(核酸扩增 + 种特异性探针反向杂交来鉴定菌群),总敏感性 62.2%,总特异性 99.3%。③微生物宏基因组第二代测序(mNGS):由于标本预处理如破菌技术等存在缺陷,对 MTB 的检出率还不高,故应特别关注分枝杆菌很少序列数甚至痕迹的检出,并结合患者临床病情进行合理解读。

5. **诊断要点**　儿童肺结核或肺外结核的诊断通常基于下列三个方面:①近期与传染性肺结核病例密切接触(是诊断 5 岁以下儿童结核病的要点);②TST 或 IGRA 阳性;③胸部影像学或体格检查有提示性征象。

对于疑似结核病儿童,WHO 概括的评估方法包括:详细询问病史(包括结核病接触史及与结核病相关的症状史);体格检查(包括生长评估);TST 和/或 IGRA;尽可能获取细菌学证实;针对疑似肺结核及肺外结核的相关调查;HIV 检测(如在 HIV 患病率较高地区)等。对于这些疑似结核病例,还可根据诊断性治疗的临床疗效及影像学反应来进一步确定诊断。

【鉴别诊断】

1. **其他病原引起的支气管炎或肺炎**　多急性起病,病程短,呼吸道症状明显,支气管炎或肺炎患儿可有肺部啰音,经过抗病原治疗及对症处理后症状较快好转。

2. **慢性咳嗽**　需注意有无异物吸入后阵发性干咳的特点,排查气道异物。若咳嗽为短促咳嗽、吸气时"鸡鸣样"哮吼和频繁痉咳等特点,临床上考虑百日咳。应注意家庭内有无慢性咳嗽患者及疫苗接种史,对不典型咳嗽病例迁延不愈,需注意有无结核病接触史,并关注胸部影像学特征及病原学检查。肺结核病例多为呼吸道症状及肺部体征少,影像学肺门多为单侧肿大,以右侧多见,可合并气管旁及右纵隔淋巴结肿大,部分患儿可伴发同侧肺部异常阴影、气管或支气管变形移位和局限性变细等。病灶和淋巴结钙化是肺结核重要特征。

3. **纵隔淋巴瘤**　临床表现差异较大,可无症状或出现发热和淋巴结压迫引起的上腔静脉综合征等,多有浅表淋巴结肿大,质地较硬有粘连;常先侵犯气管旁淋巴结,后引起双侧肺门淋巴结肿大,肺内可有播散性肿瘤浸润,但无钙化,淋巴结活检病理可明确诊断。

4. **伤寒** 可长期发热和白细胞降低,若患儿发热不规则、消瘦和盗汗,需注意有无传染性结核病例接触史,并进行 TST 或 IGRA 筛查,进一步肺部影像学检查等寻找结核病依据,寻找肺外结核证据有助于结核病早期诊断以及与伤寒的鉴别。

【治疗】

1. **一般治疗** 注意营养,给以富含蛋白质和维生素的食物,婴儿期坚持母乳喂养;对于营养不良或生长发育迟缓的 6 月龄以下婴儿,应给予营养治疗性喂养。有明显结核中毒症状及高度衰弱者应卧床休息。居住环境应阳光充足,空气流通。避免传染麻疹及百日咳等疾病。

2. **抗结核治疗**

(1) 治疗目的:①消灭病灶中的结核分枝杆菌,治愈结核病;②防止血行播散和结核病患者死亡;③控制结核病复发;④防止耐药结核的发生与传播;⑤降低结核病患者的传染性;⑥最大程度地减少药物不良反应。

(2) 治疗原则:①早期治疗;②适量治疗;③联合用药;④规律用药;⑤坚持全程;⑥分段治疗。

(3) 抗结核治疗方案:WHO 推荐治疗儿童结核病的一线用药:①异烟肼(isoniazid, H):剂量 10mg/(kg·d),范围 10~15mg/(kg·d),最大量 300mg/d。②利福平(rifampicin, R):剂量 15mg/(kg·d),范围 10~20mg/(kg·d),最大量 600mg/d。③吡嗪酰胺(pyrazinamid, Z):剂量 35mg/(kg·d),范围 30~40mg/(kg·d),最大量 750mg/d。④乙胺丁醇(ethambutol, E):剂量 20mg/(kg·d),范围 15~25mg/(kg·d),最大量 750mg/d。不推荐链霉素作为治疗儿童肺结核和淋巴结结核一线药物。对于婴幼儿,可将异烟肼片压成粉末或将利福平胶囊的内容物加入有味道的液体或半固体软食中一起服用。不常规推荐服用异烟肼的儿童补充维生素 B_6,但对于单纯母乳喂养婴儿、营养不良或饮食中缺

乏维生素 B_6 以及 HIV 感染的儿童,应补充维生素 B_6。

　　针对不同流行病背景地区和不同类型结核病,儿童新发病例的推荐治疗方案见表 3-1-1。对于 3 个月以下的新生儿及小婴儿疑似(确诊)肺结核或周围性淋巴结结核患者,其剂量应由有经验的医生调整。在巩固治疗阶段,对于 HIV 阴性且生活在有规范治疗条件地区的患儿,可给予每周 3 次用药疗法。

表 3-1-1　新发结核病患儿的推荐治疗方案(WHO,2014 年)

结核病诊断类别	抗结核药物治疗方案[1]	
	强化治疗期	巩固治疗期
HIV 低发(HIV 阴性儿童)和异烟肼低耐药地区		
涂阴肺结核、胸内淋巴结结核、外周淋巴结结核	2HRZ	2HR[2]
广泛肺部病变、涂阳肺结核、重症肺外结核病(除外结核性脑膜炎和骨关节结核)	2HRZE	4HR
HIV 高发和/或异烟肼高耐药地区		
涂阳肺结核、涂阴肺结核伴或不伴广泛实质病变、除结核性脑膜炎和骨关节结核外的各类型肺外结核病	2HRZE	4HR
所有地区		
结核性脑膜炎[3] 和骨关节结核	2HRZE	10HR
耐多药结核病	个体化治疗方案[4]	

　　注:[1] 异烟肼(H)、利福平(R)、吡嗪酰胺(Z)、乙胺丁醇(E);每个治疗阶段前的数字表示该治疗阶段的用药月数。[2] 适用于 16 岁以下非重症且非耐药的儿童结核病。[3] 儿童结核性脑膜炎建议住院治疗,其治疗方案应由有经验的医生决定。首选方案为表中的 2HRZE/10HR;备选方案为 6HRZEto,即 6 个月强化方案:异烟肼(H)+ 利福平(R)+ 吡嗪酰胺(Z)+ 乙硫异烟胺(Eto)。[4] 参见本章第九节。

【预防】

　　结核病的预防措施包括婴儿普种卡介苗、感染控制措施和及时诊断并治疗潜伏结核感染。应向卫生部门报告儿童结核病例,以便尽快开始接触者追踪,有助于识别源病例。因儿童结核病的主要传染源是成人病例,只要怀疑有机构内传播,除应评估机构工作人员以外,还应评估儿童的看护者。对于疑似结核患儿的看护者应常规进行胸部 X 线片检查,以确认有无未曾诊断的肺结核病,从而确保及时诊断和治疗肺结核病患者,并控制其进一步传播的风险。

➤ 附:肺结核的诊断流程图

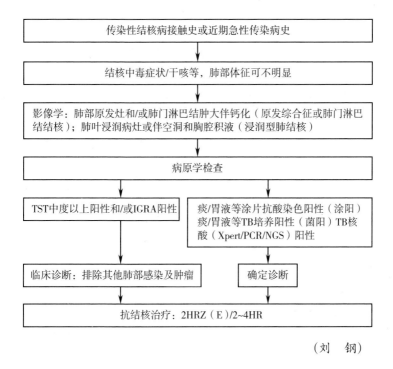

（刘　钢）

第二节　急性血行播散性肺结核

【概述】

急性血行播散性肺结核又称急性粟粒性肺结核(acute miliary tuberculosis),多发生于原发结核感染之后,因原发灶或淋巴结干酪坏死组织发生破溃,大量结核分枝杆菌同时或在极短时间内相继侵入血流所致。结核分枝杆菌还可通过肺静脉引起全身粟粒样结节病变，如中枢神经系统、肝脏、脾脏、胃肠道及骨关节等部位。在临床上，多见于小婴儿，尤其在初次感染后 6 个月(特别是 3 个月)内。患有麻疹、百日咳、营养不良及免疫缺陷病常为其诱因。

【诊断】

1. **流行病学史** 有活动性肺结核密切接触史；无卡介苗接种史。

2. **临床表现** 多数为急性发病。①全身症状：发热常为首发，可伴头痛、呕吐及惊厥等神经症状，或全身中毒症状，如精神萎靡和面色灰白等，或消化不良、腹泻和明显消瘦。②呼吸道表现：较大儿童不明显，婴幼儿可有咳嗽和呼吸急促。病灶融合或继发感染时可闻及细湿啰音。③约半数有全身淋巴结和肝脾大。④肺外结核结节：眼底检查可见脉络膜结核结节；少数可见皮肤粟粒疹(尖锐丘疹，中心可有细小水疱或脓疱)，为本病的特征性表现。

3. **实验室和辅助检查**

(1) 常规检查：血常规白细胞计数可降低或升高，少数患者出现类白血病反应。血沉多增快。C 反应蛋白(CRP)升高。

(2) 胸部影像学检查：肺部满布粟粒状阴影，具有分布、密度及大小均一的"三均匀"特点。典型影像学改变多出现于病程 1~3 周。病情严重或进展，则可出现肺气肿、肺大疱、气胸及纵隔气肿等并发症。

4. **病原学检查** ①细菌学检查：胃液或痰液涂片或 TB 培养可检出病原体。急性粟粒性肺结核患儿应常规进行脑脊液 TB 细菌学或核酸检查，以早期发现结核性脑膜炎。②核酸检查：取上述标本，用 PCR 法或 Xpert MTB/RIF 法检测 TB 特异性基因片段。阳性有诊断价值。③TST：中度以上阳性有诊断意义。部分严重病例可呈假阴性反应，故急性期阴性不能排除本病。④IGRA：阳性提示结核感染，是协助诊断的重要依据。

【鉴别诊断】

1. **其他病原所致支气管炎或肺炎** 多急性起病，病程短，呼吸道症状明显，经过抗病原及对症治疗后病情较快好转。影像学检查肺部缺乏急性粟粒性肺结核的"三均匀"特征。完善相关病原检查可协助鉴别。

2. **朗格汉斯细胞组织细胞增生症** 往往肺部表现为囊泡状病变,也可伴有皮疹和肝脾大,累及中枢神经系统可出现尿崩症等。主要依赖组织病理检查确定诊断。

3. **其他病原所致败血症** 败血症型患者需与其他病原导致的败血症鉴别。此时,规范的血培养及观察抗感染治疗后病情变化可帮助临床进行鉴别。

4. **伤寒** 与伤寒型急性血行播散性肺结核有相似之处,需要进行鉴别。若发热不规则,有消瘦和盗汗,应注意询问有无传染性结核病接触史,并进行 TST 或 IGRA 筛查,进一步胸部影像学检查等寻找结核病依据。寻找肺外结核病证据有助于结核病早期诊断以及与伤寒的鉴别。完善粪便、血或骨髓细菌培养和肥达试验等检查可确定伤寒的诊断。

【治疗】

1. **一般治疗** 休息,保持安静状态,给予合理营养,可予富含蛋白质和维生素的食物,婴儿期坚持母乳喂养;居住环境应阳光充足,空气流通。

2. **病原治疗** 本病治疗效果取决于治疗开始时的病情和治疗方案。标准治疗方案为异烟肼、利福平、吡嗪酰胺及乙胺丁醇治疗。在强化期阶段可采用四联药物治疗,即 HRZE 或 HRZS 2~3 个月;巩固期使用 HR 4~6 个月,且可根据病情适当延长治疗 2~3 个月(即 6~9 个月)。

3. **对症治疗** 应给予氧疗;酌情给予化痰止咳和降温处理;有中枢神经系统受累者应积极降颅压和控制脑水肿,具体治疗参见本章第三节结核性脑膜炎。必要时酌情小量多次输注浓缩红细胞以纠正贫血等。

4. **糖皮质激素治疗** 对于重症病例,在抗结核治疗基础上应用糖皮质激素可减轻发热及中毒症状,加速病变吸收并减少肺纤维性变。可静脉用氢化可的松 5~10mg/(kg·d)或口服泼尼松

1~1.5mg/(kg·d),2~3周后逐渐减量至停用,总疗程6~8周。

5. **并发症处理** 合并气胸、纵隔气肿、呼吸窘迫综合征及弥散性血管内凝血者,应及时诊断并予相应处理,如使用强心剂;氧疗和辅助呼吸;抗DIC治疗和紧急闭式引流。

➤ 附:急性血行播散性肺结核的诊疗流程图

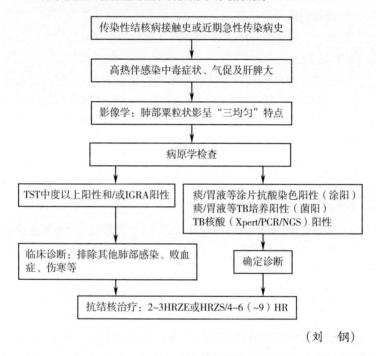

（刘　钢）

第三节　结核性脑膜炎

【概述】

结核性脑膜炎(tuberculous meningitis),简称结脑,是儿童结核病中最严重的类型之一,常在结核感染后1年内发生,尤其是初染结核后2~6个月内最易发生。多见于3岁以下婴幼儿,约占60%。自普及卡介苗接种和有效抗结核药物应用以来,本病的发病率已有明显降低,预后有很大改善,但若诊断不及时和治疗不当,病死率和后遗症发生率仍然较高,故早期诊断和合理治疗是改善本病预后的关键。结核性脑膜炎常为全身播散性结核病的一部分,通过血行播散而来。婴幼儿中枢神经系统发育不成熟,血-脑屏障功能不完善以及免疫低下与本病的发生密切相关。结核性脑膜炎亦可由脑实质或脑膜的结核病灶(Rich 病灶)破溃而使结核分枝杆菌进入蛛网膜下腔所致。偶见颈椎、颅骨、中耳及乳突的结核病灶直接蔓延侵犯脑膜。

【诊断】

1. **流行病学史** ①传染性肺结核患者接触史;②未接种过卡介苗;③既往结核病史:尤其是 1 年内发现结核病又未经治疗者;④近期患急性传染病史。

2. **临床表现**

(1) 典型结核性脑膜炎:起病多较缓慢,病程大致分为以下 3 期,每期持续时间为 1~2 周。

1) 早期(前驱期):主要有结核中毒症状和性格改变,可有发热(低热或弛张高热)、食欲缺乏、睡眠不安、烦躁好哭或精神呆滞和不喜游戏,年长儿可有轻微头痛和呕吐。

2) 中期(脑膜刺激期):头痛持续并加重,伴喷射性呕吐、嗜睡或烦躁不安交替及惊厥等,常出现便秘伴舟状腹,并出现明显脑膜刺激征。幼婴有前囟膨隆或颅缝分离。此期可出现脑神经损伤,最常见面神经,其次为动眼神经和展神经瘫痪。部分出现脑损伤表现如定向、运动和/或语言障碍。眼底检查可见视神经盘水肿、视神经炎或脉络膜粟粒状结核结节。

3) 晚期(昏迷期):上述症状逐渐加重,进入半昏迷状态,继而昏迷;阵挛性或强直性惊厥频繁发作;高颅压和脑积水表现更加明显,可呈角弓反张,去大脑或去皮层强直,终因呼吸及心血管运动中枢麻痹而死亡。

(2) 不典型结核性脑膜炎,可表现为:①婴幼儿起病急,进展较快,有时仅以惊厥为主诉;②早期脑实质损害者,可表现为舞蹈症或精神障碍;③早期脑血管损害者,可表现为肢体瘫痪;④合并脑结核瘤者可似颅内肿瘤表现;⑤当颅外结核病极端严重时,可掩盖脑膜炎表现而不易被识别;⑥在抗结核治疗过程中发生脑膜炎时,常表现为顿挫型。如果这些患儿出现性格改变、头痛、不明原因呕吐、嗜睡或烦躁不安交替及顽固性便秘时,即应考虑本病的可能。

(3)并发症和后遗症:常见并发症为脑积水、脑实质损害、脑出血及脑神经麻痹;可因抗利尿激素不适当分泌导致脑性低钠血症;还可因间脑或中脑损害引起脑性失盐综合征。严重后遗症为脑积水、肢体瘫痪、智力低下、失明、失语、癫痫及尿崩症等。晚期结核性脑膜炎发生后遗症者约占 2/3,而早期结核性脑膜炎后遗症甚少。

3. **实验室和辅助检查**

(1)脑脊液检查:压力增高,外观可呈毛玻璃样或呈黄色,静置24 小时后可有薄膜形成;白细胞数多为 $[(50~500) \times 10^6/L)]$,以淋巴细胞为主,但在急性进展期和脑膜新病灶或结核瘤破溃时,白细胞数可 $>1\ 000 \times 10^6/L$,1/3 病例以中性粒细胞为主;糖和氯化物明显降低;蛋白量多为 1~3g/L,椎管阻塞时可高达 40~50g/L。脑脊液改变不典型者需重复检查,动态观察其变化。脑脊液腺苷脱氨酶活性常在结核性脑膜炎发病 1 个月内明显增高,在治疗 3 个月后明显降低。

(2)影像学检查:

1)颅内病变:在疾病早期可正常,随病情进展出现以下改变:①颅底脑膜炎征象伴有底池内被渗出物填塞而呈"铸形"强化;②脑积水(阻塞部位以上脑室系统扩大);③血管病变,如局灶性梗死,或伴脑水肿;④结核瘤。

2)颅外结核病灶:约 85% 患儿有肺部结核病变,其中 90% 为活动性病变,呈粟粒性肺结核者占 48%。有血行播散性结核病对确诊结核性脑膜炎很有意义。

4. **病原学检查**

(1)细菌学检查:取脑脊液(5~10ml)沉淀涂片,抗酸染色镜检阳性率可达 30%。脑脊液 MTB 培养是可靠的确诊依据。若合并肺结核病,痰液和胃液细菌学检查可阳性,有助于结核性脑膜炎的诊断。

（2）核酸检查：取脑脊液，采用核酸扩增技术检测 MTB 特有的 DNA 片段，阳性有诊断意义。Xpert MTB/RIF 检测阳性有诊断价值，但脑脊液阳性率较低，阴性不能排除结核性脑膜炎。

（3）TST：中度及以上阳性表明有结核感染，有辅助诊断价值。约半数病例呈假阴性反应，经抗结核治疗 2~3 个月后可呈阳性。

（4）IGRA：阳性表明有结核感染，有辅助诊断价值。

5. **诊断要点** 早期诊断主要依靠详细的病史询问、周密的临床观察及对本病的高度警惕性。典型的脑脊液和颅脑影像学改变有助于临床诊断，不典型病例需动态观察脑脊液和颅脑影像学变化。传染性结核病密切接触史和/或 TST 或 IGRA 阳性以及诊断性抗结核治疗有效是临床诊断的重要依据；眼底检查发现脉络膜粟粒状结核结节是诊断结核性脑膜炎的有力证据；脑脊液涂片或培养或核酸检测检出结核分枝杆菌可确诊。

【鉴别诊断】

1. **化脓性脑膜炎** 较少伴有脑神经麻痹；硬脑膜下积液是化脑最常见的并发症而结核性脑膜炎几乎不发生；化脑脑积水多在晚期出现，而结核性脑膜炎脑积水多在早期出现且常较严重；化脑的脑脊液白细胞总数和中性粒细胞增高更明显，而结核性脑膜炎的蛋白增高更突出。第一次脑脊液涂片和培养对病原确定非常重要。细菌学检查是最可靠的鉴别要点。

2. **病毒性脑膜炎** 少数病例可有脑脊液细胞数明显升高和糖水平降低或因呕吐所致低氯血症而使得脑脊液检查与结核性脑膜炎不易区分。结核性脑膜炎早期脑脊液可改变轻微，亦易误诊为病毒性脑膜炎。鉴别要点：要重视未接种卡介苗及来自结核病高发区等高危因素；注意寻找结核分枝杆菌感染的证据，如 TST 和 IGRA；必要时动态复查脑脊液，病毒性脑膜炎的脑脊液异常恢复较快，而结核性脑膜炎的脑脊液蛋白会逐渐增高。病毒特异性抗原及抗体检查等也有助于鉴别。

3. **真菌性脑膜炎**

（1）隐球菌脑膜炎：病程更长，可伴自发缓解；病程长达 1 个月一般亦不出现明显意识障碍;慢性进行性高颅压征尤其突出,与脑膜炎其他表现不平行;较少发生惊厥;有接触鸽粪史而缺乏结核分枝杆菌感染证据。脑脊液墨汁染色、培养和隐球菌荚膜抗原阳性可确诊。

(2) 假丝酵母菌脑膜炎:常以发热和脑脊液异常为突出改变,脑脊液糖常明显降低,易并发颅内血管损伤。脑脊液(或血液)涂片镜检、真菌培养和真菌抗原(G 试验)有助于鉴别。

4. 脑肿瘤 较少发热,抽搐较少,且抽搐后多神志清楚,昏迷较少见;高颅压表现与脑膜刺激征不相平行;脑脊液改变极少或轻微。结核菌素试验阴性及肺部正常等有助于鉴别。

【治疗】

以抗结核治疗和降低高颅压为重点环节。

1. 一般治疗 建议住院治疗。应卧床休息,细心护理。对昏迷者可给予鼻饲或胃肠外营养,以保证足够热量。应经常变换体位,以防治压疮和坠积性肺炎。做好眼睛、口腔及皮肤的清洁护理。

2. 抗结核治疗 联合应用易透过血-脑屏障的抗结核杀菌药物,分阶段治疗。儿童结核性脑膜炎的抗结核治疗方案详见本章第一节。WHO 推荐首选方案为 2HRZE/10HR;备选方案为 6HRZEto,即 6 个月强化方案[异烟肼(H)+ 利福平(R)+ 吡嗪酰胺(Z)+ 乙硫异烟胺(Eto)]。国内研究显示,儿童结核性脑膜炎患者加用利奈唑胺能够获益。

3. 降低高颅压

(1) 脱水剂:常用 20% 甘露醇。一般剂量为每次 0.5~1g/kg,于 30 分钟内快速静脉滴注或缓慢静脉推注,q.4~6h.,脑疝时可加大剂量至每次 2g/kg,可分 2 次间隔 30 分钟用,或加用利尿剂。大剂量脱水剂后应补充白蛋白等胶体液以提高血浆胶体渗透压而维持有效脱水。

(2) 减少脑脊液分泌:①乙酰唑胺(diamox):能减少约 50% 脑脊液生成,更适合慢性脑积水。一般在停用甘露醇前开始加用,每天 20~40mg/kg(<0.75g/d)口服,可根据颅内压情况服用 1~3 个月或更长

时间,每天服用或间歇服(服 4 天,停 3 天)。②地高辛:能抑制脑室脉络丛细胞膜的钠钾泵及 ATP 系统,使脑脊液生成减少 66%~78%,适用于重症病例伴心力衰竭者。

(3)腰椎穿刺减压及鞘内注药:不推荐常规使用。在下列情况下可考虑采用:①应用糖皮质激素及脱水剂后高颅压仍难以控制者;②脑脊液蛋白量 >3g/d。先放出一定量脑脊液以减轻颅内压,再行鞘内注药:≥3 岁每次注入 INH 20~50mg 及地塞米松 2mg,<3 岁剂量减半,初为每天 1 次,1 周后酌情依次改为隔天 1 次、1 周 2 次和 1 周 1 次。2~4 周为一个疗程。

(4)侧脑室穿刺引流:适用于急性脑积水而其他降颅压措施无效或疑有脑疝形成时。引流量根据脑积水严重程度而定,一般每天 50~200ml,持续引流时间为 1~3 周。有脑室管膜炎时可予侧脑室内注药。特别注意防止继发感染。

(5)分流手术:若不能有效控制高颅压或慢性进行性脑积水,常采取皮下置管侧脑室-腹腔引流术。若因脑底脑膜粘连发生梗阻性脑积水,在脑脊液检测已恢复正常时方可考虑做侧脑室-小脑延髓池分流术。

4. **糖皮质激素** 能抑制炎症渗出、降低颅内压、减轻中毒症状及脑膜刺激征,有利于脑脊液循环,并减少粘连,从而减轻或防止脑积水,早期使用效果好。常首选地塞米松 0.3~0.4mg/(kg·d),或口服泼尼松 1~2mg/(kg·d),最大量 45mg/d,4~6 周后缓慢减量,可根据病情在 2 个月内减完。

5. **其他对症治疗**

(1)惊厥处理:可使用镇静止惊药物。

(2)水电解质紊乱的处理:①脑性低钠血症:宜用 3% 氯化钠溶液静脉滴注,每次 6~12ml/kg,可提高血钠 5~10mmol/L,同时控制液体量。②脑性失盐综合征:可用 2:1 等张含钠液补充部分液体后酌情补充 3% 氯化钠溶液以提高血钠浓度。③低钾血症:宜用 0.2% 氯化钾溶液静脉滴注或口服补钾。

6. **随访管理** 复发病例全部发生在停药后 4 年内,绝大多数在

2~3 年内。故停药后需随访观察至少 3~5 年。凡临床症状消失、脑脊液正常及疗程结束后 2 年无复发者，方可认为临床治愈。

【预防】

同原发型肺结核的预防。

➤ 附：结核性脑膜炎的诊断流程图

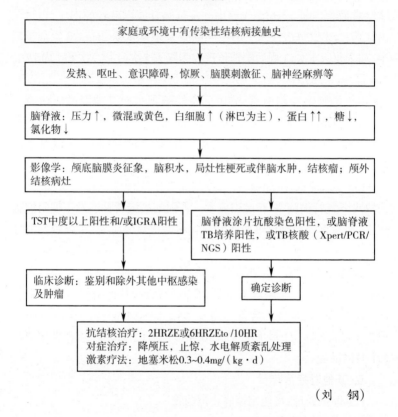

（刘　钢）

第四节　结核性胸膜炎

【概述】

结核性胸膜炎（tuberculosis pleuritis）以 5 岁以上儿童多见，是结核分枝杆菌侵入胸腔所引起的胸膜炎症，以变态反应炎症为主，有少数是原发病灶直接侵犯胸膜或原发病灶与肺门淋巴结内结核分枝杆菌血行播散至胸膜而发病。根据胸膜炎的病理变化及临床特点,大致分为干性胸膜炎、渗出性胸膜炎和结核性脓胸三型,以渗出性胸膜炎最为多见,还可见叶间胸膜炎、纵隔胸膜炎、包裹性积液和肺底积液等。渗出性胸膜炎多见于较大儿童,3岁以上儿童占87.6%。多发生于原发感染后6个月内。

【诊断】

1. **流行病学史** 同原发型肺结核。

2. **临床表现** 起病可急可缓,常有发热,热型多不规则或呈弛张热,1~2周渐转为低热。除结核中毒症状外,常有胸痛、乏力、咳嗽及气促等,随积液增多而胸痛减轻或消失。体格检查可发现患侧呼吸运动受限,气管和心脏向对侧移位,叩诊实音,听诊呼吸音减低。

3. **实验室和辅助检查**

(1)胸腔积液检查:多为草黄色渗出液,约有3%患者呈淡红色血性积液,细胞数多呈轻度升高,多以淋巴细胞为主,间质细胞<1%;蛋白含量增高。胸腔积液腺苷脱氨酶检测对成人诊断有一定意义,但对儿童特异性不高,因化脓性胸腔积液时胸腔积液腺苷脱氨酶也明显升高。

(2)影像学检查:①直立正位X线片:少量积液表现为肋膈角变钝;积液量多时可见从肋膈角外壁上行,呈弧形均匀致密影。②胸部CT:可发现少量胸腔积液、肺底积液、叶间积液、包裹性积液和纵隔积液以及胸膜结核结节和肺内结核病灶。③超声检查:可确认胸腔积液的存在和发现有无包裹性积液;可对胸腔积液和包裹性积液进行定位和定量检查。

4. **病原学检查** 胸腔积液中找到结核分枝杆菌可确定诊断。

(1)细菌学检查:可取胸腔积液沉淀物涂片性抗酸染色镜检或取胸腔积液做TB培养,阳性率不高。

(2)核酸检查:取胸腔积液,用PCR法检测MTB特异性基因,或采用Xpert MTB/RIF法检测MTB核酸和利福平耐药基因,阳性有诊断价值,有助于诊断。

(3) IGRA:取血样本检测阳性有辅助诊断意义。若能取胸腔积液 50ml,离心取单个核细胞做 IGRA 试验,阳性率更高,并具有诊断意义。

(4) TST:阳性有助于诊断。

【鉴别诊断】

1. **细菌性肺炎**　合并胸腔积液时多表现为化脓性胸膜炎,除有肺炎的临床表现外,胸腔积液中白细胞总数明显增高,并以中性粒细胞为主,细胞培养可发现致病细菌。

2. **风湿热疾病**　在胸腔渗出时,常有其他系统受累的表现。血清免疫球蛋白增高和相关自身抗体阳性有助于鉴别。

3. **胸腔内恶性肿瘤**　常无发热,但有持续性胸痛和进行性消瘦,胸腔积液多为血性,细胞学检查可发现肿瘤细胞。

4. **肺吸虫病**　可有发热伴胸痛和咳嗽,可有胸腔积液。但多为慢性过程;常伴有游走性皮下包块;外周血和胸腔积液中嗜酸性粒细胞常明显增多;胸腔积液中抗肺吸虫抗体阳性可明确诊断。

【治疗】

1. **抗结核治疗**　①强化治疗:联合应用异烟肼、利福平和吡嗪酰胺三联抗结核药物治疗,较重病例可加用乙胺丁醇。一般为 2 个月,较重者可延长至 3 个月。②巩固治疗:联合应用异烟肼和利福平。一般总疗程为 6~9 个月。

2. **糖皮质激素**　可减轻结核中毒症状、促进渗液吸收并减少胸膜肥厚和粘连,可早期加用,一般口服泼尼松,1~1.5mg/(kg·d),最大量 45mg/d,2~4 周后缓慢减量,可根据病情在 1 个月内减完。

3. **胸腔引流**　多采用穿刺放液。大量胸腔积液或并发气胸时可行闭式引流。

【预防】

同原发型肺结核的预防。

> ➤ 附:结核性胸膜炎的诊断流程图

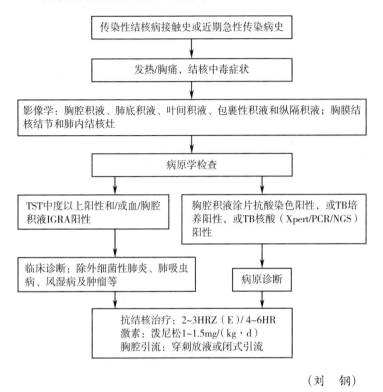

```
┌─────────────────────────────────────────┐
│  传染性结核病接触史或近期急性传染病史   │
└─────────────────────────────────────────┘
                    ↓
┌─────────────────────────────────────────┐
│      发热/胸痛,结核中毒症状             │
└─────────────────────────────────────────┘
                    ↓
┌─────────────────────────────────────────┐
│ 影像学:胸腔积液、肺底积液、叶间积液、包裹性积液和纵隔积液;胸膜结 │
│ 核结节和肺内结核灶                       │
└─────────────────────────────────────────┘
                    ↓
┌─────────────────────────────────────────┐
│            病原学检查                    │
└─────────────────────────────────────────┘
          ↓                      ↓
┌──────────────────┐   ┌──────────────────────┐
│ TST中度以上阳性和 │   │ 胸腔积液涂片抗酸染色阳性,或TB培 │
│ 或血/胸腔积液IGRA │   │ 养阳性,或TB核酸(Xpert/PCR/NGS)│
│ 阳性             │   │ 阳性                  │
└──────────────────┘   └──────────────────────┘
          ↓                      ↓
┌──────────────────┐            │
│ 临床诊断:除外细菌性肺炎、肺吸虫 │  ┌──────────┐
│ 病、风湿病及肿瘤等 │            │ 病原诊断 │
└──────────────────┘            └──────────┘
          ↓                      ↓
┌─────────────────────────────────────────┐
│ 抗结核治疗:2~3HRZ(E)/4~6HR          │
│ 激素:泼尼松1~1.5mg/(kg·d)            │
│ 胸腔引流:穿刺放液或闭式引流           │
└─────────────────────────────────────────┘
```

(刘 钢)

第五节 周围淋巴结结核

【概述】

周围淋巴结结核是儿童期肺外结核病的常见类型,多见于婴幼儿及学龄前儿童,常见颈部、下颌下、锁骨上窝及腋窝淋巴结受累,以颈部淋巴结结核最为常见,可能与口腔及咽部黏膜下淋巴组织较丰富有关。多为单侧性,病变淋巴结软化后可形成冷脓肿并可破溃形成瘘管。周围淋巴结结核多发生于原发结核感染后6~9个月内,感染途径主要为血行播散和原发病灶引流淋巴管直接蔓延,可同时伴随胸腔及腹腔的淋巴结结核。

【诊断】

1. **流行病学史** 有活动性结核病密切接触史,或有疑似肺结核的临床症状。

2. **临床表现** 最常见的表现为孤立性淋巴结肿大,全身症状相对少见,可有低热。可分为4型:①结节型:起病缓慢,肿大淋巴结质地较硬,活动,常无压痛。单发或数枚淋巴结肿大。②浸润型:伴有明显的淋巴结周围炎,淋巴结肿大明显,有触痛,可融合,与周围组织粘连,皮肤可红肿。③脓肿型:肿大淋巴结中心液化,形成脓肿,局部有波动感,继发感染时有明显红肿热痛。冷脓肿破溃可排出干酪液化物。④溃疡型:脓肿破溃后伤口可经久不愈,形成溃疡或瘘管。

泛发性淋巴结结核是一种由血行播散导致的特殊类型,可有全身感染中毒症状,如持续发热、乏力、食欲缺乏及贫血等表现;肿大的淋巴结可在短期内进行性增大,并伴有触痛。

3. **实验室和辅助检查** 可见血沉增快及轻度贫血。多数患儿胸部影像学检查可无典型结核改变。超声检查可发现增大淋巴结粘连,内有坏死及钙化等改变。

4. **病原学检查** 淋巴结穿刺或活检行抗酸染色常可找到抗酸杆菌,淋巴结组织培养可阳性,行 Xpert MTB/RIF 法检测,阳性率可达 70% 左右。TST 皮试阳性有助于诊断。IGRA 常为阴性结果,其诊断价值有限。淋巴结穿刺或活检发现上皮样细胞及干酪样坏死等特征性结核病变及找到抗酸杆菌是确诊依据。

【鉴别诊断】

1. **化脓性淋巴结炎** 常见的化脓性淋巴结炎是化脓菌感染所致,多表现为淋巴结的红、肿、热、痛,起病急,针对性抗菌药物治疗有效。同时,病原学检查,如血培养、淋巴结化脓性液体涂片和培养及宏基因组测序等有助于鉴别。

2. **坏死性淋巴结炎** 属于良性的有自限趋势的自身炎症性疾病,主要表现为发热和颈部淋巴结肿大伴有触痛,淋巴结表面不红,外周血白细胞和中性粒细胞常偏低。其确诊需依赖活检淋巴结的病理检查和细胞标志物检查。

3. **肿瘤性疾病**　对于重症淋巴结结核,可表现为持续发热、全身多部位淋巴结肿大及血常规变化。需与恶性肿瘤性疾病鉴别。此时,病变部位的淋巴结组织病理活检是主要的鉴别手段。PET-CT 也有一定的鉴别价值。

4. **其他疾病**　如 EB 病毒相关性传染性单核细胞增多症、猫抓病及布鲁菌病等,都有淋巴结肿大。此时,询问流行病学史及病原学检查成为主要鉴别依据。不同疾病具有的典型临床表现有助于其临床识别。

【治疗】

1. **病原治疗**　同活动性肺结核,用药选择参见本章第一节。

2. **局部用药**　如果淋巴结已形成冷脓肿,可用异烟肼或利福平局部外敷,或局部注入异烟肼溶液(100mg/ml,隔日 1 次)。

3. **外科治疗**　对于溃疡型淋巴结核久治不愈者,可考虑手术治疗。

➤ 附:周围淋巴结结核的诊疗流程图

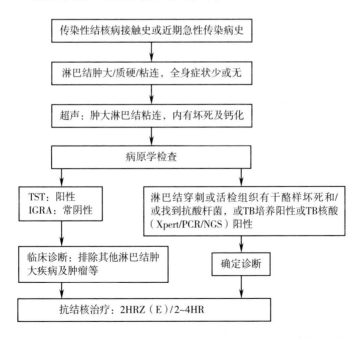

传染性结核病接触史或近期急性传染病史

淋巴结肿大/质硬/粘连,全身症状少或无

超声:肿大淋巴结粘连,内有坏死及钙化

病原学检查

TST:阳性
IGRA:常阴性

淋巴结穿刺或活检组织有干酪样坏死和/或找到抗酸杆菌,或TB培养阳性或TB核酸(Xpert/PCR/NGS)阳性

临床诊断:排除其他淋巴结肿大疾病及肿瘤等

确定诊断

抗结核治疗:2HRZ(E)/2~4HR

(刘　钢)

第六节　肠结核病

【概述】

肠结核(tuberculous enteritis)的病变可发生于肠道任何部位,好发部位为回盲部,其次为空肠下段、回肠、升结肠及阑尾,而十二指肠、胃及乙状结肠则较为少见。肠结核可为单独存在的疾病类型,又常与结核性腹膜炎及肠系膜淋巴结结核同时存在,统称为腹腔结核病。肠结核可以是肠道原发综合征的一部分,也可继发于肺结核,为吞咽含有结核分枝杆菌痰液的结果,或者为全身播散性结核的一部分,其症状与体征常被严重全身播散性结核病的表现所掩盖,临床不易确诊。早期诊断和抗结核药物治疗效果较好。若诊断不及时或治疗不规则,则病程迁延,重者可死于恶病质或继发感染,或因并发肠出血、肠穿孔或继发肠梗阻而死亡。

【诊断】

1. **流行病学史**　有传染性结核病接触史,或有饮用污染结核分枝杆菌的鲜牛奶史及其他部位结核病史。

2. **临床表现**　轻症患者症状不明显;较重病例有不规则发热和消化道症状,包括食欲缺乏、消化不良、恶心、呕吐、腹胀、腹泻或腹泻与便秘交替。腹痛可在脐上、脐周围或下腹部等,可呈阵发性;肠道狭窄时可出现阵发性绞痛,可发生不全性或完全性肠梗阻。溃疡型肠结核可大便带血或有脓血便等。慢性增殖型肠结核病患者腹部可触及包块并有压痛。重症病例可出现严重营养不良、水肿及贫血等。

3. **实验室和辅助检查**

(1) 大便常规:可出现潜血试验阳性、白细胞或红细胞等。

(2) 钡餐或钡灌肠:可见钡剂通过加速,肠激惹,黏膜充盈缺损,肠道狭窄和不全梗阻等,对临床诊断有重要价值。

(3) 结肠镜:可见回盲部或结肠或直肠等部位溃疡或增殖性病变,病变黏膜充血、水肿、环形溃疡及溃疡边缘不规则,可有炎症息肉和肠腔狭窄等。

4. 病原学检查

（1）病理诊断：取活检组织发现典型干酪样坏死病变或肉芽肿形成或病灶内找到抗酸杆菌，可确诊为肠结核。其他部位结核病变可协助病因诊断。

（2）核酸检查：采用 Xpert MTB/RIF 法检测肠病变活检组织的阳性率可达 70% 左右，取粪便样本的阳性率可达 90% 以上。

（3）TST 和干扰素-γ 释放试验：阳性有助于诊断。多为阳性。

【鉴别诊断】

1. **炎症性肠病** 常以胃肠道症状如稀便或血便及腹痛等为主要表现，常有发热，肠外表现可有口腔溃疡、葡萄膜炎及肝脾大等。内镜检查所见肠道特征性表现和活检组织病理检查及相关指标如粪便钙卫蛋白等是其主要诊断要点。如果仍无法明确区分肠结核与克罗恩病，可采用诊断性抗结核治疗，通过疗效的观察有助于鉴别。

2. **急性细菌性肠炎** 多急性起病，有感染中毒症状如发热等，通常病程较短，大便镜检可见到红、白细胞增多或有巨噬细胞，抗细菌感染治疗有效，大便培养检出致病细菌可明确诊断。

3. **阑尾炎或阑尾脓肿** 临床常有高热和腹痛，有右下腹压痛和反跳痛，外周血白细胞和中性粒细胞明显增高，CRP 明显增高，腹部影像学检查包括超声检查有助于鉴别。

【治疗】

1. **一般治疗** 应特别重视营养疗法，食用少渣软性食物，并富含蛋白质、维生素及铁质。应忌食易使胃肠道胀气的食物，并注意维持水及电解质的平衡。

2. **病原治疗** 强化治疗期联合应用异烟肼、利福平、吡嗪酰胺和乙胺丁醇四联药物 2~3 个月，巩固期联用异烟肼和利福平 6~9 个月，总疗程 9~12 个月。

3. **并发症处理** 发生肠狭窄及肠梗阻时应禁食，视需要行胃和十二指肠减压。有外科手术指征如肠穿孔或肠梗阻应行手术治疗。消化道大出血治疗与其他原因引起者相同，输血和手术为重要措施。术后仍应接受有效的抗结核治疗。

【预防】

同原发型肺结核。应避免食用来自未检疫奶牛的鲜奶。

➤ 附:肠结核的诊断流程图

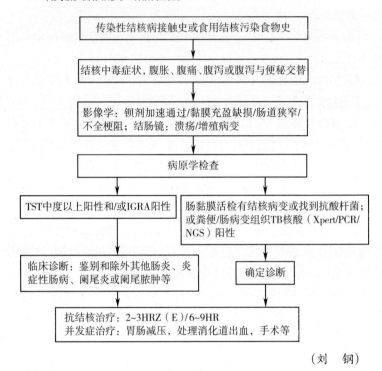

传染性结核病接触史或食用结核污染食物史

结核中毒症状,腹胀、腹痛、腹泻或腹泻与便秘交替

影像学:钡剂加速通过/黏膜充盈缺损/肠道狭窄/不全梗阻;结肠镜:溃疡/增殖病变

病原学检查

TST中度以上阳性和/或IGRA阳性

肠黏膜活检有结核病变或找到抗酸杆菌;或粪便/肠病变组织TB核酸(Xpert/PCR/NGS)阳性

临床诊断:鉴别和除外其他肠炎、炎症性肠病、阑尾炎或阑尾脓肿等

确定诊断

抗结核治疗:2~3HRZ(E)/6~9HR
并发症治疗:胃肠减压,处理消化道出血,手术等

(刘 钢)

第七节 结核性腹膜炎

【概述】

结核性腹膜炎(tuberculous pertonitis)可由结核分枝杆菌血行播散引起,更多见的是由肠结核、肠系膜淋巴结结核或泌尿生殖系统结核直接蔓延而来。多发生于 3 岁以上儿童,临床上多合并肠系膜淋巴结结核,较重者合并肠结核。

【诊断】

1. **流行病学史** 有饮用污染结核分枝杆菌的鲜牛奶史,或有其他部位结核病、肠结核及肠系膜淋巴结核病史。

2. **临床表现** 多起病缓慢,有慢性结核中毒症状,包括不明原因低热、消瘦、面色苍白、食欲不佳及盗汗等。临床分为三型:渗出型、粘连型或干酪溃疡型。渗出型和粘连型都可有腹痛、压痛、腹胀、腹泻或便秘等。典型渗出型四肢消瘦明显,与腹部的极度膨隆形成鲜明的对比,移动性浊音阳性。粘连型常表现为反复出现的不全性肠梗阻,腹部触诊有揉面感。渗出型和粘连型均可发展为干酪溃疡型,临床表现为弛张高热,常有腹泻、腹痛和压痛等,并有严重的进行性消瘦、无力和贫血,最后可出现恶病质。

3. **实验室和辅助检查**

(1)腹水检查:为典型的草绿色浆液性或浆液纤维素性渗出液,静置后有自然凝块,少数为淡血色,偶见乳糜性;蛋白含量在 30g/L 以上,白血胞计数超过 $500 \times 10^6/L$,以淋巴细胞为主;腺苷脱氨酶活性多增高。

(2)腹部影像学:可明确腹腔及肠壁病变范围和特征(腹膜增厚、不规则粘连、腹水和肠系膜淋巴结肿大或有环状强化等),对定位诊断有重要意义。

(3)腹腔镜:可在无广泛粘连和腹水诊断不清时进行。发现粟粒结节,取活检见到典型结核病变有确定诊断价值。

4. **病原学检查**

(1)细菌学检查:腹水涂片和培养找到结核分枝杆菌可确诊,阳性率较低。

(2)核酸检查:用 Xpert MTB/RIF 法检测腹水或粟粒结节组织,阳性率可达 90% 以上。

(3)IGRA:阳性有助于诊断。若能收集 50ml 腹水标本,离心后取单个核细胞进行本试验,阳性率更高,诊断价值更大。

(4)TST:中度及以上阳性有助于诊断。

【**鉴别诊断**】

1. **其他疾病所致腹水** 如终末期肝病和肾脏疾病,可因低蛋白血症出现腹水,此类疾病的腹水多为漏出液,与结核性腹膜炎的腹水性质有明显区别。自发性细菌性腹膜炎及其他病原所致化脓性腹膜炎的腹水也表现为渗出液,但常起病急,炎性指标明显升高,腹水涂片或培养可发现细菌学阳性结果,抗细菌药物治疗有效。

2. **腹部恶性肿瘤** 对于粘连型结核性腹膜炎,可触诊到固定包块,需除外恶性肿瘤。此时,结核病流行病学史、病原学检查、腹部影像学检查、腹水细胞学检查及肿瘤标志物等检查可协助诊断与鉴别。若仍无法鉴别时,则需要进行组织病理活检。

【治疗】

1. **一般治疗** 合理的生活作息和充足的营养很重要。应予以营养价值高、富含维生素的少渣饮食。

2. **抗结核治疗** 强化治疗期需联合应用异烟肼、利福平、吡嗪酰胺和乙胺丁醇四联药物 2~3 个月,巩固期联用异烟肼和利福平 6~9 个月,总疗程 9~12 个月。

3. **糖皮质激素** 对于渗出型腹膜炎,加用皮质激素治疗可促进腹水吸收及减少粘连发生。但在使用之前应除外有无并存溃疡型肠结核。一般口服泼尼松,1.0~1.5mg/(kg·d),最大量 45mg/d,3~4 周后缓慢减量,可根据病情在 1~2 个月内减完。

4. **并发症治疗** 对于中毒症状严重或并发营养不良、贫血及恶病质的病例,可多次少量输血。如发生肠穿孔或肠梗阻应施行外科手术。

【预防】

同肠结核的预防。

➤ **附:结核性腹膜炎的诊断流程图**

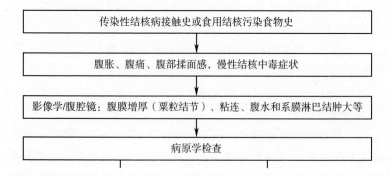

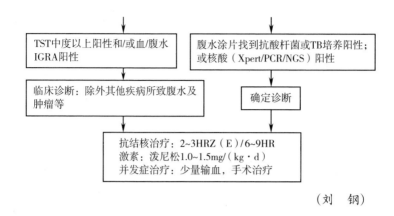

（刘　钢）

第八节　先天性结核病

【概述】

先天性结核病（congenital tuberculosis）是指胎儿宫内感染的结核病，发病率极低。感染途径包括：①血行性感染：大多经脐静脉到肝，引起肝原发综合征，即肝原发结核灶和肝门淋巴结核；少数原发综合征发生于肺，可能是结核分枝杆菌绕过肝脏，经静脉导管经右心到肺，形成肺原发综合征。②非血行性感染：由于胎盘或子宫内膜干酪病灶破溃，胎儿在羊膜腔内吸入感染羊水而发生肺原发综合征或吞入引起肠原发综合征，再由原发感染灶播散至全身。因临床表现无特异性，常在生前误诊，尸检才被发现。多于生后1个月内起病，病死率高。如果诊断及时，并接受有效治疗，许多患儿可完全康复。病原主要为结核分枝杆菌，罕见牛型结核分枝杆菌感染。

【诊断】

1. **流行病学史**　母亲有活动性结核病，或胎盘有结核病变。

2. **临床表现**　可早产，或出生时即有症状，更常见于生后第2周或第3周发病，多表现为喂养困难、呕吐、腹胀、体重不增和发热。可有咳嗽和呼吸困难等症状，但肺部常无啰音。常有肺外表现：①肝脾大和淋巴结肿大，肝门淋巴结压迫胆管可致阻塞性黄疸；②结核性中耳炎，可因鼓膜穿孔致耳聋及面神经瘫；③结核性脑膜炎；④皮肤病变等。

3. **实验室和辅助检查**

(1) 一般检查:病情较重者,白细胞和中性粒细胞可升高,CRP可升高。

(2) 影像学检查:可见肺部粟粒结节影或较大结节影,肺门和纵隔淋巴结肿大。部分病例肝脏有原发结核病灶。

4. **病原学检查**

(1) 细菌学检查:取清晨空腹胃液或气管吸取液、中耳分泌物、骨髓和组织(尤其是肝脏)活检行抗酸染色找到结核分枝杆菌或培养出结核分枝杆菌可确诊。但生后1~3个月检出结核分枝杆菌则不易区分为先天与后天感染。

(2) 核酸检查:用Xpert MTB/RIF或其他核酸检测技术检测上述标本,阳性有诊断意义。

(3) TST和IGRA:阳性有辅助诊断意义。TST在生后4~6周可出现阳性,但不少患儿始终阴性。

5. **诊断要点** ①母亲有活动性结核且生后即隔离;或胎盘有结核病变。②生后4周内发病。③肝有原发结核病灶或肺内广泛结核病变。④TST和IGRA阳性有助于诊断,但阴性不能排除。⑤细菌学检查检出结核分枝杆菌或者TB核酸检查阳性。

【鉴别诊断】

1. **败血症** 常有原发感染灶如肺炎、泌尿道感染、皮肤脓疱疹或软组织感染等;炎症指标如CRP和PCT等明显增高;给予敏感抗菌药物治疗有效;细菌学检查可检出致病细菌。

2. **宫内感染** 包括先天性巨细胞病毒疾病、先天性梅毒和先天性弓形虫病等。应注意询问母亲既往和孕期相关疾病的流行病学史和TORCH检查结果,根据相应疾病的临床表现特征进行鉴别,最终需通过病原学检查加以区分。

【治疗】

1. **对症支持治疗** 注意营养和加强支持疗法,并给予对症治疗,有呼吸困难者可给予氧疗;有胆汁淤积时可给予利胆治疗等。

2. **抗结核治疗** 先天性结核在强化治疗期需采用异烟肼、利福平和吡嗪酰胺三联药物治疗2个月,巩固治疗期继续服用异烟肼和利福平 10 个月,总疗程 12 个月。

【预防】

1. 患非空洞型结核并已接受治疗的母亲所生新生儿的预防 可接种 BCG。

2. 患有严重活动性结核病母亲所生新生儿的预防 母亲分娩后立即隔离,直到母亲结核病判定为无传染性。新生儿需排查是否发生宫内感染。若已有感染但未患病者需口服异烟肼 10mg/(kg·d)预防性抗结核治疗 9 个月。未感染者需预防性抗结核治疗 3 个月后再做 TST,若呈阳性提示结核分枝杆菌感染,继续服异烟肼到 9 个月;若 TST 阴性且胸部影像学正常,则接种 BCG。

3. 母亲痰涂阳性并接受母乳喂养婴儿的预防 其患结核病风险很高,建议接种 BCG 后接受 6 个月异烟肼的预防性治疗,在此期间可继续母乳喂养;或者婴儿服用异烟肼 3 个月后做 TST 试验,若结果阴性,停服异烟肼并接种 BCG;若阳性,则再继续服异烟肼 3 个月后停药,并接种 BCG。

➤ 附:先天性结核病的诊断流程图

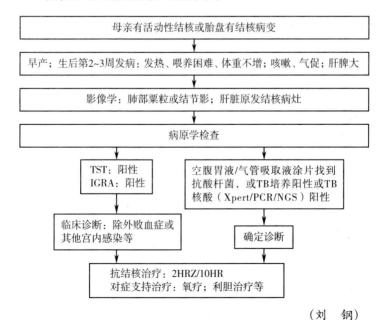

（刘　钢）

第九节　耐药结核病

【概述】

耐药结核病（drug resistant tuberculosis，DR-TB）是指对抗结核药物不敏感的结核病。耐药结核病一直是全球的重要公共卫生问题，与药物敏感性结核病相比，儿童耐药结核病的病死率更高。

耐药结核病的5种类型包括：①单耐药结核（mono-resistant TB，MR-TB）：仅对一种抗结核药物耐药。在单耐药结核病中，常见异烟肼耐药结核（isoniazid-resistant TB，Hr-TB）和利福平耐药结核（rifampicin resistance tuberculosis，RR-TB）。由于在利福平耐药结核时常同时伴有异烟肼耐药，故对于RR-TB，临床上常按照耐多药结核处理。②多耐药结核（poly-resistant TB）：对2种或2种以上一线抗结核药物耐药，但不包括同时对异烟肼和利福平耐药。③耐多药结核（multidrug-resistance tuberculosis，MDR-TB）：同时对异烟肼和利福平耐药的结核病。④准广泛耐药结核（pre-extensively drug-resistance tuberculosis，Pre-XDR-TB）：在耐多药结核的基础上，还对一种氟喹诺酮类耐药。⑤广泛耐药结核（extensively drug-resistance tuberculosis，XDR-TB）：在准广泛耐药结核的基础上，至少对A组抗结核药物中的其他一种药物（如贝达喹啉或利奈唑胺）耐药。

【病因和流行病学特征】

耐药结核病的原因主要是患者感染的结核分枝杆菌发生基因突变而成为耐药菌株，分为原发性和获得性/继发性耐药。原发性耐药是患者感染的结核分枝杆菌为耐药菌株；获得性/继发性耐药是由于不规范治疗致使在治疗初期敏感的结核分枝杆菌发生选择性的耐药突变。在世界范围内，继发性耐多药结核病比原发性耐药结核病更为常见，但儿童常见原发性耐药结核病。常见的结核分枝杆菌基因突变与耐药表型见表3-9-1。世界卫生组织（WHO）在2020年全球结核病报告中指出，2019年在全球范围内有3.3%的新发结核病例和18%以前治疗过的结核病例为MDR/RR-TB，我国的耐药结核病占全球的

14%。儿童各种类型耐药结核病的比例与成人相似。

表 3-9-1　常见的结核分枝杆菌耐药基因突变类型

抗结核药物	常见的突变基因
一线药物：	
异烟肼（isoniazid，H）	*katG，inhA*
利福平（rifampicin，R）	*rpoB*
A 组药物	
贝他奎宁（bedaquiline，Bdq）	*Rv0678，atpE，pepQ*
左氧氟沙星（levofloxacin，Lfx）/ 莫西沙星（moxifloxacin，Mfx）	*gyrA，gyrB*
利奈唑胺（linezolid，Lzd）	*rplC，rrl*
B 组药物	
氯法齐明（clofazimine，Cfz）	*Rv0678，Rv1979c，pepQ*
环丝氨酸（cycloserine，Cs）	*alr*
C 组药物	
阿米卡星（amikacin，Am）	*rrs*
链霉素（streptomycin，S）	*rpsL，rrs*
德拉马尼（delamanid，Dlm）	*FbiA，ddn*
乙胺丁醇（ethambutol，E）	*embcAB，embC-embA*
乙硫异烟胺（ethionamide，Eto）/ 丙硫异酰胺（prothionamide，Pto）	*inhA，ethA*
对氨基水杨酸（p-aminosalicylic acid，PAS）	*folC，ribD*
吡嗪酰胺（pyrazinamide，Z）	*pncA*

【诊断】

1. **流行病学史**　有与确诊或高度疑似耐药结核病患者的密切接触史或家庭接触史；来自异烟肼和利福平耐药高发地区的结核病患者。

2. **临床表现**　耐药结核病在临床表现上与药物敏感性结核病并无明显不同。如果患者在接受正规一线抗结核药物治疗 2~3 个月后原有的临床症状仍然持续存在，甚至加重，体重无增加，应考虑耐药结核病的可能性。

3. **实验室检查**　主要是应用结核分枝杆菌的药物敏感试验(drug susceptibility test,DST)或耐药基因型检测来确定耐药结核病及其耐药类型。由于儿童结核病患者的结核分枝杆菌载量低,肺外结核病多,使其抗酸杆菌检出率很低,结核分枝杆菌培养和分子药物敏感试验的检出率也都较低。因此,对于儿童结核病,应积极采集样本送检微生物学检查及药物敏感试验。

(1) 表型 DST 检测:是基于结核分枝杆菌培养,通过对比观察结核分枝杆菌在含和不含抗结核药物的固体或液体培养基中的生长情况来检测其耐药性,仍然是诊断耐药结核病的"金标准",需要时间较长,4~12 周。

(2) 分子 DST 检测:是采用分子生物学技术检测结核分枝杆菌的耐药基因型,已成为耐药结核病的确诊方法之一,具有快速和敏感性高的特点,可从结核分枝杆菌分离株或预处理的临床标本,如痰液、浆膜腔积液、脑脊液、尿液或粪便等,包括涂片和培养阴性的标本中检出结核分枝杆菌耐药基因的突变。目前常用方法有以下 4 种:

1) 全自动利福平耐药实时荧光定量 PCR (GeneXpert MTB/RIF):检测结核分枝杆菌复合群 DNA,并通过检测 $rpoB$ 基因突变来确认利福平耐药,可在 2 小时内得到结果,可用于痰液或肺外组织或体液标本,检出水平为 131CFU/ml。新一代 GeneXpert MTB/RIF Ultra 更为敏感,检出水平可低至 16CFU/ml。

2) 线性探针技术(line probe assay,LPA):利用 PCR 和反向杂交技术检测与耐药性相关的基因突变,可同时快速检测多种抗结核药物(如利福平、异烟肼、乙胺丁醇、吡嗪酰胺及氟喹诺酮类等)的常见耐药基因型,辅助诊断 MDR-TB、pre-XD-TB 和 XDR-TB,整个检测过程需要 24~48 小时。

3) 基因芯片技术:基于 PCR-基因芯片和基因测序法对利福平和异烟肼耐药相关的 $rpoB$、$katG$ 和 $inhA$ 基因进行检测,可辅助诊断 MDR-TB。

4) 第二代测序技术(next-generation sequencing,NGS):可采取全

基因组测序（WGS）提供近完整的结核分枝杆菌复合群基因组，也可采取靶向 NGS，生成结核分枝杆菌复合群特定基因位点的序列数据，可辅助诊断 MDR-TB、pre-XD-TB 和 XDR-TB。

4. 诊断标准

（1）确定诊断：根据结核分枝杆菌的药物敏感试验的结果或者分子 DST 检出结核分枝杆菌耐药基因即可确诊耐药结核病。

（2）临床拟诊：对于与确诊或高度疑似耐多药结核病患者有密切接触史或家庭接触史的儿童，经一线抗结核药物正规治疗 2~3 个月后临床无改善，包括：症状持续和体重无增加或抗酸杆菌检查或 TB 培养持续阳性者；或服抗结核治疗依从性差的结核病复发者，都应考虑疑似耐药结核病。如果没有确定有耐药结核病接触史，在过去 12 个月内给予一线抗结核药物的规范治疗仍然失败，特别是来自耐多药结核病高流行地区，要高度怀疑耐药结核病。

【治疗】

目前仍缺乏儿童耐药结核病的临床研究资料，故儿童耐药结核病的治疗方案和疗程基本参照成人耐药结核病。儿童耐药结核病的基本治疗原则与成人相同，即对确定诊断耐药结核病者应及时基于药敏试验结果、药物的可及性及既往用药史等选用有效抗结核药物，并制订治疗方案，采取全程督导下治疗、监测和管理，及时发现并处理抗结核药物的不良反应。

1. **单耐药结核病** 推荐使用含有 3 种或 4 种有效抗结核病的药物方案。对异烟肼单耐药结核（Hr-TB），可使用利福平、吡嗪酰胺和乙胺丁醇三联治疗。在播散性结核病或结核脑膜炎时，可加用氟喹诺酮类药物，以确保良好的中枢神经系统渗透性。对异烟肼敏感的利福平单耐药结核病（RR-TB），应按照耐多药结核（MDR-TB）方案治疗。

2. **多药耐药性结核病** MDR-TB/RR-TB、Pre-XDR-TB 和 XDR-TB 治疗药物的选择应基于结核分枝杆菌分离株的 DST 结果或结核分枝杆菌的耐药基因型及之前使用的抗结核治疗方案来制定。方案中至少有 4 种可能有效的药物，其中包括 3 种以前从未使用过及至少 2 种有杀菌活性的药物。首先，在一线药物中尽量选择最多能选择的敏感药物;然后,在二线药物中选择 2 个或 3 个,包括氟喹诺酮类药物和可能敏感的药物,并结合疾病严重程度及对药物的耐受性,选择其他药物。不要在失败的治疗方案中添加可能有效的药物,以免增加交叉耐药性的风险。儿童抗耐药结核药物的分组、用药剂量及用法见表 3-9-2。

表 3-9-2 抗耐药结核药物的分组及儿童用药剂量和用法

组数和步骤	药物名称	每天儿童剂量及用法
A 组: 优选药物	左氧氟沙星(Lfx)或	10~15mg/kg;<5 岁,7.5~10mg/kg,q.12h.
	莫西沙星(Mfx)	10~15mg/kg;<6 月龄,10mg/kg
	贝达喹啉(Bdq)	体重 >30kg,400mg,共 14d,然后 200mg,每周 3 次,共 22 周; 体重 16~30kg,200mg,共 14d,然后 100mg,每周 3 次,共 22 周
	利奈唑胺(Lzd)	体重 <16kg,15mg/kg;体重 >15kg,10~12mg/kg
B 组: 次选药物,可加 1 种或 2 种	氯法齐明(Cfz)	2~5mg/kg(年幼儿可分 2~3 次用)
	环丝氨酸(Cs)或	15~20mg/kg
	替利齐酮 (terizidone,Trd)	15~20mg/kg
C 组: 在完善方案以及不能使用 A 组和 B 组药物时选择	乙胺丁醇(E)	15~25mg/kg
	德拉马尼(Dlm)	3~5 岁,25mg/kg,q.12h.;6~11 岁(或体重 24~34kg),50mg/kg,q.12h.;12~17 岁(或体重 >34kg),100mg/kg,q.12h.
	吡嗪酰胺(Z)	30~40mg/kg
	亚胺培南西司他丁(lmipenem and cilastatin,Ipm-Cln)或	20~40mg/kg,q.8h.(15 岁以上)碳青霉烯类需同时用阿莫西林克拉维酸:40mg/kg,q.12h.
	美罗培南 (meropenem,Mpm)	20~40mg/kg,q.8h.(15 岁以下)
	阿米卡星(Am)	15~20mg/kg,每周 5~7d; 培养转阴后,15mg/kg,每周 3d

续表

组数和步骤	药物名称	每天儿童剂量及用法
	卷曲霉素 （capreomycin，Cm）	15~20mg/kg，深部肌内注射或静脉滴注
	乙硫异烟胺（Eto）或	15~20mg/kg
	丙硫异烟胺（Pto）	15~20mg/kg
	对氨基水杨酸（PAS）	100~150mg/kg，q.12h.

注：未写用药次数者默认为每天 1 次。

3. **方案与疗程**　最佳治疗时间不仅取决于耐药强度和治疗方案的选择，还取决于疾病严重程度、宿主免疫状态和对药物治疗的反应。抗耐药结核药物使用时间长且联合应用多种药物，必须密切监测用药后的不良事件。儿童耐药结核病的治疗效果好于成人，有效率可达 78%，病死率也低于成人。耐药结核病的治疗方案分为长程方案和短程方案。

（1）长程方案：疗程通常为 18~20 个月，包括强化治疗 6 个月和巩固治疗 12~14 个月，建议培养转阴后继续用药 15~17 个月，还可酌情延长疗程。可采用标准化方案或个体化方案。推荐意见：①MDR-TB 或 RR-TB 长程方案时，药物应逐步增加，直到至少包括 4 种有效药物，尽可能包含所有 A 组药物和 B 组药物，并在巩固治疗期至少有 3 种药物；如果只能使用 1~2 种 A 组药物，应添加 2 种 B 组药物。如果 A 组和 B 组药物不足以组成治疗方案，可从 C 组中选择药物。②在 MDR-TB 或 RR-TB 长程方案中，应加 Lfx 或 Mfx 以及 Lzd；还可加入 Cfz 和 Cs 以及 Z、E、PAS 和 Pto。③6~17 岁患者可将 Bdq 用于长程方案，6 岁以下儿童也有治疗成功且安全性良好的临床对照研究报道。④Dlm 可加至≥3 岁 MDR-TB 或 RR-TB 长程方案，3 岁以下儿童也有 7 例使用 Dlm 治疗成功报道案例。⑤18 岁以下慎用 Am 或 Cm。⑥Ipm-Cln 或 Mpm 可加至 MDR-TB 或 RR-TB 长程方案。⑦肺外 MDR-TB 或 RR-TB 也可使用 MDR-TB 长程方案，但 MDR-TB 或 RR-TB 结核性脑膜炎患者除根据 DST 结果外，还应考虑药物的血-脑屏障透过率。

（2）短程方案：一般疗程 9~12 个月，包括强化治疗 4~6 个月，巩固治疗 5~6 个月。如果完成 4 个月强化治疗后两次痰涂片（间隔 30 天）阴性，可在第 5 个月开始巩固治疗，否则，强化治疗延长至 6 个月。推荐方案：①方案一：4~6 个月七联强化治疗，Am（或 Cm）-Mfx（或 Lfx）-Pto-Cfz-Z-E-H（10~15mg/kg）和 5 个月四联巩固治疗，Mfx（或 Lfx）-Cfz-Z-E。异烟肼敏感或低浓度耐药时方可使用本方案。②方案二（基于 Z 敏感的方案）：6 个月五联强化治疗，Am（Cm）-Lfx（Mfx）-Pto-Z-Lzd（或 Cfz 或 Cs）和 6 个月四联巩固治疗，Lfx（Mfx）-Pto-Z-Lzd（或 Cfz 或 Cs）。

下列患者不适宜短程治疗：①确定短程方案中有耐药或怀疑无效（除外异烟肼耐药）的药物；②之前接受的 1 种或多种二线药物治疗已经超过 1 个月（确定对二线药物敏感者除外）；③对短程方案中的药物不耐受或存在毒性风险（如药物间相互作用）；④播散性结核病、结核性脑膜炎或中枢神经系统结核以及合并 HIV 感染的肺外结核病。

4. 药物不良反应 由于儿童脏器功能发育尚不完善等特点，其药代学（pharmacokinetics，PK）和药效学（pharmacodynamics，PD）均有一些不同于成人的特点，且儿童耐药结核病治疗药物的远期不良反应的临床研究较少，多为病例报道，从目前的临床研究结果来看，儿童耐药结核病治疗药物的不良反应与成人略有不同，常见不良反应见表 3-9-3。

表 3-9-3 耐药结核药物在儿童中的常见不良反应

组数	药物名称	主要不良反应
A 组：	喹诺酮类	胃肠道反应、头痛、头晕、肌腱炎、肌腱断裂、震颤、关节痛、Q-T 间期延长、低血糖、光敏感等
	贝达喹啉（Bdq）	QTc 延长、肝毒性、头痛、关节痛
	利奈唑胺（Lzd）	骨髓抑制、周围神经和视神经病变、乳酸酸中毒、胃肠道反应、头痛、胰腺炎、耳毒性、脱发
B 组：	氯法齐明（Cfz）	皮肤、结膜、角膜和体液呈橙色/红色；皮肤干燥、瘙痒、皮疹；胃肠道反应、光敏感、视网膜病变；Q-T 间期延长
	环丝氨酸（Cs）、替利齐酮（terizidone，Trd）	神经毒性、皮肤疹和 Steven-Johnson 综合征、癫痫等

续表

组数	药物名称	主要不良反应
C组：	乙胺丁醇（E）	恶心、呕吐及腹痛，视神经炎，周围神经病变，关节痛和肌痛等
	德拉马尼（Dlm）	Q-T间期延长、恶心、呕吐、头晕、上腹部疼痛、失眠
	吡嗪酰胺（Z）	胃肠道症状、关节痛、皮炎、肝毒性、高尿酸血症、横纹肌溶解症等
	亚胺培南西司他丁（Ipm-Cln）或美罗培南（Mpm）	胃肠道反应、过敏反应、惊厥、肝和肾毒性等
	阿米卡星（Am）	耳毒性、前庭毒性、肾毒性、低钾血症、低钙血症、低镁血症等
	卷曲霉素（capreomycin, Cm）	耳毒性、低钾血症、低钙血症、低镁血症、注射部位疼痛
	乙硫异烟胺（Eto）、丙硫异烟胺（Pto）	胃肠道反应、金属味、甲状腺功能减退、脱发、痤疮、男性女性化、低血压、精神障碍、光敏感、低血糖、周围神经病变、肝毒性
	对氨基水杨酸（PAS）	胃肠道反应、甲状腺功能减退、肝毒性、血小板减少、低钾血症等

在儿童耐结核病药物治疗期间,应进行药物不良反应的监测,如定期门诊随访,关注药物常见不良反应的临床症状,全面体格检查包括皮肤、关节、心肝肾等,定期进行血常规、肝肾功能及心电图检查。对于使用Lzd、Am、Cm、Km及PAS患者,应每月监测水电解质及酸碱平衡;对于使用Eto、Pto及PAS患者,每3个月监测甲状腺功能等;使用氨基糖苷类和Cm患者应监测听力;使用Lzd、Cfz及E患者应监测视觉不良反应,必要时进行专科检查。

【预防】

对有耐药结核病接触史的儿童,应首先确定是否有潜伏结核感染,并需排除结核病,如果为耐药结核菌株的潜伏结核感染,应根据传染源病例的DST结果,制订预防性治疗方案。

➢ 附:耐药结核病的诊治流程图

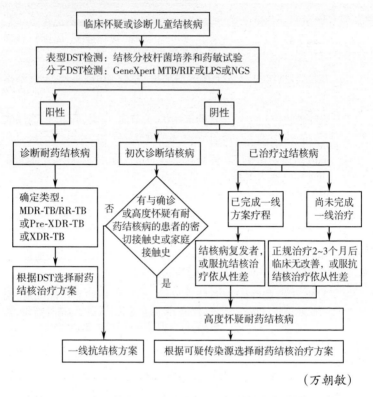

（万朝敏）

第十节　结核分枝杆菌潜伏感染

【概述】

结核分枝杆菌潜伏感染（latent tuberculosis infection, LTBI）是指结核分枝杆菌感染后,其抗原刺激机体产生持续性免疫应答,但无临床症状体征及影像学异常表现。与成人相比,儿童和青少年从 LTBI 感染进展为结核病的风险更高。2~4 岁以下儿童出现疾病进展并伴发播散性和中枢神经系统结核病的风险最高（<12 月龄婴儿和 1~2 岁儿童的风险分别为 40% 和 25%）。儿童 LTBI 发展为结核病的时间相对更短,大多发生在初次感染后 2~12 个月内。儿童 LTBI 的评估目

标是:识别有 LTBI 和/或进展为结核病风险的特定人群并治疗 LTBI,以防止疾病发展和减少传播。

【高风险人群】

1. **与传染性结核病接触的儿童** 包括家庭暴露或居住在结核病流行地区(结核病发病率≥40/10 万的地区)的儿童。WHO 对结核病密切接触的定义为,在封闭的家庭居所或家庭外的其他场所如学校与活动性结核病患者(开始治疗前 3 个月内)相处一个或多个夜晚,或在白天有频繁和持续的接触。儿童结核感染也可源于生活环境中的结核病儿童病例,若识别出 1 名 TST 或 IGRA 阳性儿童,也应对该家庭内其他儿童进行检测。

2. **免疫抑制儿童** 有实体瘤或血液系统恶性肿瘤的儿童及各种原发或继发性免疫缺陷儿童会增加结核感染风险,建议行 LTBI 筛查。将要接受显著免疫抑制治疗(特别是免疫生物调节剂)的儿童应在开始治疗前接受结核感染的评估,因为免疫抑制可引起潜伏感染活动和病情恶化。

3. **其他人群** 孕前或孕期确诊为结核病母亲所生的新生儿应尽早进行 LTBI 筛查和临床评估。在校学生一旦暴露于活动性结核病,建议进行 LTBI 筛查。

【筛查流程】

1. **与结核病患者接触个体** 5 岁以下儿童有结核病家庭内接触和密切接触者建议 LTBI 筛查。与结核病患者接触的个体必须接受结核病评估,包括病史采集、体格检查、胸部影像学检查以及 TST 或 IGRA。若初始 TST 或 IGRA 检查结果为阴性,应在已知的末次结核病暴露后 8~12 周重复评估。

2. **免疫抑制儿童** 除在初始治疗前进行 LTBI 筛查外,在疾病治疗过程中注意评价免疫状态与 LTBI 筛查。HIV 感染儿童应从 3~12 月龄(围产期感染 HIV)或诊断为 HIV 感染之时(大龄儿童和青少年)起,每年接受结核病筛查。在低结核感染地区,对于 CD4 细胞计数 <200/μl 且≥12 月龄的 HIV 感染儿童,若初始筛查(IGRA 或 TST)结果为阴性,应在 CD4 细胞计数≥200/μl 后复查,以排除初始检查假

阴性的可能性。

【诊断】

主要是寻找结核感染的证据和排除活动性结核病。

1. **结核感染的诊断** 主要采用 TST 和 IGRA 检查进行诊断。

(1) TST:应在已知的末次结核病暴露后 8~12 周进行。LTBI 判定标准:①BCG 接种成功且无免疫缺陷者:TST 硬结平均直径≥10mm 判断为 LTBI。②BCG 接种成功且有免疫缺陷或接受免疫抑制剂治疗超过 1 个月者:硬结平均直径≥5mm 判断为 LTBI。③密切接触痰涂阳性肺结核患者的 5 岁以下儿童:TST 硬结平均直径≥5mm 判断为 LTBI。④BCG 接种未成功且除外非结核分枝杆菌感染者:硬结平均直径≥5mm 判断为 LTBI。⑤TST 反应由阴性转为阳性或 2 年内反应直径增加≥10mm 者:提示有近期感染。⑥TST 阴性者:不支持 LTBI,但应除外免疫受损,如 HIV 感染、重症疾病、原发或继发免疫缺陷病患者或检测方法错误所致的假阴性。

(2) IGRA:阳性者有助于诊断 MTB 感染,并可除外 BCG 接种反应和大多数 NTM(除外堪萨斯分枝杆菌、海分枝杆菌和苏尔加分枝杆菌)感染。对于 2 岁以上儿童,建议首选 IGRA。对于免疫抑制儿童,应谨慎解读 IGRA 结果,建议在免疫功能好转或免疫抑制剂减量后复查。为避免 PPD 试剂本身可能导致的 IGRA 假阳性,可在 TST 检测第 3 天或读取 TST 结果当天进行 IGRA 检测。

2. **排除活动性结核病** TST 或 IGRA 阳性儿童必须接受结核病的评估,包括:①详细询问病史:近期 TB 成人患者接触史;结核病流行地区的旅行史或居住史;未经巴氏消毒的乳制品摄入史;是否有结核病相关表现的病史、体格检查及影像学检查。②诊断性评估:如果有提示结核病的证据,则应进行进一步进行影像学检查(如有必要)和/或采集标本进行微生物学检查。在有 LTBI 的情况下,胸部影像学检查结果通常正常,但也可能发现伴有钙化的致密结节、钙化但未增大的区域淋巴结或胸膜增厚(瘢痕形成)。牛分枝杆菌感染者的腹部影像学检查可能显示肠系膜区域淋巴结钙化但未增大。

【治疗】

1. **预防性治疗的指征**　对儿童 LTBI 进行有效干预可降低其发展为活动性结核病的可能性,建议以下人群进行预防性治疗:

(1) 与细菌学阳性肺结核患者密切接触的儿童:在除外活动性结核病后,无论 IGRA 和 TST 结果如何,在家长知情同意的情况下,来自结核病高发病率地区的所有儿童和来自结核病低发病率地区的 5 岁以下儿童均建议预防性治疗。而结核病低发病率地区的 5 岁以上儿童,明确为 LTBI 者建议预防性治疗。

(2) 与细菌学阴性肺结核患者密切接触儿童:如果 IGRA 或 TST 阴性,应定期观察;如果 IGRA 或 TST 阳性,5 岁以下者建议预防性治疗,5 岁以上采取自愿原则进行预防性治疗。

(3) 免疫抑制儿童:包括免疫缺陷病、自身免疫性疾病、血液系统疾病、严重营养不良、接受血液透析等患者,若明确为 LTBI,均应接受预防性治疗。

(4) 孕前或孕期确诊为结核病母亲所生新生儿:如果明确为 LTBI,建议预防性治疗,若 IGRA 和 TST 结果阴性,应密切随访。

(5) 在学校有结核病例密切接触史的 LTBI 患者:在学生和家长知情理解的前提下,采取自愿的原则进行预防性治疗。

(6) HIV 阳性的儿童和青少年:无论是否有活动性结核病接触史,并除外活动性结核病,建议在抗 HIV 治疗的同时给予 LTBI 预防性治疗。年龄 <12 个月的 HIV 感染婴儿,若有结核病密切接触史,即应给予预防性治疗。

(7) 符合 LTBI 诊断但因故未能接受预防性治疗的儿童,建议在确定 LTBI 感染后的 2 年内每 6 个月复查 1 次,感染 2 年后每年进行复查,并评估是否有进展为活动性结核病的可能性。

2. **治疗方案**

(1) 普通儿童的治疗:我国相关指南或共识及 WHO 推荐,异烟肼(INH)单药治疗 6~9 个月和 INH 联合利福平(RFP)治疗 3~4 个月为常用方案,RFP 单用 3~4 个月为备选方案。美国 CDC 的优选方案为每天口服 RFP 持续 4 个月(针对所有年龄段儿童),或每周给予 INH

和利福喷汀(RPT)持续 3 个月(针对 2 岁以上儿童)。与 9 个月 INH 相比,6 个月 INH 依从性较好,且预防效果无显著性差异,常为首选方案。3~4 个月 RFP 和 INH 联合预防效果与 6 个月 INH 方案相似,肝损害发生率较低且依从性相对较好。3 个月 INH 和 RPT 也有较好的预防效果,但 2 岁以下儿童的安全性和有效性数据尚不充分。具体方案见表 3-10-1。如果确定或怀疑 LTBI 由耐药菌株引起,应根据耐药结核病的药物选择进行治疗。

表 3-10-1　结核分枝杆菌潜伏感染儿童预防性治疗的推荐方案

治疗方案	每天剂量/(mg·kg^{-1})	每天最大量/mg	主要不良反应
6INH/9INH	10(7~15)	300	肝损伤,周围神经病变
3~4INH+RFP	INH:10(7~15) RFP:15(10~20)	INH:300 RFP:600	参见 INH 和 RFP 不良反应
3~4RFP	15(10~20)	600	肝损伤,消化道不良反应,过敏反应,血小板减少

注:INH,异烟肼;RFP,利福平。

(2) HIV 儿童的治疗:由于 HIV 与结核分枝杆菌双重感染发展为活动性结核病的风险高,建议同时接受 LTBI 预防性治疗和抗反转录病毒治疗(ART)。选择方案时应考虑抗结核药物与抗病毒药物之间相互作用及药物不良反应。①2 岁以下儿童:未使用 ART 者多采用 4 个月 RFP 方案;而使用 ART 者多采用 INH 单药方案。②≥2 岁儿童:对于接受 ART 患者,应仔细审查现有 ART 方案与 LTBI 治疗方案是否兼容,使用以利福霉素为基础的较短期方案时发生药物相互作用的风险较高。③青少年:在结核病低发地区(TB 发生率<40/10 万),建议 12 个月异烟肼;在结核病高发地区(TB 发生率≥40/10 万),应至少接受 36 个月的异烟肼预防性治疗。

➢ **附:儿童结核分枝杆菌潜伏感染诊断流程图**

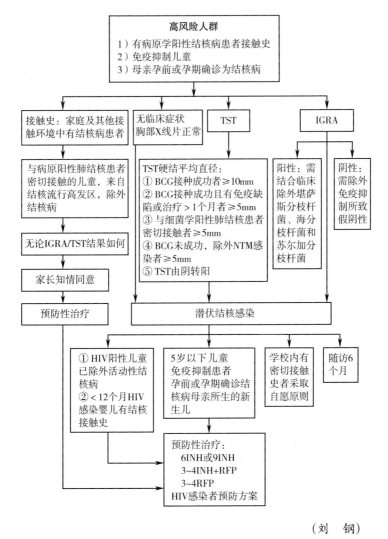

（刘　钢）

第十一节　全身播散性卡介苗病

【概述】

全身播散性卡介苗病是 BCG 接种引起的严重并发症,目前报道发生率为 0.022/10 万。在发现 HIV 之前报道的播散性卡介苗病发生率为(0.19~1.56)/100 万接种者,而感染 HIV 婴儿发生风险高达(403~1 300)/10 万剂接种。发生播散性卡介苗病的 HIV 感染儿童的病死率约为 75%。大多数播散性卡介苗病发生于儿童期接种后数周及数月,但病例报告提示,在免疫抑制情况下,BCG 再激活可发生于数年后。本病的高危人群包括先天免疫缺陷病,多见于联合免疫缺陷病、细胞免疫缺陷病、慢性肉芽肿病、先天性无丙种球蛋白血症及孟德尔遗传易感分枝杆菌病(MSMD)等;HIV 感染者;少数免疫功能正常或有潜在免疫缺陷病患者。抗结核免疫机制复杂,涉及 CD4$^+$T 细胞、CD8$^+$T 细胞、γT 细胞及 δT 细胞等,已报道 IFN-γ 和 IL-12 受体缺陷者易发生播散性卡介苗病。

【诊断】

1. 流行病学史　有 BCG 接种史;尤其是有免疫缺陷病的家族史。

2. 临床表现　主要表现为卡介苗接种后 1~3 个月出现左侧腋下淋巴结或锁骨下淋巴结肿大、破溃和流出豆腐渣样分泌物,难以愈合,随后出现其他部位和脏器结核病,最常见肺结核、肝脾结核、全身淋巴结结核、腹腔结核和/或腹膜炎、结核性脑膜炎或脑炎等。可伴有发热、体重下降或不增等全身症状,易合并机会致病性微生物感染。有先天免疫缺陷的患儿也可合并其他细菌、真菌感染,多数预后不良。

3. 实验室和辅助检查

(1) 常规检查:常见外周血白细胞计数和 CRP 增高。

(2) 影像学检查:可明确脏器病灶特征和病变范围。

(3) 免疫功能评估:包括血清免疫球蛋白测定、免疫细胞亚群检查及中性粒细胞呼吸爆发实验等。

(4) 基因检测:确定有无免疫基因的致病性变异。

4. 病原学检查

（1）细菌学检查：取淋巴结破溃液涂片找抗酸杆菌或培养检出结核分枝杆菌，菌型鉴定为卡介苗株。

（2）病理检查：取病变组织活检可查到抗酸杆菌和结核病变。

（3）核酸检查：可用基因测序技术如 NGS 检测上述样本中 BCG 核酸序列。

（4）TST：由于大多存在免疫缺陷，结核菌素试验常为阴性。

【治疗】

1. 病原治疗 应接受异烟肼和利福平治疗。在免疫抑制情况下，加用乙硫异烟胺可能获益。需根据其免疫缺陷类型及疾病严重程度来决定疗程。

2. 对症支持治疗 依据所累及脏器损害和功能异常进行对症处理。针对已有的免疫缺陷病予以相应处理。

【预防】

对于有可疑免疫缺陷家族史的新生儿，建议在完善免疫功能评估后再进行 BCG 接种。

➢ **附：全身播散性 BCG 病的诊断流程图**

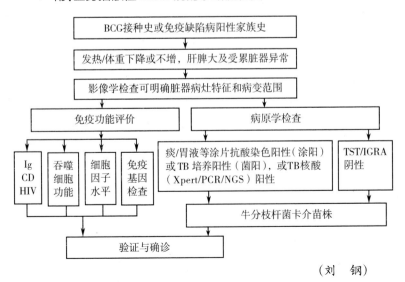

（刘　钢）

参考文献

1. 王天有,申昆玲,沈颖.诸福棠实用儿科学.9版.北京:人民卫生出版社, 2022:1175-1216.

2. WHO. Global tuberculosis report 2020. Geneva:World Health Organization,2021.

3. 中华医学会结核病学分会临床检验专业委员会.结核病病原分子诊断专家共识.中华结核和呼吸杂志,2018,41(9):688-694.

4. 中华医学会结核病分会儿童结核病专业委员会.儿童结核分枝杆菌潜伏感染筛查和预防性治疗专家共识.中华结核和呼吸杂志,2020,43(4):345-347.

5. 焦伟伟,孙琳,肖婧,等.国家结核病规划指南——儿童结核病管理(第2版).中国循证儿科杂志,2016,11(1):65-74.

6. NAHID P,DORMAN SE,ALIPANAH N,et al. Official American Thoracic Society/Centers for Disease Control and Prevention/Infectious Diseases Society of America. Clinical practice guidelines:treatment of drug-susceptible tuberculosis. Clinical Infect Dis,2016,63(7):853-867.

7. WHO. Rapid communication on updated guidance on the management of tuberculosis in children and adolescents. Geneva:World Health Organization, 2021.

8. WHO. WHO consolidated guidelines on tuberculosis. Module 1:Prevention tuberculosis preventive treatment. Geneva:World Health Organization,2020.

9. WHO. WHO announces updated definitions of extensively drug-resistant tuberculosis. Geneva:World Health Organization,2021.

10. 中华医学会结核病学分会.中国耐多药和利福平耐药结核病治疗专家共识.(2019年版).中华结核和呼吸杂志,2019,42(10):733-749.

11. LIU G,XIAO HJ,LIO LL,et al. Severe cases of BCGosis-susceptible primary immunodeficiency diseases identified by next-generation sequencing: Implications for adjustment of BCG vaccination timing in China. J Genetics & Genomics,2020,47(4):229-232.

12. GALLI L,LANCELLA L,GARAZZINO S,et al. Recommendation for treating

chidren with drug-resistant tuberculosis pharmarmacological research. Pharmacol Res,2016,105:176-182.

13. DHEDA K,CHANG KC,GUGLIELMETTI L,et al. Clinical management of adults and children with multidrug-resistant and extensively drug-resistant tuberculosis. Clin Microbiol Infect,2017,23(3):131-140.

14. LANGE C,DHEDA K,CHESOV D. Management of drug-resistant tuberculosis. Lancet,2019,394(10202):953-966.

15. PONTALI E,RAVIGLIONE MC,MIGLIORI GB,et al. Regimens to treat multidrug-resistant tuberculosis:past,present and future perspectives. Eur Respir Rev,2019,28(152):190035.

第四章　真菌性疾病

第一节　假丝酵母菌病

【概述】

假丝酵母菌病(candidiasis)是由各种致病性假丝酵母菌引起的局部或全身感染性疾病,在机会致病性真菌感染中最为常见,在侵袭性真菌病中占居首位。该病好发于免疫低下人群,分为非侵袭性假丝酵母菌病(包括皮肤假丝酵母菌病和黏膜假丝酵母菌病)和侵袭性假丝酵母菌病。

【病因和流行病学特征】

假丝酵母菌(*Candida*),亦称念珠菌,隶属于酵母菌,有 10 余种能引起人类疾病,80%~90% 为白假丝酵母菌(*C. albicans*),10%~20% 为光滑假丝酵母菌(*C. glabrata*),其他有近平滑假丝酵母菌(*C. parapsilosis*)、热带假丝酵母菌(*C. tropicalis*)和克柔假丝酵母菌(*C. krusei*)等,以白假丝酵母菌和热带假丝酵母菌的致病性最强。近年来,光滑假丝酵母菌和近平滑假丝酵母菌的分离率有所增加。

假丝酵母菌广泛分布于土壤、非生物体表面、食物和医院环境中,亦常无症状定植于人体如口咽部、胃肠道、下呼吸道、阴道、尿道、皮肤和伤口等。大多数感染是由定植的假丝酵母菌引起,为内源性感染。口咽部和胃肠道被认为是最重要的外源性假丝酵母菌入侵途径,静脉导管是血流感染的重要途径;医疗从业人员的手部卫生不良是院内感染的潜在来源。高危人群包括小婴儿尤其是早产儿及低体重儿,慢性疾病或原发性免疫缺陷者,使用抗肿瘤药物、糖皮质激素及其他免疫抑制剂者,长期应用广谱抗菌药物者,严重病毒感染及各种导管植入者。

【诊断】

1. **病史** 皮肤假丝酵母菌病好发于肥胖多汗者。黏膜假丝酵母菌病常见于婴幼儿和免疫低下者。侵袭性假丝酵母菌病多见于下列高危人群:长期或短期内反复住院史;长期或短期内反复使用广谱抗菌药物和/或免疫抑制剂(含 T/B 淋巴细胞免疫抑制剂);恶性血液病和恶性肿瘤及异体造血干细胞或实体器官移植患者;有机械通气或各种侵入性置管或透析或外科手术或介入手术史;有意识障碍或危重疾病、外伤、营养不良或有糖尿病等基础疾病史。

2. **临床表现**

(1) 皮肤假丝酵母菌病:皮肤皱褶处糜烂面,基部潮红,边缘附有领圈状鳞屑,外周常有散在红色丘疹、疱疹或脓疱疹;亦可为绿豆大小扁平暗红色丘疹,有灰白色领圈状鳞屑,主要分布于胸背、臀或会阴部。伴有瘙痒刺激感,严重者有疼痛。慢性感染皮疹渐呈疣状或结节状,上覆黄褐色或黑褐色蛎壳样痂皮,周围有暗红色晕。病变组织高度增生可呈圆锥形或楔形,去掉角质块后可见肉芽肿。愈后结痂,累及头皮可致脱发。甲沟炎时有甲床红肿,甲板浑浊、白斑和变硬,表面高低不平。

(2) 黏膜假丝酵母菌病:

1) 口咽假丝酵母菌病(oropharyngeal candidiasis,OPC):多见于婴幼儿、原发性或获得性免疫缺陷以及因恶性肿瘤接受放化疗患者、长期应用抗生素和糖皮质激素患者等免疫低下人群。儿童最常见表现是假膜性假丝酵母菌病(鹅口疮),特征为口腔内的咽颊部、上腭、舌及牙龈等处黏膜可见边界清楚的白色假膜,去除假膜可见红色基底。可有口角糜烂或破裂等,有疼痛感。其他还包括口角炎和急性萎缩性假丝酵母菌病(舌炎),表现为口干、疼痛及口腔灼热感;舌背乳头萎缩糜烂伴红斑和口角皲裂等。

2) 消化道假丝酵母菌病:多见于免疫低下,尤其是 HIV 感染者。①食管炎:主要表现为吞咽不适感或疼痛和胸骨后灼热感,可伴上腹痛,可并发上消化道出血。胃镜检查显示食管炎或伴浅表性胃炎。②肠炎:主要有腹泻,多为水样便、白色蛋花汤样便或黄色黏液便,泡沫多,可伴腹部轻度不适和腹胀,少有低热和腹痛。

3)生殖器假丝酵母菌病:主要发生于成年女性,女婴少见。查体可见阴道分泌物黏稠、色黄或有奶酪样斑片附着于阴道壁,有瘙痒感或灼热感。

(3)侵袭性假丝酵母菌病:

1)假丝酵母菌血症和播散性感染:前者多系假丝酵母菌经肠道、肺或皮肤等病灶入血所致的血流感染;后者系同种真菌播散至2个或以上非相邻器官。主要表现为长期发热以及器官受累征象,甚至脓毒症样表现,可伴有特征性结节性皮疹(四肢无痛性结节状损害,色淡、分散或融合)、弥漫性肌痛和视网膜脉络膜炎等。

2)肺假丝酵母菌病:可原发于肺部感染(原发性)或是其他部位感染经血行播散于肺部(继发性)。可表现为支气管炎型和肺炎型。主要有发热和咳嗽,抗菌药物治疗无效或好转后再次加重;咳少量白色黏液痰或呈黏稠胶冻样痰或痰中带血;可有喘息和/或呼吸困难;肺部体征轻或缺如,有时可闻及少量干、湿性啰音。可伴鹅口疮,罕见脓胸。

3)假丝酵母菌心内膜炎:包括心脏天然瓣膜、人工瓣膜和心脏电子置入装置感染。临床表现与亚急性细菌性心内膜炎相似,常见发热、心脏杂音、血尿、肺水肿及血管栓塞等表现。

4)中枢神经系统假丝酵母菌病:有发热伴头痛和不同程度意识障碍如谵妄或昏迷等,可有脑膜刺激征,视神经盘水肿及颅压增高相对不明显,并发脓肿或肉芽肿等可有相应定位征象。

3. **实验室和辅助检查**

(1)肺假丝酵母菌病:胸部影像学检查:原发性支气管炎型表现为肺纹理增粗模糊,可伴肺门淋巴结肿大;肺炎型可见斑片状或融合实变影或呈双侧不对称团块影,可见空气新月征,或呈间质性病变。继发性肺炎时,肺内常见散在分布的小结节或大小不等的融合结节。慢性病例由于肉芽肿形成,病灶类似肿块或呈结节状。

（2）假丝酵母菌心内膜炎：心脏彩色超声或心脏外科手术中发现心脏内膜有赘生物形成。

（3）中枢神经系统假丝酵母菌病：①脑脊液检查：可见中性粒细胞数轻度增多，糖稍低，蛋白明显增高。②头部影像学：常见脑实质呈弥漫性改变，伴有多发性微小脓肿；少见孤立性大脓肿或肉芽肿形成。

4. 病原学检查

（1）涂片和培养：无菌采集病变组织或病灶刷取物或分泌物、血液、浆膜腔积液或脑脊液、支气管肺泡灌洗液（bronchoalveolar lavage fluid，BALF）及尿液等直接涂片镜检或真菌培养，观察到酵母型细胞、芽生孢子及假菌丝（真菌荧光染色可提高阳性率）或培养出假丝酵母菌，有确诊意义。由于健康人群的痰或唾液中假丝酵母菌分离率为20%，故痰标本分离出假丝酵母菌的临床意义有限。

（2）组织病理学：取病变组织活检，用组织或细胞化学染色法检查，发现假丝酵母菌的菌体、芽生孢子或假菌丝即可确诊。

（3）1,3-β-D-葡聚糖（G）试验：血清 G 试验在感染早期即可为阳性，有临床参考价值；因其干扰因素多，阴性预测价值更高。至少两次连续血清样本中检测到 G 试验≥80ng/L，有临床诊断意义。取 BALF 或脑脊液或浆膜腔积液做抗原检测可作为早期临床诊断的微生物学证据。建议连续动态监测。

（4）核酸检查：采用 PCR 或二代测序技术（next generation sequence，NGS）可提高血液或病变组织病原学检测的阳性率，尤其对疑难病例的诊断更具价值。病变组织中发现假丝酵母菌时，用 PCR 法检测到真菌 DNA，并经 DNA 测序证实，可以确诊。

5. 诊断标准　侵袭性假丝酵母菌病的诊断需根据宿主高危因素、临床表现和病原学检查进行综合评价，其诊断标准可参照 2019 年 EORTC/MSG 共识组对侵袭性真菌病的修正定义，将诊断分 3 个等级，即确诊（proven）、临床诊断（probable）和疑似诊断（possible）。详见表 4-1-1。

表 4-1-1　侵袭性假丝酵母菌病分级诊断标准

诊断级别	宿主因素	临床证据	微生物学证据		组织病理学证据[3]
			有临床意义[1]	有确诊意义[2]	
确诊	+	+		+	+
临床诊断	+	+	+		
疑似诊断	+	+			

注:[1]有临床意义的微生物学证据:指非无菌部位采集标本直接镜检找到假丝酵母菌且有假菌丝伴芽生孢子,加上连续 2 次以上培养分离到同种真菌,或检测真菌抗原(血、BALF、脑脊液等)连续 2 次阳性等。[2]有确诊意义的微生物学证据:指用无菌方法取自无菌部位标本培养真菌阳性或 PCR 检查组织真菌 DNA 阳性。[3]组织病理学证据:指穿刺或活检组织病理学或直接镜检见典型假菌丝及芽生孢子,并有组织损伤的相关证据。

【鉴别诊断】

1. 假丝酵母菌血症的鉴别诊断　需与其他病原体引起的菌血症或病毒血症相区别,主要是依赖病原学检查来进行鉴别。

2. 侵袭性肺假丝酵母菌病的鉴别诊断

(1)其他病原体肺炎:最常见的是细菌性肺炎,其中的 1/3 为混合感染。还可见其他真菌(如曲霉)、结核分枝杆菌、支原体、病毒或原虫等引起的肺实质炎症。鉴别主要依靠病史和各类感染的临床特点及影像学检查等,最终依赖病原学检查结果。

(2)肺不张:多为痰栓阻塞或占位性病变或肿大淋巴结压迫支气管腔所致。痰栓阻塞者通常为急性发作,突发胸闷、气急及呼吸困难,合并感染时也可有咳嗽、咳痰、发热及咯血等,与肺炎相似。胸部 X 线片和胸部 CT 可表现肺局部密度增高和体积缩小,纵隔向患侧移位。

(3)心力衰竭和肺水肿:大多有心脏病史。突发严重呼吸困难、端坐、发绀、大汗、咳粉红色泡沫痰,两肺广泛湿啰音和哮鸣音,左心界扩大,心率增快,心尖部可闻及奔马律。胸部 X 线片示心界增大,肺门呈蝴蝶状,两肺大片融合阴影。及时采用强心、利尿、扩血管等积极治疗能快速缓解症状。

（4）肺血栓栓塞症：常有血栓性静脉炎、心肺疾病、外伤、腹部或骨科手术、长期卧床和肿瘤病史等深静脉血栓形成的高危因素。当患者突发剧烈胸痛、咯血、呼吸困难、神志不清时应高度怀疑肺血栓栓塞。X 线检查示区域性肺纹理减少，典型改变出现尖端指向肺门的楔形阴影。动脉血气见低氧血症和低碳酸血症。D-二聚体、CT 肺动脉造影、放射性核素肺通气/灌注扫描和 MRI 等检查有助于诊断。

3. 其他病原心内膜炎 临床表现类似，鉴别需根据微生物检查结果。

4. 其他中枢神经系统感染 可综合高危因素、临床征象和病原学检查，甚至临床抗病原治疗效果来进行鉴别。最终鉴别依赖病原学检查结果。

【治疗】

1. 综合治疗

（1）去除诱因：对于非侵袭性假丝酵母菌病，教育患者保持皮肤黏膜干燥，注意局部清洁如口腔卫生。侵袭性感染者需去除导致真菌感染相关因素如减少或停用免疫抑制药物和广谱抗菌药物，尽可能去除血管内置管、导尿管、气管插管及各种引流管等。

（2）对症处理：如局部感染灶清创处理；保护肝、肾等脏器功能；纠正电解质紊乱；降低高颅压症等。

（3）增强免疫功能：可选用重组粒细胞集落刺激因子纠正持续性中性粒细胞缺乏，或胸腺法新或胸腺肽等调节细胞免疫功能。对 HIV 感染患者，掌握适宜时机进行抗病毒治疗。

2. 抗真菌治疗

（1）皮肤假丝酵母菌病：局部抗真菌药物包括咪康唑、酮康唑及克霉唑等霜剂或软膏。外用制霉菌素制剂可用于婴儿反复发生的尿布皮炎。不推荐全身使用抗真菌药物。

（2）黏膜假丝酵母菌病：①鹅口疮：制霉菌素甘油（10ml 甘油内加研磨成粉的制霉菌素片 100 万 U）和 2.5% 碳酸氢钠溶液交替涂抹患部。②食管炎：口服氟康唑 6mg/kg，q.d.，如治疗无效或感染严重，可静脉用药或按药敏试验结果调整用药，疗程常需 14~21 天。③肠炎：

制霉菌素 5 万 ~10 万 U/(kg·d),分 3~4 次口服;或口服氟康唑 3~6mg/kg,
q.d.,疗程一般 3~7 天。

(3) 侵袭性假丝酵母菌病:治疗方案的选择应考虑以下因素:
①近期内有无唑类药物使用史;②对抗真菌药物的不耐受史;③患者
所在医院的优势菌种及其药物敏感数据;④感染部位、病情严重程度
及受累脏器相关合并症;⑤基础疾病。常用抗真菌药物及疗法见表
4-1-2。具体治疗方案的选择参见表 4-1-3。

【预防】

1. **环境清洁**　假丝酵母菌感染可通过呼吸道吸入病原而致病,
因此环境清洁很重要,尤其是免疫抑制患者所处环境。

2. **个人卫生**　注意个人卫生习惯良好,保持口腔和皮肤等清洁,
做好个人防护。

3. **免疫调节**　适当提高机体的抵抗力,避免高危因素。

➢ **附:侵袭性假丝酵母菌病的诊治流程图**

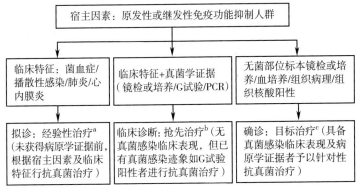

注:[a]经验性治疗:在未获得病原学依据前,根据患儿宿主因素及临床特征
进行抗真菌治疗。[b]抢先治疗:尚无真菌感染的临床表现,但已有真菌感染
迹象如G/GM试验阳性患者,予以抗真菌治疗。[c]目标治疗:具备真菌感染的
临床表现及病原学依据,予以针对性的抗真菌治疗。

表 4-1-2 常用抗真菌药物

药物名称	儿童剂量	新生儿剂量
两性霉素 B 去氧胆酸盐 (amphotericin B, deoxycholate, AmB-d)	缓慢静脉滴注:起始量 0.02~0.1mg/kg,治疗量 0.6~1.5mg/kg(食管炎/膀胱炎 0.5mg/kg),q.d.,最大量 150mg/d 鞘注:0.025mg 起始,渐增至 0.5~0.7mg,q.o.d. 膀胱内给药:50~100μg/ml 无菌水(50~100ml),q.8h.	1mg/kg,q.d. 国外参考剂量:起始量;治疗量,0.5mg/kg;治疗量,0.25~1mg/kg,q.d.
两性霉素 B 脂质体 (amphotericin B, liposomal, L-AmB)	缓慢静脉滴注:起始量 0.1mg/kg,q.d.;治疗量 1~3mg/kg,q.d. 国外参考剂量:3~5mg/kg,q.d.,最大量 500mg/d	国外参考剂量:起始量,1mg/kg;维持量,3~5mg/kg,q.d.
两性霉素 B 脂质复合体 (amphotericin B, lipid complex, ABLC)	缓慢静脉滴注:3~5mg/kg,q.d.,最大量 500mg/d	国外参考剂量:2.5~5mg/kg,q.d.
两性霉素 B 胆固醇复合体 (amphotericin B, cholesteryl complex, ABCD)	缓慢静脉滴注:3~4mg/kg,最大量 6mg/kg,q.d.	
卡泊芬净 (caspofungin, CF)	静脉滴注:首日 3mg/kg,次日起 1mg/kg,必要时可增至 2mg/kg;或 3 个月~17 岁,首剂 70mg/m²,维持 50mg/m²,q.d.	国外参考剂量:≤3 月龄,25mg/m²,q.d.
米卡芬净 (micafungin)	静脉滴注:①一般用法:<4 月龄,4mg/kg;≥4 月龄,2mg/kg,最大量 100mg/d,q.d.。②假丝酵母菌食管炎(≥4 月龄):体重 ≤30kg,4mg/kg;>30kg,2.5mg/kg;最大量 150mg/d,q.o.d.。③预防:1mg/kg,q.d.,或 3mg/kg,q.d.	国外参考剂量:<1 000g,10mg/kg;≥1 000g,7~10mg/kg,q.d.

续表

药物名称	儿童剂量	新生儿剂量
氟康唑 （fluconazole）	口服或静脉滴注：常规量，首日 6~12mg/kg q.d.，最大量 800mg/d；维持，3~12mg/kg，q.d.；预防量，3~6mg/kg，q.d.。	<2 周，6~12mg/kg，72h 1 次；2~4 周，6~12mg/kg，48h 1 次；预防：<1 000g，3~6mg/kg，每周 2 次
伊曲康唑 （itraconazole, ITZ）	口服：5mg/kg，q.12h.，最大量 200mg/d。	慢性肉芽肿假丝酵母菌病：5mg/kg，q.d.
泊沙康唑 （posaconazole）	预防（≥2 岁）：混悬液 6mg/kg，最大量 200mg/ 次，q.8h.；缓释片（>40kg）300mg，q.12h. （第 1d）/q.d. （维持）；静脉用药 6mg/kg，最大量 300mg/次，q.12h. （第 1d）/q.d. （维持） 治疗（≥13 岁）：OPC 100mg，q.12h. （第 1d）/q.d.，疗程 13d；难治性 OPC 400mg，q.12h.。根据病情延长疗程或换用伊曲康唑或氟康唑 谷浓度：预防 >0.7μg/ml；治疗 >1.0μg/ml	
伏立康唑 （voriconazole, VCZ）	≥2 岁。口服：体重 <50kg：9mg/kg，q.12h.，最大量 700mg/d；≥50kg，400~600mg/d。静脉滴注：体重 <50kg，首日 9mg/kg，次日起 8mg/kg；≥50kg，首日 6mg/kg，次日起 6mg/kg，q.12h.。建议初始静脉滴注，有效后续贯口服；若疗效不佳或无法耐受，按 1mg/kg 增加或降低剂量。谷浓度：1~6μg/ml	国外参考剂量：口服或静脉滴注：2~4mg/kg，q.12h.
5-氟胞嘧啶 （5-flucytosine, 5-FC）	口服：25mg/kg，q.6h.。	国外参考：25mg/kg，q.6h.。低体重儿慎用

注：①按千克体重计算的儿童剂量原则上不能超过成人剂量。②伏立康唑和泊沙康唑均为 CYP3A4 抑制剂，可抑制细胞色素 P450 同工酶活性，而这些同工酶的抑制剂或诱导剂可能分别增高或降低其血药浓度。卡马西平、苯巴比妥及利福平是强效 CYP450 诱导剂，禁止与共同时应用；部分免疫抑制剂为 CYP450 同工酶底物，禁止其与西罗莫司联用；环孢素和他克莫司与其联用时需在下调免疫抑制剂的剂量，并在应用期间严密监测免疫抑制剂的血药浓度。

表4-1-3 假丝酵母菌病的治疗方案

疾病	首选	备选	疗程及其他
假丝酵母菌血症（非中性粒细胞缺乏）	①棘白菌素类* ②氟康唑	①L-AmB** ②AmB-d ③VCZ	①氟康唑可作为棘白菌素类的备用方案，但限于非危重患儿和氟康唑敏感念珠菌感染患者；②初始使用棘白菌素后病情稳定后可改用氟康唑；③疗程：无明显足征转阴且相关检查状态征缓解后14天；④在诊断后1周内应由眼科医师进行详细的眼科检查
假丝酵母菌血症（中性粒细胞缺乏）	①棘白菌素类 ②L-AmB	①氟康唑 ②VCZ	①氟康唑用于治疗近期未使用唑类且病情较轻者；②当需要覆盖霉时建议选用VCZ；③疗程：无明显足征转阴且相关检查状态征缓解后14天；④在粒细胞恢复后1周内应由眼科医师进行详细的眼科检查
慢性播散性（肝脾）假丝酵母菌病	①L-AmB ②棘白菌素类	氟康唑	①如对氟康唑敏感，治疗数周后可改口服氟康唑；②治疗应持续到影学病变消失；③如持续发热，可考虑短期（1~2周）应用非甾体抗炎药或糖皮质激素
感染性心内膜炎和植入式心脏装置感染	①L-AmB±5-FC ②A棘白菌素类	①氟康唑 ②VCZ	①病情稳定，血培养阴性，可根据药敏选择氟康唑或VCZ作为降阶治疗方案；②自身瓣膜心内膜炎推荐行瓣膜置换术，术后抗真菌治疗至少6周以上；③如无法手术摘除感染瓣膜或人工瓣膜感染推荐氟康唑长期抑菌治疗(6~12mg/kg)；④起搏器或植入式心脏除颤器相关感染，建议移除相关装置，并继续抗真菌治疗4~6周；如不能取出，推荐氟康唑长期抑菌治疗(6~12mg/kg)

续表

疾病	首选	备选	疗程及其他
假丝酵母菌脑膜炎	L-AmB ± 5-FC	氟康唑	①初始治疗有效,降阶梯治疗推荐氟康唑(6~12mg/kg);②治疗应持续到所有的症状、体征,脑脊液异常和影像学异常恢复;③尽可能取出感染的中枢神经系统内置入物
新生儿假丝酵母菌病	①AmB-d 1mg/kg q.d. ②氟康唑 12mg/kg q.d.	①L-AmB ②棘白菌素类	①血培养或尿培养阳性的患儿,建议行腰椎穿刺和视网膜检查;②建议去除深静脉置管;③泌尿系统受累患者应慎用 L-AmB;④无明显证佐病灶,建议疗程至血培养转阴且相关症状体征缓解后 14 天

注:* 棘白菌素类包括卡泊芬净和米卡芬净;** 表内药物英文缩写和药物剂量(无特殊注明者)及使用方法请参照表 4-1-2。

（曹　清）

第二节 隐 球 菌 病

【概述】

隐球菌病（cryptococcosis）主要由新生隐球菌感染所致，多见于免疫抑制患者，部分健康人群亦可发生。根据感染部位及宿主免疫状态不同，临床表现从无症状感染到危及生命的播散性感染。隐球菌可以侵及人体任何组织和脏器，感染部位以中枢感染神经系统最为常见，可达 80% 左右，其次为肺部和皮肤。

【病因和流行病学特征】

在担子菌门隐球菌属（*Cryptococcus*）中，能引起人类感染的主要有新生隐球菌（*C. neoformas*）和格特隐球菌（*C. gattii*），以新生隐球菌最为常见。隐球菌为无菌丝的酵母型单细胞真菌，在体外多为无荚膜或仅有小荚膜，进入人体后形成厚荚膜，致病力明显增强。新生隐球菌广泛存在于土壤及鸟类的排泄物中，尤其是鸽粪带菌率高，排菌量大，是重要传染源；还可存在于人体口腔和肠道及体表。干燥的鸽粪或土壤中隐球菌孢子悬浮于空气中被吸入人体是主要传播途径，也可通过皮肤破损处感染或食入带菌食物经消化道侵入，少数为内源性感染。在免疫正常人群中，隐球菌感染率很低，但在免疫抑制患者中，感染率为 5%~10%，艾滋病患者高达 30%。

【诊断】

1. **病史** 环境暴露包括与鸽子接触或大量尘土接触史。有基础疾病尤其是免疫缺陷病、营养不良及免疫抑制剂或抗肿瘤药物使用史等。原发性皮肤隐球菌病大多在发病前有外伤史。

2. **临床表现**

（1）中枢神经系统感染：多为亚急性或慢性起病，进展缓慢。大多表现为脑膜炎或脑膜脑炎，少数为单个或多个隐球菌肉芽肿。多有发热，早期即有间歇性前额或颞部头痛，进行性加重，数周或数月后出现明显高颅压和脑膜刺激征，头痛剧烈，常难以忍受。可出现精神和神经症状（精神错乱、易激动、定向力障碍和行为改变、嗜睡等）、视神经受累(视物模糊、畏光流泪、视力下降甚至失明)或其他脑神经损伤(听力下降、复视等),2/3 以上病例有明显视神经盘水肿。若不及时治疗,多于 3~6 个月病情恶化,出现偏瘫、失语、共济失调、抽搐及昏迷,甚至呼吸衰竭。少数病情进展迅速,可在数周内死亡。

(2) 肺隐球菌病:免疫正常者多局限于肺部感染,无症状或症状不重,通常在诊断前已存在数周到数月。免疫缺陷患者多呈暴发性或急性进展性和播散性感染。临床类型:①无症状型:见于免疫正常者。仅在影像学检查时偶然发现,易误诊为肺结核或肺部肿瘤。②慢性型:起病隐匿,症状类似肺结核,可有轻咳、血痰、发热及胸痛等,很少阳性体征。③急性型:多见于艾滋病等严重免疫抑制患者。表现为急性肺炎,有高热、气急及低氧血症,可迅速进展至呼吸衰竭。④播散型:肺隐球菌病未能控制时发生血行播散至腹腔、脑膜、骨骼、皮肤及前列腺等部位,引起 2 个以上器官隐球菌病。当其他器官发生隐球菌病时,肺部病变或许已消散。

(3) 皮肤黏膜隐球菌病:皮损表现多种多样,常见为传染性软疣样带有脐凹的皮损,还可表现为溃疡、结节、脓疱、红斑、坏死以及蜂窝织炎等。

3. **实验室和辅助检查**

(1) 中枢神经系统感染:①脑脊液检查:压力显著增高 > 200mmH$_2$O,细胞数轻至中度增高,以淋巴细胞为主,蛋白轻度或中度增高,个别达 4g/L 以上,糖明显下降。艾滋病患者的脑脊液检查可不典型。②头颅 CT 和 MRI 检查:增强扫描可见脑膜强化,可发现隐球菌肉芽肿及软化灶。可观察有无脑积水等并发症和排除肿瘤等占位病变。

(2) 肺隐球菌病,影像学检查有多种表现:①结节型或实变型病变,大小形状多样,由光滑到毛刺状;②节段或肺叶实变;③点状和细网状病变(间质病变);④纵隔或肺门淋巴结肿大;⑤胸腔积液(极少见)。免疫抑制者的结节病灶更易发生空洞。

4. **病原学检查**

(1) 直接涂片镜检和培养:取脑脊液、经皮穿刺肺组织、胸腔积液和血液涂片墨汁染色镜检,可见圆形或椭圆形的双层厚壁宽荚膜隐球菌,可用于早期诊断隐球菌病,有确诊意义。呼吸道其他标本包括BALF涂片或培养阳性有临床诊断价值。

(2) 隐球菌荚膜多糖抗原:乳胶凝集试验。脑脊液检测阳性有确诊意义,血液、BALF、肺穿刺吸出物等标本检测阳性有临床诊断意义。血清荚膜多糖抗原滴度的增高或降低可提示疗效和预后,因其持续时间较长,不宜作为停药指标。

(3) 组织病理学:脑组织、肺部结节或浸润病变组织及皮损组织特异性染色检查,找到有荚膜的隐球菌有确诊意义。

(4) 核酸检查:用 PCR 及二代测序法等检测无菌标本中隐球菌核酸有较高敏感性和特异性,不受药物治疗影响,可用于诊断与评价疗效和预后。但尚未常规用于临床。

【鉴别诊断】

1. **其他病原引起的感染**　肺部或中枢神经系统感染在临床表现上常与其他病原体感染相似,需通过病原学检查,结合病史与临床及影像学特点来甄别。

2. **占位性病变**　隐球菌感染的结节型病变需与相应部位的占位病变鉴别,必要时需做组织病理学检查。

3. **药物过敏性皮炎**　有相应药物使用史,其皮损部位病原检测为阴性。

【治疗】

1. **综合治疗**　参照假丝酵母菌病的综合治疗措施。

2. **抗真菌治疗**　抗真菌治疗成功的关键是患者免疫功能的重建、感染部位及抗真菌药物的作用与副作用以及基础疾病。

(1) 中枢神经系统感染:一旦确诊应立即启动有效抗真菌治疗,其方案详见表 4-2-1。

(2) 肺隐球菌病:①氟康唑或伊曲康唑:剂量用法同脑膜炎,疗程6~12 个月;或②两性霉素 B:重症和严重免疫抑制患者的治疗方案与脑膜炎相同。③手术治疗:若肺部病灶局限,且对内科治疗效差者,可考虑手术治疗。术后常规抗真菌治疗,疗程至少 2 个月。

表 4-2-1 隐球菌脑膜炎的治疗

治疗类型	HIV 感染患者	器官移植受者	其他患者
初始治疗（诱导+巩固）	AmBd/L-AmB/ABLC+5-FC 至少 2 周，序贯氟康唑 (10~12mg/kg) 至少 8 周	L-AmB/ABLC+5-FC 至少 2 周，序贯氟康唑 (10~12mg/kg) 至少 8 周	AmBd/L-AmB/ABLC+5-FC 4~6 周，序贯氟康唑 (10~12mg/kg) 8 周
初治治疗（替代方案）	① AmBd/L-AmB/ABLC 4~6 周 ② 氟康唑 10~12mg/kg+5-FC 治疗 6 周	L-AmB/ABLC 4~6 周	
维持治疗	氟康唑 6mg/kg	氟康唑 6mg/kg	氟康唑 3mg/kg
疗程	接受 HAART 的成人患者 CD4+ 细胞计数 >100 个/μl，并且连续 3 个月 HIV-RNA 低于检测下限，且抗真菌疗程满 12 个月，可停止维持治疗；如果 CD4+ 细胞计数 <100 个/μl，需重新开始维持治疗。目前接受 HAART 的患儿，何时终止治疗暂无研究资料支持	① 维持治疗至少应持续 6~12 个月； ② 病情允许，逐步减少免疫抑制剂的剂量，以改善免疫抑制状态	维持治疗 6~12 个月

注：药物英文缩写和剂量（无特殊注明者）及用法参照表 4-1-2；药物剂量为每日用量。

（3）皮肤隐球菌病:①免疫正常患者的治疗:继发性皮肤隐球菌病按中枢神经系统感染的原则治疗;原发性皮肤隐球菌病可用氟康唑治疗 1~3 个月。亦可考虑用两性霉素 B 治疗。②免疫抑制患者的治疗:可选用两性霉素 B+ 氟胞嘧啶或伊曲康唑治疗。局部病变可手术切除。

【预防】

1. **环境清洁**　隐球菌感染主要是通过呼吸道吸入病原而致病,因此,环境清洁很重要,尤其是免疫抑制患者应尽可能避免接触鸽子及其排泄物和被污染的土壤等。

2. **注意个人卫生。**

➤ 附:隐球菌病的诊断流程图

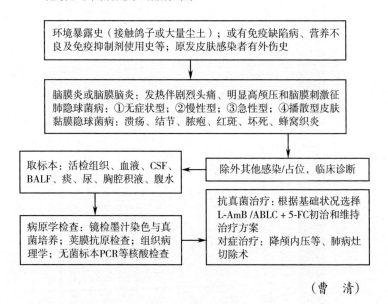

（曹　清）

第三节　曲　霉　病

【概述】

曲霉病(aspergillosis)是由曲霉感染所致,多见于免疫抑制患者,但在部分健康人群亦可发生。曲霉病主要包括3类:侵袭性曲霉病、慢性曲霉病和过敏性曲霉病。临床上常分为侵袭型、过敏型和寄生型。侵袭性曲霉病位居深部真菌病的第二位,其死亡率可高达60%~90%。

【病因和流行病学特征】

曲霉菌属(*Aspergillus*)为机会致病性真菌,有20多种具有致病性。引起肺曲霉病最常见的是烟曲霉(*A.fumigatus*),其次为黄曲霉(*A.flavus*)、土曲霉(*A.terreus*)及构巢曲霉(*A.nidulans*)等。曲霉是自然界分布最广泛的真菌之一,存在于土壤、空气、植物、动物皮毛等处。所产生的分生孢子随气流播散,进入人体呼吸道后可暂时黏附和寄居,如果吸入量多或在人体免疫功能损害时则萌发菌丝,引发疾病。曲霉菌最常侵犯支气管和肺部、鼻窦、外耳道、眼和皮肤,也可通过这些部位进入血液,播散至全身各脏器。

【诊断】

1. **病史**　侵袭型曲霉病有中性粒细胞减少、使用免疫抑制剂或糖皮质激素、异体干细胞或器官移植、艾滋病、先天免疫缺陷病和肺部慢性疾病等病史。有较长时间或短期内反复住院并接受广谱生素和/或糖皮质激素治疗史的婴幼儿亦是高危人群。过敏型曲霉病患者为过敏性体质并有真菌孢子接触史。寄生型曲霉病以往有肺空洞病变如肺结核空洞、支气管扩张、肺囊肿、癌性空洞、强直性脊柱炎和结节病等所致肺纤维空洞等病史。

2. **临床表现**

(1) 侵袭型(侵袭性肺曲霉病/慢性坏死性肺曲霉病):发热(高热或低热)或不发热,伴咳嗽、咳痰和呼吸困难,肺部啰音常不明显,可有胸痛和咯血。咯血可能是唯一症状,从少量到大量不等。婴幼儿可表现为持续高热而早期呼吸道症状和体征不明显等特点。

(2) 过敏型(过敏性支气管肺曲霉病/过敏性肺泡炎/过敏性曲霉鼻窦炎):①急性发作期:有顽固性喘息、咳嗽、咳黏稠或脓性痰或带血性;过敏性肺泡炎则是在吸入霉菌抗原后4~6小时出现寒战、发热、咳嗽、气促、乏力和全身不适等;曲霉鼻窦炎主要表现为鼻塞、多脓涕和头痛。②慢性期:全身症状消退,呈现缓慢进展性肺间质病变,或有肺纤维化和支气管扩张表现。曲霉鼻窦炎表现为多脓涕,可伴轻重不等的鼻塞、头痛及嗅觉障碍。

(3) 寄生型(肺曲霉球/寄生性支气管曲霉病):依所侵犯脏器而异。发热、全身中毒症状和栓塞最为常见。累及心内膜、心肌或心包可致化脓性、坏死性和肉芽肿病变,累及中枢神经系统引起脑膜炎和脑脓肿,累及消化系统和肝脏可出现脓肿及相应消化道表现。

(4) 播散性曲霉病:曲霉菌大多经呼吸道进入血液循环而播散到全身各脏器。临床表现依所侵犯脏器而异。发热、全身中毒症状和栓塞最为常见。累及心内膜、心肌或心包可致化脓性、坏死性和肉芽肿病变,累及中枢神经系统引起脑膜炎和脑脓肿,累及消化系统和肝脏可出现脓肿及相应消化道表现。

3. 实验室和辅助检查

(1) 侵袭型:高热型可见外周血杆状核细胞比率明显升高,而WBC总数和C反应蛋白正常呈明显不相称。可见嗜酸性细胞增多。典型CT影像学表现:①胸膜下密度增高的结节影伴或不伴晕轮征;②肺梗死灶引起的锲形浸润影;③病灶中月牙形透光区的空气半月征;④空洞及周边毛玻璃样渗出;⑤圆形的曲霉球。偶有胸腔积液和气胸。慢性坏死性肺曲霉病表现可类似曲霉球,但病灶周围有显著炎症反应,逐渐进展为肺组织破坏、萎缩和纤维化及单发或多发空洞。

(2) 过敏型:外周血嗜酸性粒细胞≥1×10^9/L;血清总IgE≥1 000U/ml。胸部影像学检查:同一部位反复出现或游走性片状浸润阴影,可有短暂的肺段或肺叶不张,条带状阴影可随时间变化,病变近端囊状圆形透光影。过敏性肺泡炎可呈弥漫性毛玻璃状间质性改变。慢性期可呈纤维化或伴蜂窝状病变。

(3) 寄生型:影像学检查可见肺空洞内致密团块影,随体位变化而移动,团块周围见新月形透亮区。常为单个,上肺叶多见,亦可多发。

4. 病原学检查

(1) 组织病理学检查:经支气管镜或经皮肺活检标本发现真菌感

染的病理改变(寄生型仅有轻微组织炎症,但易致病变周围血管损伤)以及用姬姆萨染色或银染色在病变组织内见到菌丝或孢子等真菌成分有确诊意义。

(2) 直接镜检和培养:①血、胸腔积液和肺组织真菌培养或直接镜检阳性有确诊意义;②BALF 直接镜检发现菌丝或真菌培养阳性,有临床诊断意义;③合格痰液直接镜检发现菌丝,且培养连续 2 次以上分离到同种真菌,有临床诊断意义。

(3) 曲霉抗原检测(GM 试验):采集胸腔积液优于血浆或血清;非粒细胞缺乏者收集 BALF 亦优于血浆或血清。血清或血浆≥1、BALF≥1、血清或血浆≥0.7 同时 BALF≥0.8 对侵袭型有临床诊断意义;对于过敏型和寄生型的临床意义不如侵袭型大,需根据具体情况判断。G 试验:可用于高危患者的辅助诊断。

(4) 核酸检查:无菌组织中发现曲霉菌时,PCR 检出真菌 DNA 并结合 DNA 测序结果可确诊;血标本≥2 次连续 PCR 阳性、BALF≥2 次 PCR 阳性、血标本 1 次 PCR 阳性且 BALF 1 次 PCR 阳性有临床诊断意义。

(5) 其他检查:过敏型可进行曲霉菌抗原皮试、血清曲霉变应原沉淀抗体检测及血清曲霉菌特异性 IgE 抗体检测等。

【鉴别诊断】

1. **其他感染性疾病** 包括结核病和化脓菌、呼吸道病毒或肺炎链球菌肺炎等。影像学有晕轮征者需与铜绿假单胞菌、诺卡菌、接合菌及足放线菌感染引起的晕轮征相区别。应依据病原学检查来鉴别诊断。

2. **占位性病变** 具有结节状影的曲霉病需与其他占位性病变鉴别,如良性或恶性肿瘤、脓肿、结核病以及寄生虫所致囊肿性病变等。主要依据病原学检查和组织病理学检查加以区别。

3. **支气管哮喘** 其影像学检查以透亮度增加为主,对支气管扩张剂治疗有效,而对抗真菌药物无效,且抗曲霉菌特异性抗体及真菌病原学检测阴性。

【治疗】

1. **综合治疗** 参见侵袭性假丝酵母菌病的综合治疗。

2. 抗真菌治疗 伏立康唑是侵袭性曲霉菌病初始治疗的首选药物。两性霉素 B 脂质体和脂质复合体、棘白菌素类、泊沙康唑和伊曲康唑等可作为初始治疗的替代药物。病情严重者可联合用药，但其安全性和临床效果尚未明确。

（1）侵袭型肺曲霉病：详见表 4-3-1。疗程在很大程度上取决于患者免疫抑制时间和程度、病变部位及用药后病情好转情况，一般治疗至临床症状消失、影像学显示病灶基本吸收，通常需要 6~12 周。

表 4-3-1　侵袭性肺曲霉病抗真菌药物的选择及用法

治疗	首选药物	替代药物
预防治疗	伏立康唑：9mg/kg，q.12h.，最大量 700mg/d，口服 泊沙康唑：≥2 岁。口服：混悬液：6mg/kg，最大量 200mg/次，q.8h.；缓释片（>40kg）：300mg，q.12h.（第 1d）/qd（维持）；静脉滴注：6mg/kg，最大量 300mg/次，q.12h.（第 1d)/q.d.（维持） 伊曲康唑（口服）：2.5mg/kg，最大量 200mg/次，q.12h.	
初始治疗	伏立康唑（静脉滴注）：首日 9mg/kg，q.12h.；次日 8mg/kg，q12h.，	两性霉素 B 脂质体：3~5mg/kg，或两性霉素 B 脂质复合物：3~5mg/kg，静脉滴注，q.d.，最大量 500mg/d；或伊曲康唑 5mg/kg，口服，q.12h.，最大量 200mg/d
补救治疗	两性霉素 B 脂质复合体：5mg/kg，q.d.，静脉滴注；卡泊芬净：首日 70mg/m^2，q.d.，次日起 50mg/m^2，q.d.，静脉滴注；米卡芬净：2~4mg/kg，q.d.，静脉滴注 泊沙康唑：≥13 岁，缓释片或静脉滴注：300mg，q.12h.（第 1d)/q.d.（维持），疗程 6~12 周。谷浓度：>1.0μg/ml 伏立康唑：首日 9mg/kg，q.12h.，次日后 8mg/kg，q.12h.，静脉滴注；（用于初始治疗未用伏立康唑患者）	
危及生命或标准治疗失败后的联合治疗	伏立康唑 + 棘白菌素类；棘白菌素类 + 两性霉素 B 脂质体；两性霉素 B 脂质体 +5 氟胞嘧啶	

注：药物英文缩写和药物剂量（无特殊注明者）及使用方法，请参照表 4-1-2。

其他部位侵袭性曲霉病参照侵袭性肺曲霉病的抗真菌治疗方案。慢性坏死性肺曲霉病建议口服给药。中枢神经系统感染患者使用唑类药物时，应注意与抗惊厥药物之间的相互作用。

（2）过敏型肺曲霉病：首选小剂量激素，急性期给予泼尼松 0.5~1mg/(kg·d)，2 周后隔天用药，疗程 3 个月。需随访复查总 IgE 和胸部 X 线检查。一旦这些指标有反复即使无症状亦需重新按急性期治疗。可联合抗真菌药物伊曲康唑口服 5mg/(kg·d)，疗程 12 周。

（3）寄生型肺曲霉病：无症状的单一肺曲霉球，如果在 6~24 个月内无进展，可暂不治疗。有症状（尤其是咯血）的单一肺曲霉球，在无手术禁忌证情况下可手术切除。如果术中曲霉菌溢出有中等风险（与病灶位置及空洞形态有关），推荐使用伏立康唑（或其他唑类药物）或棘白菌素预防曲霉性脓胸。

（4）播散性曲霉病：参照侵袭型肺曲霉病的治疗方案。

3. **辅助治疗** 对于中性粒细胞减少患者可考虑使用集落刺激因子、粒细胞输注等辅助治疗方法进行治疗。

【预防】

1. **个人防护** 主要是减少曲霉菌暴露。异基因造血干细胞移植受者应处于防护环境中；重度免疫力低下者也应给予合适防护措施；无防护病房时应入住单人病房并杜绝带入植物或花束。高危人群应避免园艺劳作、施肥或建筑施工及整修用地等。

2. **积极治疗基础疾病** 对结核病和支气管哮喘等慢性肺部疾病患者应给予积极治疗，尽力减少侵袭性曲霉病的诱发因素。

3. **合理用药** 合理使用抗菌药物和激素以避免菌群失调和二重感染。

4. **医院内感染的控制** 注意病房环境和医疗器械的消毒。高危病房应常规监控，若曲霉病例数超出基线或出现非高危患者患病，应及时评价和积极处理。

5. **预防性抗真菌治疗** 高危人群出现外周血粒细胞明显减少（<0.5 × 10^9/L）时，预防性使用泊沙康唑、伏立康唑或米卡芬净等抗真菌药物可获益。

> **附:侵袭性曲霉病的诊治流程图**

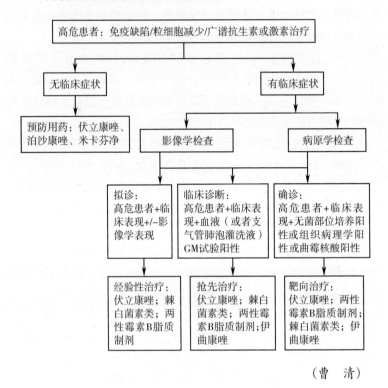

（曹　清）

第四节　毛　霉　病

【概述】

毛霉病(mucormycosis)又称接合菌病(zygomycosis),是由毛霉菌感染引起的真菌病。侵袭力很强的毛霉菌对血管壁有明显亲和性,可产生弹力蛋白酶和其他蛋白酶参与致病,侵及动脉可使内膜严重损害并形成血栓性动脉阻塞,导致周围组织缺血和坏死;侵犯静脉则导致组织出血性坏疽;其菌丝还可迅速侵及周围组织。无活性或死亡的毛霉仍具有损伤血管内皮细胞的致病作用。毛霉还具有获取铁的能力,故血清铁浓度也是决定毛霉致病力的因素之一。在高血糖和酸中毒时,低 pH 可破坏转铁蛋白结合铁的能力,导致血清铁升高,有利于毛霉致病。本病可累及鼻、脑、肺、胃肠道、皮肤及其他组织和器官,甚至播散至全身。多数病例发病急,病情凶险,进展快,病死率高;少数为慢性感染。

【病因和流行病学特征】

毛霉(*Mucor*)属于接合菌门的毛霉属,为机会致病性真菌,常见菌种有总状毛霉(*M. racemosus*)、高达毛霉(*M. mucedo*)和丝状毛霉(*M. corymbifera*)等,广泛存在于土壤、粪便、腐朽草木、含糖高食物及空气中。在高温、高湿度及通风不良条件下,腐烂物体或霉变食物中的毛霉生长迅速,形成大量孢子囊孢子。人体主要通过呼吸道吸入孢子囊孢子而感染;也可经摄入毛霉孢子污染的食物而感染。医院内可通过针刺、导管植入及污染手术衣等经皮肤黏膜途径感染。尚无人-人间传播证据。世界各地均有本病报道,任何年龄均可患病。各种免疫功能低下是致病的主要诱因。

【诊断】

1. **病史** 有原发性或继发性免疫功能低下的高危因素,如免疫缺陷病、血液病或肿瘤化疗,长期使用抗生素、糖皮质激素、免疫抑制剂或细胞毒药物,有糖尿病、营养不良或肝肾疾病以及烧伤或外伤等病史。早产儿及迁延性或慢性腹泻所致酸中毒难以纠正患儿也为高危人群。

2. **临床表现**

(1)鼻脑型毛霉病:感染常始于上鼻甲或鼻窦,亦可在眼结膜、腭和咽部,引起严重的蜂窝织炎,而后逐渐累及中枢神经系统。病初表现为高热,伴面部和眼眶红肿痛及头痛等。局部检查见鼻内有褐色血性微黏稠分泌物,严重者面颊部出现黑色坏死区。当脑神经受累时可引起瞳孔散大固定、眼肌麻痹、眼球突出、运动受限、睑下垂、视力障碍及面瘫等。随着病情进展,出现持续性头痛、昏睡、脑膜炎和/或脑内肉芽肿病变所致相应神经定位表现。预后差,病死率可达80%~90%。极少数体健者吸入性感染后表现为慢性鼻毛霉病,仅鼻部有肉芽肿。少数患者有脑内肉芽肿,但无鼻部感染征象,易被误诊为脑脓肿或占位性病变。

(2) 肺毛霉病:可有持续高热、咳嗽、咯血、呼吸困难和胸痛,肺部可闻及湿啰音、哮鸣音或呼吸音减低。当累及大血管时,可发生致命性大咯血。肺梗塞者常骤起发热、呼吸急促、胸痛、咳嗽及咯血等。预后不良。少数患者表现为慢性局限性肺毛霉病。

(3) 消化道毛霉病:多见于恶性肿瘤、营养不良、糖尿病婴儿或早产儿。表现为胃肠道任何部位的多发性溃疡及黏膜缺血性坏死。常有腹痛、腹胀、恶心、呕吐、发热及便血等,严重者可并发肠穿孔及腹膜炎等。预后较差。

(4) 皮肤毛霉病:大多呈慢性过程。好发于耳部皮肤、甲床及口腔黏膜等处。皮损为进行性增大的梗死性结节性红斑或硬结或斑块,中央可出现坏死、结焦痂和溃疡,可有瘢痕形成。其他还可见苔藓丘疹和脓疱等。

(5) 播散性毛霉病:多为其他部位感染经血行播散而来,多见于中性粒细胞缺乏者。以肺部感染多见,中枢神经系统常被波及,心脏、脾和其他器官均可累及。临床表现为相应脏器或系统的突发疾病。可有多器官栓塞征。病死率高。

3. **影像学检查** ①肺毛霉病:实变最常见,其次为脓肿、结节和空洞,偶见胸腔积液。反向晕轮征对肺毛霉菌病更具特异性(病灶中央呈毛玻璃样改变,周边包绕实变影)。②鼻脑型毛霉病:可见脑内出血灶、坏死灶或肉芽肿病灶;附近鼻窦黏膜增厚,鼻窦腔内可见液平面。

4. **病原学检查**

(1) 涂片镜检和培养:①无菌部位标本(如血和胸腔积液)和肺组织真菌培养或直接镜检,阳性有确诊意义;②BALF 直接镜检发现菌丝或真菌培养阳性,有临床诊断意义;③痰液和鼻部分泌物涂片镜检发现菌丝,且连续 2 次以上培养分离到同种毛霉菌才有临床诊断意义。

(2) 组织病理检查:HE 染色的组织切片中可找到典型的菌丝。血管炎是其病理特征,常累及大小动脉,可见血管壁坏死、真菌性栓塞及组织梗死灶。

（3）真菌抗原：G 试验常呈阴性。部分患者 GM 试验可呈阳性。

（4）核酸检查：用 PCR 或 NGS 技术可快速检测，但敏感性较低。

【鉴别诊断】

1. **肺结核**　多有结核病接触史；可有结核中毒症状；PPD 试验强阳性；痰液或空腹胃液涂片抗酸染色可找到抗酸杆菌，或结核分枝杆菌培养阳性，或采用 PCR 或 GeneXpert 检出结核分枝杆菌特异性DNA。

2. **占位性病变**　脑部形成肉芽肿病例需与其他占位性病变鉴别，如良性或恶性肿瘤、脓肿、结核病以及寄生虫所致结节病变等。影像学检查有助于区别，需依赖组织病理学和病原学检查加以鉴别。

3. **消化道溃疡或感染**　胃肠毛霉病应与消化道溃疡和肠道感染等鉴别，特别在恶性肿瘤、营养不良或早产儿往往比较困难，需根据临床表现和治疗效果等来综合判断，病原学检查是最可靠的鉴别依据。

【治疗】

早期诊断和治疗对于降低病死率和改善预后至关重要。诊断一旦确立，应积极有效抗真菌治疗，并控制基础疾病。

1. **抗真菌治疗**　相关药物剂量和用法参照表 4-1-2。

（1）多烯类药物：是目前治疗毛霉病的首选药物。代表药有两性霉素 B、两性霉素 B 脂质体及两性霉素 B 脂质复合物。两性霉素 B 治疗剂量为每天 0.75~1.5mg/kg，根据疗效和对药物的耐受性选择适宜的治疗剂量。不能耐受或疗效不理想时可换用两性霉素 B 脂质体或两性霉素 B 脂质复合物。

（2）其他抗真菌药：在唑类药物中，如果对伊曲康唑的体外试验敏感，可作为辅助治疗。新型唑类药泊沙康唑可用于治疗两性霉素 B 不耐受者，或用于补救性治疗。棘白菌素类有一定抗毛霉作用，可作为辅助用药。

（3）联合治疗：两种抗真菌药物联合治疗有协同作用，优于单药疗效,需根据患者的病情及对药物的耐受性来选择。较为常用的联合治疗方案有:①两性霉素 B 脂质体与泊沙康唑联用;②两性霉素 B 脂质体与卡泊芬净联用;③多烯类与铁螯合剂联合;④多联疗法,如多烯类与唑类或棘白霉素类联用,再加铁螯合剂或高压氧治疗。

2. 综合治疗 对需使用去铁胺者可换用其他铁螯合剂。有报道高压氧疗作为辅助治疗对改善患者预后有益。对粒细胞缺乏患者,可使用粒细胞集落刺激因子,以尽快提升粒细胞数量。对糖尿病酮症酸中毒患者,要尽快纠正酸中毒和水电解质紊乱。

3. 外科手术治疗 对局灶性病变行手术引流、清创或切除,尽量清除坏死组织,可明显改善预后。

4. 控制基础病 是提高毛霉病治愈率的重要措施,如纠正糖尿病和营养不良伴迁延性腹泻患者的酸中毒和脱水;治疗白血病、淋巴瘤及其他严重疾病。

➤ 附:毛霉病的诊治流程图

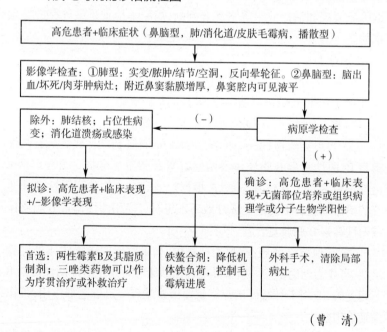

（曹 清）

294

第五节　组织胞浆菌病

【概述】

组织胞浆菌病（histoplasmosis）是由组织胞浆菌引起的真菌病。主要累及肺，还可引起淋巴组织、肝、脾、肾、脑膜及心脏等组织器官病变。临床主要分为三种类型：原发急性型、慢性空洞型和严重播散性组织胞浆菌病。

【病因和流行病学特征】

组织胞浆菌（*Histoplasma*）隶属子囊菌门的丛梗孢菌科，属于病原性真菌，可引起人类原发性感染。有 3 个变种：荚膜变种、杜波变种和腊肠变种，以荚膜组织胞浆菌（*H. capsalatum*）分布最广。该菌为双相型真菌，菌丝相时传染性极强。传染源来自带菌的禽鸟，如鸡、蝙蝠、鸽子或其粪便污染的土壤和尘埃等。主要通过呼吸道途径（吸入组织胞浆菌的小分生孢子）传播，还可经消化道或皮肤黏膜途径感染。多见于婴幼儿和老年人，静脉药瘾和 T 细胞功能低下者是高发人群。我国南方地区的感染率高于西北干旱地区。

【诊断】

1. **病史**　有原发性或继发性细胞免疫低下者，或有广谱抗菌药物、细胞毒性药物、皮质激素或免疫抑制剂使用史等；与禽鸟密切接触史。

2. **临床表现**

（1）急性肺组织胞浆菌病：潜伏期 3~21 天。绝大多数为亚临床过程，痊愈后留有肺部钙化灶。婴儿和免疫抑制者可有发热、头痛及干咳，部分有胸痛、腹痛、肌痛及消瘦等；亦可出现关节痛、多形性红斑或结节红斑样皮疹；部分有肝脾大和心包炎；重症者可出现呼吸窘迫综合征。艾滋病患者可表现为长期低热和体重下降。

（2）播散性组织胞浆菌病：仅少数进展到此型。表现为发热、腹泻和体重减轻，数周后肝脾大和颈部淋巴结肿大。可有红斑和斑丘疹、口腔和皮肤溃疡。可致骨髓炎、关节炎和肌腱炎等。5%患者出现脑膜炎或脑实质损伤。

（3）局灶性组织胞浆菌病：多位于口腔、耳、咽喉部和皮肤等处。初始局部红肿和结节，逐渐发生组织坏死和溃疡；可有疣状样增生和引流淋巴结肿大，并沿淋巴管走向出现结节，多发生于四肢暴露部位。

（4）慢性肺组织胞浆菌病：有肺部基础疾病者易转为此型，儿童罕见。临床表现与肺结核类似，主要有低热、咳嗽、盗汗及体重减轻，可有大量咯血。

（5）纵隔淋巴结炎和纵隔肉芽肿：因肿块增大压迫邻近组织，引起相应受压症状，如胸痛、咳嗽或肺不张，甚至吞咽困难。

3. 实验室和辅助检查

（1）常规检查：部分患者外周血白细胞总数升高。播散型可有红细胞、白细胞和血小板减少以及血沉增快和CRP升高。

（2）影像学检查：①急性型：肺部典型表现为弥漫性结节状致密影或局限性肺浸润，结节中心有钙化，可伴纵隔淋巴结肿大或伴钙化。②播散型：肺部粟粒样浸润灶、肺实变、结节增殖样病灶、空洞形成和肺门淋巴结肿大，可伴有胸腔积液；肝脾可见粟粒样钙化灶；侵及骨端可见骨缺损；侵及中枢神经系统常见脑水肿或有结节状病变。③慢性型：以肺空洞为主要特征，可有钙化灶。④纵隔病变：淋巴结呈干酪样病变，可融合成包裹性结节，部分可见纵隔纤维化。

4. 病原学检查

（1）组织病理学：取骨髓、皮肤或黏膜损害处渗出物或脓液、肝脾或淋巴结穿刺或活检标本，特殊染色后直接镜检，见到典型的荚膜组织胞浆菌大分生孢子可确定诊断。

（2）涂片镜检和培养：血液、痰液和胃液标本涂片镜检发现巨噬细胞内有卵圆形菌体的较小一端有出芽，可疑为荚膜组织胞浆菌。上述标本或骨髓培养检出组织胞浆菌可确定诊断。

（3）免疫学检查：①组织胞浆菌荚膜多糖抗原：免疫荧光法。检测痰液可用作筛查。血清、尿液、胸腔积液、脑脊液和 BALF 检测阳性提示活动性感染。②特异性抗体:补体结合试验、免疫扩散法和乳胶凝集法。阳性有助于确诊和判断预后。③组织胞浆菌素皮试:1∶1 000~1∶100 皮内试验,48~72 小时观察硬结≥5mm 为阳性,提示既往感染或现症感染。

(4) 核酸检查:PCR 或 NGS 法检测和鉴定组织胞浆菌核酸。

【鉴别诊断】

1. **肺结核或粟粒性肺结核** 多有结核病接触史,有结核中毒症状,PPD 试验强阳性,痰液或空腹胃液可找到抗酸杆菌等。

2. **腺病毒肺炎** 病情进展较快,在病程 3~6 天出现肺部湿性啰音、呼吸困难、肺部病变范围增大等。胸部影像学可见肺内较大片状阴影,但无钙化。血清腺病毒特异性 IgM 阳性,呼吸道分泌物或 BALF 或血浆检出腺病毒核酸或抗原。

【治疗】

1. **抗真菌治疗** 在以下情况下应给予抗真菌治疗:①肺部病变持续 4 周以上;②接触到大量病原体且病情严重者;③肉芽肿性淋巴结炎侵犯到气管、血管或其他重要部位;④出现急性组织胞浆菌病表现的免疫抑制患者。推荐两性霉素 B 相关制剂及伊曲康唑。用法和用量参见表 4-1-2。

(1) 急性肺组织胞浆菌病:①轻症:随访 1 个月仍未好转者可口服伊曲康唑治疗 6~12 周。②中重度患者:建议使用两性霉素 B 脂质体 1~2 周后,改口服伊曲康唑,共 12 周。

(2) 慢性肺组织胞浆菌病:建议伊曲康唑治疗至少 1 年。疗程结束后随访至少 1 年。

(3) 播散性组织胞浆菌病:①轻症:伊曲康唑治疗 1 年以上。②中重度患者:使用两性霉素 B 脂质体 1~2 周后改用伊曲康唑,持续用药 1 年以上。儿童疗程为 3 个月。有持续性免疫缺陷者需较长疗程。

(4) 其他:有症状的纵隔肉芽肿患者可考虑用伊曲康唑治疗 6~12 周。

2. **激素治疗**　急性期伴有肺功能严重损害者可在抗真菌治疗开始时给予甲泼尼龙 0.5~1mg/(kg·d)。纵隔淋巴结炎存在食管或气道堵塞时,可考虑以剂量递减方式给予泼尼松治疗 1~2 周。

3. **外科手术**　经药物治疗后未能消除的巨大坏死性包块影响相应部位功能时,应给予引流。切除纤维化包块并无益处,且易引起出血。

【预防】

从事可能暴露于组织胞浆菌的工作或活动(如拆迁、鸡窝打扫、洞穴探险等)时需佩戴口罩,做好呼吸道防护。在流行地区,小婴儿和其他高危人群尤其要避免高危环境,并采取必要的呼吸道保护措施。

➤ 附:组织胞浆菌病的诊治流程图

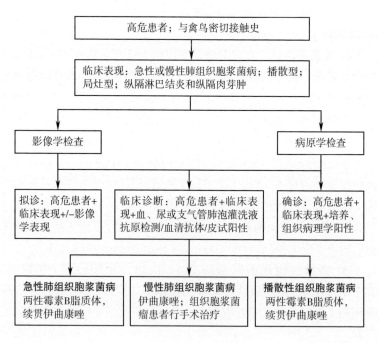

（曹　清）

第六节 肺孢子菌肺炎

【概述】

肺孢子菌肺炎(pneumocystis pneumonia,PCP)是由耶氏肺孢子菌引起的肺部机会性感染。临床以亚急性或急性起病,表现为发热、咳嗽和呼吸急促,呼吸困难与低氧血症常呈进行性加重以致呼吸窘迫,甚至呼吸衰竭。

【病因和流行病学特征】

肺孢子菌(*Pneumocystis*)具有种属特异性,寄生于人体的是耶氏肺孢子菌(*P. jirovecii*,PJ)。该菌为单细胞真菌,兼具真菌和原虫的特点,分 3 个发育阶段:滋养体(包括小滋养体和大滋养体)、囊前期和孢子囊。PJ 可寄居于健康人肺泡内,为机会致病性真菌。外源性传染源为患者及健康带菌者,随痰液咳出的孢子囊通过空气和飞沫途径传播。早产儿和婴儿、先天性免疫缺陷和继发性免疫缺陷,如接受免疫抑制治疗的恶性肿瘤和器官移植受者及艾滋病患者为高危人群。

【诊断】

1. **病史** 有原发性或继发性免疫缺陷病、营养不良或早产等病史;小婴儿。

2. **临床表现**

(1) HIV 感染者:潜伏期 4 周,起病缓慢,多表现为逐渐加重的呼吸困难,干咳或少痰,低热和全身不适,少数无症状。肺部体征通常十分轻微或缺如。病死率相对较低。

(2) 非 HIV 感染者:潜伏期 2 周,急性起病,数天后症状更为严重,有发热、寒战、气促和干咳,呼吸困难与低氧血症进行性加重,短期内迅速出现呼吸衰竭。部分患者起病即病情危重,一旦出现呼吸衰竭,病死率较高。幼小儿童的临床表现呈非特异性,可有食欲缺乏、消瘦、烦躁不安、咳嗽、呼吸增速、发绀和呼吸暂停,而发热和肺部体征常不明显。

3. 实验室和辅助检查

（1）常规检查：白细胞计数正常或偏高，约半数病例淋巴细胞减少，嗜酸性粒细胞轻度增高。血乳酸脱氢酶常有明显升高。

（2）动脉血气分析：有持续低氧血症，二氧化碳分压正常或稍低；晚期出现呼吸性酸中毒。

（3）影像学检查：①胸部 X 线：早期可正常，随病情进展可见双肺弥漫性颗粒状影，伴支气管充气征，以后变成致密索条状，间杂有不规则片块状影，后期有肺气肿，可伴纵隔气肿、气胸和肺大疱。②胸部 CT：为弥漫均匀分布的颗粒状、网状或斑片状影，随着疾病进展逐渐呈现毛玻璃样和囊泡状改变。

4. 病原学检查

（1）涂片镜检：取痰液、口腔含漱液、支气管抽吸物或分泌物及 BALF 直接涂片染色后镜检，是临床诊断 PCP 的主要方法。

（2）组织病理学：取肺组织标本或用纤维支气管镜刷取支气管内膜标本制片或涂片后特殊染色（吉姆萨染色、哥氏亚甲胺银染色和甲苯胺蓝染色），镜检发现耶氏肺孢子菌的滋养体或孢子囊为确诊依据。

（3）核酸检查：PCR 法或等温扩增法检测呼吸道样本或血液中 PJ 特异性基因，可用于早期快速诊断。

（4）G 试验：两次以上连续血清标本 G 试验≥80ng/L 有提示意义，但需排除其他真菌感染。

【鉴别诊断】

1. **其他肺部疾病** 需与细菌、呼吸道病毒、肺炎支原体和军团菌所致肺炎以及淋巴细胞性肺间质性肺炎相区别。应依据接触史、临床表现特征和病原学检查来鉴别。

2. **哮喘持续状态** 临床以喘憋为主，肺部满布哮鸣音；影像学检查肺部以透亮度增加为主；对支气管扩张剂有效，而对抗真菌治疗无效。

【治疗】

1. **综合治疗** 包括：①治疗基础病；②支持治疗；③低氧血症时

及时氧疗或辅助呼吸;④注意合并细菌感染并合理使用生素;⑤纠正脏器功能损伤。

2. 抗真菌治疗 重症患者可考虑联合用药。

(1) 复方磺胺甲噁唑(TMP-SMZ):为首选药物。年龄 >2 个月,25mg/kg,q.8h. 或 q.6h.,口服,疗程 3 周。

(2) 卡泊芬净或米卡芬净:可用于不能耐受其他药物者。与复方磺胺甲噁唑联合使用时起效快,疗程 3 周。

(3) 喷他脒:适用于复方磺胺甲噁唑不耐受或无效和艾滋病并发 PCP 者。剂量 4mg/kg,q.d.,静脉滴注,疗程 3 周。

(4) 其他药物:如氨苯砜、羟基萘醌类药物阿托喹酮、二氢叶酸还原酶抑制剂三甲曲沙、克林霉素、伯氨喹和乙胺嘧啶等,可作为替代药物。

3. 激素治疗 可减轻肺间质水肿,提高氧合指数,减少抗 PJ 药物的过敏反应。HIV 感染者早期使用或可减少呼吸衰竭发生率和机械通气使用率,并降低病死率。非 HIV 感染者中的重症患者亦可考虑使用。

【预防】

1. 个人防护 具有高危因素者应远离已知 PCP 患者,若已接受 PCP 药物预防者则无需与 PCP 患者隔离。

2. 药物预防

(1) 预防用药指征:①HIV 感染:<1 岁婴儿;1~5 岁且 CD4<0.5 × 10^9/L 或 CD4<15%;≥6 岁且 CD4<0.2 × 10^9/L 或 <15%。②肿瘤患者:接受骨髓干细胞移植后和化疗期间。③器官移植受者。④原发性血管炎性疾病:接受糖皮质激素治疗 >1 个月或使用环磷酰胺。

(2) 预防方案:①复方磺胺甲噁唑(TMP-SMZ):首选,25mg/kg,q.12h.,每天或每周连用 3 天。②阿托伐醌,每天剂量:1~3 个月 30mg/kg;4~24 个月 45mg/kg;>24 个月 30mg/kg。③氨苯砜:2mg/kg(最大量 100mg),q.d.;或 4mg/kg(最大量 200mg),每周 1 次。疗程至免疫缺陷消除为止。

➢ 附:肺孢子菌肺炎的诊治流程

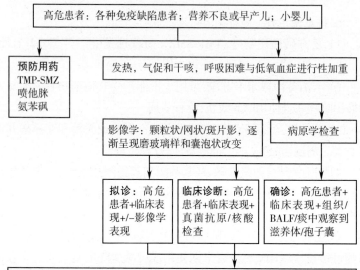

高危患者:各种免疫缺陷患者;营养不良或早产儿;小婴儿

预防用药
TMP-SMZ
喷他脒
氨苯砜

发热,气促和干咳,呼吸困难与低氧血症进行性加重

影像学:颗粒状/网状/斑片影,逐渐呈现磨玻璃样和囊泡状改变

病原学检查

拟诊:高危患者+临床表现+/-影像学表现

临床诊断:高危患者+临床表现+真菌抗原/核酸检查

确诊:高危患者+临床表现+组织/BALF/痰中观察到滋养体/孢子囊

病原治疗:①首选药物:TMP-SMZ(25mg/kg,p.o.,q.8h.或q.6h.);②替代药物:棘白菌素类(重症病例可与TMP-SMZ联合使用);喷他脒(4mg/kg,iv,q.d.);其他如氨苯砜,阿托喹酮,三甲曲沙,克林霉素,伯氨喹和乙胺嘧啶等。疗程:3周
综合治疗:①治疗基础病;②支持治疗;③低氧血症时及时氧疗或辅助呼吸;④注意合并细菌感染并合理使用抗生素;⑤纠正脏器功能损伤
激素治疗:HIV感染者和重症患者可考虑短期小剂量激素治疗

（曹　清）

参考文献

1. 方峰,俞蕙.小儿传染病学.5版.北京:人民卫生出版社,2020:258-282.

2. PFALLER MA,DIEKEMA DJ,TURNIDGE JD,et al. Candida twenty years of the SENTRY Antifungal Surveillance Program:Results for species from 1997-2016. Open Forum Infect Dis,2019,6:S79-S94.

3. TRAGIANNIDIS A,TSOULAS C,GROLL AH. Invasive candidiasis and candidemia in neonates and children:update on current guidelines. Mycoses,

2015,58:10-21.

4. PAPPAS PG,KAUFFMAN CA,ANDES DR,et al. Executive summary:clinical practice guideline for the management of candidiasis:2016 update by the Infectious Diseases Society of America. Clin Infect Dis,2016,62:409-417.

5. DONNELLY JP,CHEN SC,KAUFFMAN CA,et al. Revision and update of the consensus definitions of invasive fungal disease from the European Organization for Research and Treatment of Cancer and the Mycoses Study Group Education and Research Consortium. Clin Infect Dis,2020,71(6):1367-1376.

6. 中国成人假丝酵母菌病诊断与治疗专家共识组. 中国成人假丝酵母菌病诊断与治疗专家共识. 中华内科杂志,2020,59(1):5-17.

7. 刘正印,李若瑜,张文宏,等. 隐球菌性脑膜炎诊治专家共识. 中华内科杂志,2018,57(5):317-323.

8. PATTERSON TF,THOMPSON GR 3rd,DENNING DW,et al. Practice guidelines for the diagnosis and management of aspergillosis:2016 update by the Infectious Diseases Society of America. Clin Infect Dis,2016,63(4):e1-e60.

9. MOURA S,CERQUEIRA L,ALMEIDA A. Invasive pulmonary aspergillosis: current diagnostic methodologies and a new molecular approach. Eur J Clin Microbiol Infect Dis,2018,37(8):1393-1403.

10. 马欣雨,于世寰. 侵袭性肺曲霉菌病检测方法进展. 临床与病理杂志,2020,40(6):1584-1589.

11. SALZER HJF,SCHAFER G,HOENIGL M,et al. Clinical,diagnostic, and treatment disparities between HIV-infected and non-HIV-infected immunocompromised patients with pneumocystis jirovecii pneumonia. Respiration,2018,96(1):52-65.

第五章 立克次体病和螺旋体病

第一节 流行性斑疹伤寒

【概述】

流行性斑疹伤寒(epidemic typhus)是由普氏立克次体引起的急性出疹性传染病,人虱为其传播媒介,又称虱传斑疹伤寒。临床表现为高热、头痛、皮疹和中枢神经系统症状。自然病程为 3 周左右。发病和流行与战争、自然灾害及居住环境卫生密切相关。过去曾在我国流行,现仅在北方有散发病例。在使用抗菌药物治疗后,病死率已从 60% 降至 4%。我国将其纳入丙类法定传染病管理。

【病原学和流行病学特征】

普氏立克次体(*Rickettisa prowazekii*)属于立克次体属的斑疹伤寒群,外观呈多形性,以短杆状为主,革兰氏染色阴性,专性细胞内寄生,以二分裂方式繁殖。其主要致病物质包括外膜表面的微荚膜黏液层与外膜蛋白(黏附和抗吞噬作用)及细胞壁的肽聚糖和脂多糖(内毒素样作用)等。脂多糖为群特异性抗原,与普通变形杆菌 X19 和 X2 有共同抗原成分;外膜蛋白为种特异性抗原。主要传染源是患者。传播途径为"人-虱-人"模式,主要经人虱叮咬传播,以体虱为主,头虱次之。偶可通过气溶胶形式经呼吸道或眼结膜传播。病后可获得持久免疫力。多发生在冬春较寒冷季节。卫生条件差、居住拥挤、少洗澡或少洗衣被等有利于人虱的滋生和传播普氏立克次体。

【诊断】

1. **流行病学史** 多发生于冬春季,患者身上或衣服上常有体虱存在。

2. 临床表现 潜伏期为 5~23 天,一般为 10~12 天。

(1) 典型病例:儿童病例的病情轻于成人。

1) 急性持续发热:起病急骤,体温快速上升达 39~40℃,伴有全身乏力、寒战、肌痛、关节痛、面部潮红及结膜充血等。最初 1 周可为稽留热,之后多为弛张热,热程约 2 周。

2) 皮疹:90% 以上患者于发病后 4~6 天开始于腋下和躯干上部出现皮疹,1~2 天内遍及全身,但面部及手足掌面常无。初为散在大小形态不一的鲜红充血性斑丘疹,渐增多并转为暗红色出血性斑丘疹,少有融合。皮疹持续 1~2 周后消退,可留有色素沉着或伴脱屑。

3) 神经系统症状:早期有剧烈头痛,随着病程进展,可出现烦躁不安、谵妄、嗜睡、听力障碍或耳鸣、视力障碍。少数出现脑膜刺激征和昏迷。

4) 其他表现:①消化系统:90% 有脾大,部分有肝大;还可有腹部压痛、恶心、呕吐、腹胀、便秘或腹泻。②心血管系统:可出现心率增快、心音低钝及心律失常等心肌炎表现,也可有心包炎、休克及组织缺血坏疽等。③呼吸系统:可有支气管炎、支气管肺炎及胸腔积液。④急性肾衰竭。

(2) 轻型:热程短,热度低(体温多在 39℃ 以下);无皮疹或少量皮疹,1~2 天后疹退;全身毒血症状较轻;肝脾大较少见;神经系统症状轻,主要有头痛、易激惹或烦躁等。

(3) 复发型:亦称 Brill-Zinsser 病,主要见于欧洲移民。在首次患病后,病原体可长期潜伏于单核巨噬细胞系统,当机体免疫力减弱时病原体重新被激活而发病,症状可反复发作多年,临床表现为轻型经过。

3. 实验室检查 血常规:白细胞计数多正常,血小板计数多有下降,嗜酸性粒细胞显著减少或消失。尿蛋白常为阳性。脑脊液检查正常。

4. 病原学检查 样本处理和病原分离需在 3 级生物安全实验室内进行。

(1) 血清学检查:①间接免疫荧光试验:检测血清种特异性 IgM 和 IgG。种特异性 IgM 阳性可早期诊断原发感染;若仅有种特异性 IgG 阳性提示复发性感染;双份血清特异性 IgG 抗体滴度≥4 倍升高有诊断意义。②凝集试验:采用普氏立克次体种特异性抗原,可与地方性斑疹伤寒鉴别。凝集效价≥1:40有诊断意义。③补体结合试验:采用普氏立克次体种特异性抗原,可与地方性斑疹伤寒鉴别。补结抗体滴度≥1:40有诊断意义。还可用于流行病学调查。④外斐反应:以变形杆菌OX19株为抗原,不能与地方性斑疹伤寒鉴别。凝集效价≥1:160或双份血清凝集效价≥4倍升高有诊断意义。

(2) 病原核酸:用PCR技术检测外周血和节肢动物等样本中普氏立克次体的外膜蛋白基因、脂蛋白基因或16S rRNA基因,可用于早期快速诊断。

(3) 病原分离:主要采用细胞培养法。通常再用PCR法检测培养物中的病原核酸进行鉴定。在急性期和使用抗菌药物前采集血样本为佳。

【鉴别诊断】

1. **伤寒** 起病多缓慢,体温逐渐升高;头痛较轻;皮疹出现较晚,为淡红色玫瑰疹,数量较少,多见于胸腹部;有相对缓脉;外周血白细胞多减少,血小板计数多正常;血(或骨髓)可培养出伤寒沙门氏菌或/和肥达试验阳性则确诊。

2. **地方性斑疹伤寒** 多为散发病例,常在夏秋季节发生,病情较轻,病程短,皮疹较稀疏,并发症少,病原学检查(血清斑疹伤寒立克次体特异性抗体,PCR检测斑疹伤寒立克次体基因片段或/和立克次体分离)可确诊。

3. **钩端螺旋体病** 有钩体疫水接触史,无皮疹,多有腹股沟或/和腋窝淋巴结肿大,腓肠肌压痛明显,可有黄疸、出血或咯血。显微凝集试验或ELISA检测钩端螺旋体IgM阳性可确诊。

4. **回归热** 体虱传播,流行季节及临床表现相似。但有典型的周期性高热,皮疹极少见,偶有黄疸。外周血白细胞计数增多,发热时血液和骨髓涂片可见回归热螺旋体。

【治疗】

1. **一般治疗** 卧床休息,加强护理,保证足够液体量及热量,防治并发症。

2. **病原治疗** 首选多西环素,备选四环素、氯霉素及氟喹诺酮类药物。①多西环素:≥8 岁儿童可用。首日 4mg/kg,之后每天 2mg/kg,分 2 次口服或静脉滴注,最大量 200mg/d。②氯霉素:6.25~12.5mg/kg,q.6h.,口服或静脉滴注。③氟喹诺酮类:需在充分知情同意下使用。环丙沙星:10mg/kg,q.12h.,口服或静脉滴注;或左氧氟沙星:10mg/kg,q.d.,口服或静脉滴注。通常需治疗至热退后 2~3 天,疗程不少于 5 天,不超过 10 天。磺胺类药物可加重病情,禁用。

3. **对症治疗** 有中枢神经系统表现时可给予镇静和降颅内压等处理。

4. **糖皮质激素** 重症(如中枢神经系统症状等)者可短期(2~3 天)应用一般剂量糖皮质激素如地塞米松。

【预防】

1. **控制传播** 隔离患者至彻底灭虱或体温正常 12 天。对密切接触者需医学观察 3 周。彻底灭虱是预防此病的关键手段,注意个人卫生,改善生活环境。

2. **保护易感人群** 曾使用灭活鼠肺疫苗,可减轻病情,但不能避免发病,已停止使用。一种重组的立克次体变异性外膜蛋白(VOMP)作为候选亚单位疫苗尚处于试验研究阶段。

➤ 附:流行性斑疹伤寒的诊疗流程图

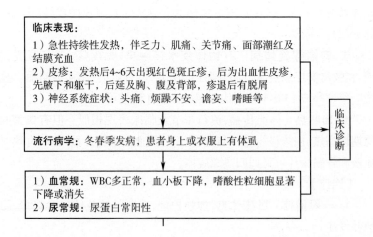

1）**血清普氏立克次体种特异性抗体**：①免疫荧光试验：IgM阳性为急性感染；IgG单独阳性为复发感染，双份血清IgG≥4倍增高有诊断意义；②凝集试验和补体结合试验：抗体效价1∶40有诊断意义；③外斐试验：凝集效价≥1∶160或双份血清凝集效价≥4倍升高有诊断意义
2）**血液普氏立克次体核酸和/或分离**：阳性

确定诊断

1）**病原治疗**：首选多西环素（首日4mg/kg，之后每天2mg/kg，p.o./i.v.），备选氯霉素（6.25~12.5mg/kg，p.o./i.v.，q.6h.）或氟喹诺酮类（如左氧氟沙星10mg/kg，p.o./i.v.，q.d.），疗程不少于5d，不超过10d。禁用磺胺类药物
2）**对症治疗**：镇静、降颅压等

（许红梅）

第二节　地方性斑疹伤寒

【概述】

地方性斑疹伤寒（endemic typhus）又称鼠型斑疹伤寒或蚤传斑疹伤寒，是由斑疹伤寒立克次体感染引起的急性出疹性传染病，以鼠蚤为传播媒介，属于自然疫源性疾病。其临床表现与流行性斑疹伤寒相似，但病程较短，病情较轻，皮疹很少呈出血性，并发症少，病死率低。流行多呈散发或地方性暴发。我国将本病与流行性斑疹伤寒一起纳入丙类法定传染病管理。

【病原体和流行病学特征】

斑疹伤寒立克次体（*Rickettsia typhi*）又称为莫氏立克次体，属于立克次体属的斑疹伤寒群，其特征及致病物质等与普氏立克次体相似。不同的是，斑疹伤寒立克次体可分布于感染细胞内和细胞外。两者依赖种特异性抗原进行区分。啮齿类动物（主要是鼠）是主要传染源和贮存宿主，主要以鼠蚤为媒介，通过鼠-鼠蚤-鼠的模式在鼠间传播。人被鼠蚤叮咬后感染。进食被病鼠排泄物污染的水及食物也可患病，干鼠蚤粪

内病原体偶可成为气溶胶,经呼吸道或眼结膜使人感染。以小学生和青壮年多见。全年均可发病,以晚夏和秋季为多。多为散发,也可呈小流行。患病后可获得持久免疫力,与流行性斑疹伤寒有交叉免疫。

【诊断】

1. **流行病学史** 在流行区,有鼠蚤叮咬史。

2. **临床表现** 潜伏期为 6~16 天。

(1) 发热:起病急,体温可高达 39℃以上,为稽留热或弛张热,持续 9~14 天,伴全身肌肉疼痛、乏力及眼结膜充血等。

(2) 皮疹:50%~80% 病例于发病后 5 天左右出现红色斑疹或斑丘疹,出血性皮疹极少见;初发于胸腹部,后波及四肢,皮疹持续 7~10 天。

(3) 其他表现:①神经系统:可有头痛、烦躁、听力减退,偶见脑膜刺激征、谵妄、昏迷及大小便失禁。②消化系统:半数患者有脾大,少见肝大,可有食欲减退、恶心、呕吐、腹痛、腹泻或便秘等。③呼吸系统:以支气管炎最常见。④其他:淋巴结肿大,偶见噬血细胞综合征。

3. **实验室检查** 外周血白细胞总数及分类大多正常,少数在病程早期血小板减少。

4. **病原学检查**

(1) 血清学检查:常用间接免疫荧光试验检测血清莫氏立克次体种特异性抗体 IgM 阳性和/或 IgG≥1∶160,或双份血清 IgG 抗体效价≥4 倍升高,可诊断地方性斑疹伤寒现症感染。

(2) 病原分离和核酸检查:方法与流行性斑疹伤寒相同。

【鉴别诊断】

本病需与流行性斑疹伤寒、伤寒、败血症、钩端螺旋体病、传染性单核细胞增多症、登革热、川崎病等鉴别。

1. **伤寒和钩端螺旋体病** 同流行性斑疹伤寒。

2. **流行性斑疹伤寒** 流行性斑疹伤寒较重。多发生于冬春季,发热热度高、多呈稽留热。皮疹 1~2 天内遍及全身,但面部及手足掌面常无;初为斑丘疹,后为暗红色出血性皮疹,持续 1~2 周后消退,可留有色素沉着或伴脱屑。早期有剧烈头痛,多伴有神经系统症状。尿蛋白阳性。可检测特异性 IgM 和 IgG、双份血清特异性 IgG 抗体滴度、凝集试验或核酸检测普氏立克次体核酸确诊。

3. 登革热 夏季发病,可呈双峰热,皮疹位于面部、四肢为主,有"皮岛";有鼻出血、牙龈出血等出血倾向。极期有血浆渗漏引起腹痛、浆膜腔积液。重者出血休克、严重出血。外周血 WBC 低、PLT 减低,HCT 升高,尿常规异常。

【治疗】

病原治疗(多西环素、四环素、氯霉素或氟喹诺酮类药物)和对症治疗同流行性斑疹伤寒。

【预防】

灭鼠、灭蚤和灭虱是本病的主要预防措施。现无疫苗可用。

➢ 附:地方性斑疹伤寒诊疗流程

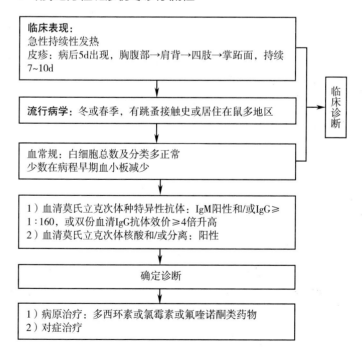

（许红梅）

第三节　恙　虫　病

【概述】

恙虫病（tsutsugamushi disease），又称丛林斑疹伤寒（scrub typhus），是由恙虫病东方体感染引起的急性自然疫源性疾病。鼠类为主要传染源，恙螨幼虫为传播媒介。临床特点为急性起病、高热、叮咬处焦痂或溃疡、皮疹及肝脾淋巴结肿大等（增值图 5-3-1）。

增值图 5-3-1
恙虫病

【病因和流行病学特征】

恙虫病东方体是一种专性细胞内寄生微生物，革兰氏染色阴性，有 10 个血清型，我国以 Gilliam 型为主。鼠类是主要传染源，兔、猪、猫和鸡等家畜和鸟类也能传播本病。恙螨为唯一传播媒介，其幼虫通过叮咬动物或人将恙虫病东方体在鼠间传播或使人感染。孕妇患恙虫病可经胎盘感染胎儿并造成流产或早产。从事野外劳动职业者为高发人群，儿童在草地上玩耍而易感染。病后获得同型病原体较持久免疫力，再次感染其他血清型病原体仍可发病。恙虫病主要分布在东南亚、西南太平洋岛屿、日本和我国长江以南地区。一般为散发，也可流行。

【诊断】

1. **流行病学史**　在流行季节，发病前 3 周内去过流行区，且有户外工作、露天野营或田边草丛中坐卧休息等病史。

2. **临床表现**　潜伏期一般 6~21 天，常为 10~14 天。自然病程一般 17~21 天，轻者 7~10 天。

（1）全身症状：常突发寒战和高热，持续 1~3 周。常伴头痛、腹痛、全身肌肉酸痛、疲乏、嗜睡、咳嗽及食欲缺乏等。偶见鼻出血或耳鸣耳聋,重症有谵妄、震颤、痉挛或昏迷等神经系统表现。

(2) 焦痂与溃疡:为特征性表现。见于恙螨叮咬处,多为 1 个,少数有 2~3 个,多在腋窝、腹股沟、会阴部及肛门周围等隐蔽潮湿处。焦痂为圆形或椭圆形,直径 1~2cm,似"火山口"样,周围有红晕,表面呈黑色,痂皮脱落后形成溃疡。发病时常已有焦痂。

(3) 皮疹:60%~70% 患者在病程第 4~6 天出疹,先见于头面及躯干,后延及四肢。多呈红色斑丘疹,重者可为出血性。3~7 天后开始消退,无脱屑,但留有色素沉着。

(4) 淋巴结肿大:可见全身浅表淋巴结肿大,有压痛。焦痂附近淋巴结常有明显肿大伴触痛。

(5) 其他表现:常有肝脾大,可有四肢水肿、颜面潮红和眼结膜充血等。常见并发肺炎、心肌炎、肾炎、脑膜炎和肝炎等。

3. **实验室检查** 外周血白细胞总数多正常或减少(可低至 2×10^9/L),有严重并发症者常增多,可有血小板减少。尿常规可见蛋白尿,红细胞、白细胞及管型等增多。ALT 和 AST 可升高。血沉增快。C 反应蛋白常增高。

4. **病原学检查**

(1) 病原分离:应在三级生物安全实验室内进行。取高热期全血 0.5ml 接种于小鼠腹腔,取濒死小鼠肝脾或腹膜组织涂片或印片,染色后找病原体。也可采用鸡胚卵黄囊或 Hela 细胞培养法分离病原体。

(2) 核酸检查:用 PCR 法检测血样本或焦痂组织中恙虫病东方体 *Sta*58 基因片段,可用于早期诊断。

(3) 血清学检查:①特异性抗体:用间接免疫荧光、斑点酶标或 ELISA 法。特异性 IgM 阳性有早期诊断意义;双份血清(间隔 14 天)特异性 IgG 滴度≥4 倍增高有回顾性诊断价值。②变形杆菌 OXk 凝集试验:效价≥1∶160 有诊断意义,但回归热、钩端螺旋体病和肾综合征出血热患者可呈假阳性。

【鉴别诊断】

1. **流行性或地方性斑疹伤寒** 有人虱或鼠蚤叮咬史;可有斑丘疹,但无焦痂及溃疡。变形杆菌 OX19 凝集试验阳性,而 OXk 凝集试验阴性。

2. **伤寒** 特征性皮疹为红色玫瑰疹,可有相对缓脉,肥达试验阳性,血和骨髓培养可检出伤寒沙门氏菌。

3. **钩端螺旋体病** 恙虫病流行区可有钩端螺旋体病存在。钩体病时腓肠肌疼痛和压痛明显,常有蛋白尿和管型,血清钩体显微凝集试验阳性。

4. **登革热** 有登革热疫区旅居史和伊蚊叮咬史。发热伴头痛、眼眶痛和周身痛,常有充血性皮疹和出血征象,血清抗登革病毒抗体阳性。

5. **传染性单核细胞增多症** 典型表现为发热、咽扁桃体炎和颈部淋巴结肿大。外周血淋巴细胞及异型淋巴细胞比率明显增高,血清EBV 抗体谱及血细胞 EBV DNA 检测有助于鉴别。

【治疗】

1. **一般治疗** 卧床休息,进食易于消化的食物,保证摄入足够热量,保持水及电解质的平衡。高热者可予物理降温,酌情使用退热药物,切忌退热过猛致大量出汗而虚脱。若有烦躁不安,可适量应用镇静药。

2. **病原治疗** 首选多西环素。①多西环素:>8 岁儿童,2mg/kg,b.i.d.,最大量 200mg/d,口服或静脉滴注,疗程 7~10 天,或热退后 3 天停药。②阿奇霉素:10mg/kg,q.d.,口服,疗程 5~7 天。③环丙沙星:儿童病例权衡利弊和知情同意后谨慎选用。7.5~10mg/kg,q.12h.,口服或静脉滴注,疗程 7 天。④氯霉素:6~10mg/kg,q.6h.,最大量 2g/d,口服或静脉滴注,疗程 7 天。⑤利福平:10mg/kg,q.d.,最大量 600mg/d,口服,疗程 5~7 天。

【预防】

1. **控制传播** 主要是灭鼠;改善环境和清除杂草以减少恙螨滋生地。

2. **个人防护** 在疫区注意自我防护如穿防护服和防护靴及使用防虫剂等以免受恙螨叮咬。

3. **药物预防** 进入疫区前后可口服多西环素预防,每次 4mg/kg,

最大量200mg,每周1次,服至离开疫区后2~3周。

➤ 附:恙虫病的诊治流程图

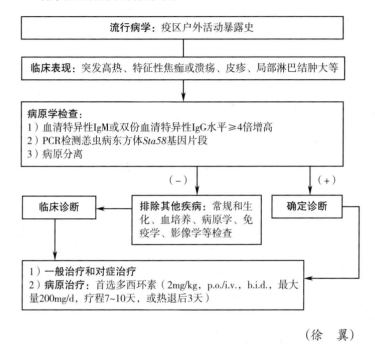

（徐　翼）

第四节　莱　姆　病

【概述】

莱姆病(Lyme disease)是由广义伯氏疏螺旋体感染引起的慢性自然疫源性疾病,鼠类是主要传染源,经硬蜱虫叮咬人而传播。在疾病早期多有典型游走性红斑,其后出现神经系统和心脏损伤;晚期有大关节炎、慢性皮肤病变和精神异常等。

【病因和流行病学特征】

目前将伯氏疏螺旋体作为莱姆病的病原体统称或代表,称为广义伯氏疏螺旋体,共有19个基因种,确定使人类致病的有伯氏疏螺旋体、伽氏疏螺旋体和埃氏疏螺旋体,我国以伽氏疏螺旋体为主,其次为埃氏疏螺旋体,伯氏疏螺旋体少见。鼠类是主要传染源,患者仅在感染早期血中存在病原体,故传播意义不大。硬蜱为主要传播媒介,蚊、马蝇和鹿蝇等也可充当传播媒介;直接接触传播较为少见;罕见孕妇在妊娠头 3 个月内患病将病原体经胎盘感染胎儿;含疏螺旋体的血液常规处理及血库 4℃贮存 48 天仍有感染性,故输血可能传播本病。室外工作人员如林业工人、山区居民和各种野外活动者感染风险较大。我国主要流行地区是东北三省、内蒙古和西北林区。有明显季节性,初发于 4 月末,6 月为发病高峰期。

【诊断】

1. **流行病学史**　近 1 个月内曾到过疫区或有蜱虫叮咬史。

2. **临床表现**　潜伏期为 3~30 天,平均 9 天。按临床病程分为三期。

(1) 局部皮肤损害期:①全身症状:病初多有疲乏、畏寒、发热、头痛、关节痛及肌痛等流感样症状,持续约 1 周;部分有呕吐和轻度脑膜刺激征;少数有淋巴结肿大和肝脾大。②慢性游走性红斑(erythema chronicum migrans,ECM):常为首发表现。在蜱叮咬后 7~14 天于叮咬处出现红色斑丘疹,渐向周围扩散,形成靶样皮损,中心呈硬结并渐趋苍白或起水疱或坏死,外缘鲜红,周围有充血带,局部灼热或痒痛感。儿童多见于耳后发际及躯干。红斑一般在 3~4 周内消退或持续达 1 年。约 25% 患者无皮疹。

(2) 播散感染期:约在出疹后 2~4 周出现神经系统和心脏损伤。常伴不典型疱疹样皮疹、咽炎、结膜炎、肌炎、肝炎、关节痛、腹痛、全身淋巴结肿大及肝脾大等。①神经系统损伤:发生率 15%~20%,可表现为脑膜炎、脑神经麻痹、单发或多发神经根炎或脑脊髓炎等。儿童以脑膜炎、面神经和动眼神经瘫痪为多见,或仅有发热、头痛和面瘫,而缺乏典型 ECM。②心脏损伤:发生率约 80%,多见于 10 岁以上有游走性关节痛者。可单独发生或与神经系统损伤同时出现。主要表现为心音低钝、心动过速和Ⅰ~Ⅱ度房室传导阻滞以及心肌炎和心包炎等,严重者有Ⅲ度房室传导阻滞。持续数天至 6 周缓解,但可复发。

(3) 持续感染期:始于病后 3~12 个月或更晚,持续数月至数年。

①大关节炎:可能是本病的唯一表现,儿童多见。呈非对称性、多发性和游走性。可伴发热等全身中毒症状。②慢性萎缩性肢端皮炎:儿童少见。③慢性神经系统异常:主要有精神异常,如精神分裂症、狂躁症和痴呆等。④其他:眼部病变如结膜炎、角膜炎、虹膜睫状体炎、脉络膜炎和全眼炎等。疏螺旋体性皮肤淋巴细胞瘤为少见的晚期特征性皮肤损害。还可见嗜酸性粒细胞筋膜炎、皮肤硬化萎缩苔藓、硬斑病及良性皮肤淋巴组织增生等。

3. **实验室检查** ①血常规:白细胞总数大多正常,60% 患儿淋巴细胞增高,偶见白细胞总数增多伴核左移。②脑脊液:压力增高;细胞数增多,以淋巴细胞为主;蛋白轻度升高;糖和氯化物正常或稍低。③关节滑膜液:嗜酸性粒细胞及蛋白含量增高。④其他:血沉轻至中度增快;血清冷沉淀免疫球蛋白可阳性;肝脏受累者有转氨酶增高。

4. **病原学检查**

(1) 特异性抗体:是主要诊断手段。检测血清或脑脊液中特异性 IgM 抗体阳性有诊断意义。观察到特异性 IgG 阳转或其效价≥4 倍增高有诊断价值。

(2) 涂片镜检:取皮肤病损、滑膜、淋巴结及脑脊液等,用暗视野显微镜或银染色法检查伯氏疏螺旋体。检出率低。

(3) 病原分离:用 BSK-Ⅱ培养基从皮肤、淋巴结、血液、脑脊液及关节滑膜等标本中分离病原体。以病变周围皮肤阳性率较高。

(4) 核酸检查:用 PCR 检测血液、滑膜液及脑脊液等标本中伯氏疏螺旋体 DNA。阳性率不高,阴性结果不能排除莱姆病。

【鉴别诊断】

1. **鼠咬热** 有发热、皮肤斑丘疹及多发性关节炎,并可累及心脏,但有鼠或其他动物咬伤史,血培养小螺菌阳性,并可检出相应特异性抗体。

2. **恙虫病** 以恙螨叮咬处皮肤焦痂和溃疡为其特征,并有发热和淋巴结肿大等。血清学检查有助于鉴别。

3. **风湿热** 可有发热、环形红斑、关节炎及心脏受累等,常有 ASO 及 CRP 升高,咽拭子可分离到化脓性链球菌。

4. 类风湿关节炎 为对称性多关节炎,先累及小关节,后累及大关节;血清类风湿因子和其他自身抗体阳性。

5. 其他 还需与病毒性脑炎和脑膜炎、神经炎及皮肤真菌感染等相鉴别。主要依赖流行病学资料和病原学检查加以区分。

【治疗】

早期和足量给予敏感抗菌药物是最主要治疗措施。

1. 病原治疗 治疗中须注意发生赫氏反应。

(1) 早期局部病变(单个或多个 ECM):口服用药,疗程 14 天(阿奇霉素为 7 天)。①多西环素:适用于所有年龄(单个疗程不会引起牙染色)。2mg/kg,q.12h.,最大量 200mg/d。②阿莫西林:16mg/kg,q.8h.,最大量 1.5g/d。③头孢呋辛:15mg/kg,q.12h.,最大量 1g/d。④阿奇霉素 10mg/kg,q.d.。

(2) 大关节炎(无神经系统损伤):口服多西环素、阿莫西林或头孢呋辛,剂量同上,疗程延至 28 天。若治疗后仍有持续性或反复性关节肿,可重复口服药物治疗 4 周,或者静脉滴注头孢曲松,50~75mg/kg,q.d.,疗程 14~28 天。如果 2 个疗程的抗菌药物治疗后仍有关节炎,则采用对症治疗。

(3) 面神经瘫痪(单独存在):口服多西环素,剂量同上,疗程14 天。

(4) 心脏损伤:口服多西环素、阿莫西林或头孢呋辛,或者静脉用头孢曲松,剂量同上,疗程 14~21 天。

(5) 神经疏螺旋体病:口服多西环素(剂量同上);或者静脉用头孢曲松(剂量同上)或青霉素 G(5 万 U/kg,q.4h.),疗程 14 天。

2. 对症治疗 卧床休息,注意补充足够液体。有发热和皮损部位疼痛者,可适当使用解热镇痛剂。高热及全身症状严重者,可给予糖皮质激素(关节病变者避免关节腔内注射)。完全性房室传导阻滞者可使用临时起搏器。

【预防】

1. 个人防护 尽量避免进入蜱虫叮咬的环境,进入森林和草地等疫区前要做好个人防护(减少皮肤裸露和使用驱虫剂)以防止硬蜱叮咬。若被蜱虫叮咬后,可用点燃的香烟头灼蜱虫,也可用氯仿、乙醚、煤油或甘油等滴盖蜱体,使其口器退出皮肤后再轻轻取下,取下的蜱虫不要用手捻碎,以防感染。

2. **药物预防** 在莱姆病高发地区接触蜱虫36小时后或取出叮咬蜱虫后72小时内可给予抗菌药物预防,推荐口服单剂多西环素4.4mg/kg,最大量200mg;或者阿莫西林(同治疗量),疗程14天。

➢ 附:莱姆病的诊断流程

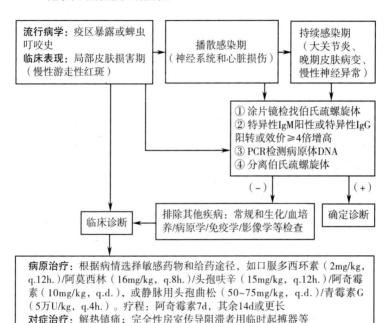

（徐 翼）

第五节 梅 毒

【概述】

梅毒(syphilis)是由梅毒螺旋体感染引起的全身性传染病。儿童梅毒可分为先天性梅毒(congenital syphilis)和获得性梅毒(acquired syphilis)。先天性梅毒又称胎传梅毒(prenatal syphilis),是梅毒螺旋体由母体经胎盘进入胎儿血液循环所致。在中国,儿童梅毒以先天性梅毒占绝大多数,获得性梅毒少见。我国将梅毒纳入法定乙类传染病管理。

【病因和流行病学特征】

梅毒螺旋体(*Treponema pallidum*,TP)属于螺旋体科密螺旋体属的苍白密螺旋体苍白亚种,在暗视野下可见其运动似波浪形。患者是唯一传染源,其尿液、唾液、乳汁及精液等均含有梅毒螺旋体。传播途径包括:①母婴传播:主要通过胎盘传播(先天性梅毒);少数可经产道感染;生后还可通过母乳传播。②接触传播:经接吻或间接接触污染的衣物和用具而感染,机会极少。③性传播:是成人梅毒的主要感染方式。儿童可因性侵而感染。罕见经医源性途径传播。未经治疗的原发性梅毒孕妇的胎传率高达70%~100%;二期梅毒孕妇的胎传率约90%;晚期梅毒孕妇的胎传率约为30%。

【诊断】

1. **流行病学史**　母亲为梅毒患者(疑似先天性梅毒者应检查母亲梅毒血清学),未经治疗或不适当治疗;或有梅毒患者性侵史或共用物品等密切接触史。

2. **临床表现**

(1) 早期先天性梅毒:早产、低体重儿或小于胎龄儿发生率高。在2岁以内发病,临床表现类似于获得性二期梅毒。①全身症状:可有营养障碍、消瘦、反应低下或易激惹、老人貌、发热及贫血。②黏膜损害:最早出现梅毒性鼻炎(鼻前庭皮肤湿疹样溃疡、鼻黏膜肥厚和肿胀、有浆液性或脓血性分泌物或结痂),引起鼻塞、张口呼吸和哺乳困难。③皮肤损害:常于生后2~3周出现,可为斑疹、丘疹、斑丘疹、水疱、大疱或脓疱等,多见于口周、臀部、手掌及足趾,重者遍布全身。发生于掌跖部多表现为大疱或大片脱屑,称梅毒性天疱疮。口周或肛周病损呈放射状裂纹,可持续多年,愈合后遗留放射状瘢痕。④骨损害:占20%~90%。表现为骨软骨炎、骨髓炎及骨膜炎等,受累肢体因疼痛而不愿活动,称Parrot假性瘫痪。⑤神经系统损害:多数仅有脑脊液改变而无症状,偶有脑膜炎、脑积水或脑神经麻痹者。⑥内脏损害和淋巴结肿大:常见肝大或伴脾大,可有黄疸;部分出现肺炎及肾小球肾炎等。约50%患儿有全身淋巴结肿大,最有诊断意义的是滑车上淋巴结肿大。

(2)晚期先天性梅毒:一般在2岁以后发病,类似于获得性三期梅毒。①活动性损害:最常见间质性角膜炎,也可有神经性耳聋、双膝关节积液及鼻或腭部树胶样肿(为深达皮下之硬结)等。②标记性损害:为早期病变遗留痕迹,但有特征性,如口周或肛周放射状裂纹或瘢痕、哈钦森齿(牙切缘中央半月状短缺,牙体短而厚,牙间隙增宽)、桑葚齿、马鞍鼻、胸锁关节骨质肥厚征及军刀胫(胫骨前凸)等。

(3)隐性梅毒:又称潜伏梅毒。无临床症状,但血清反应阳性。2岁以内者为早期隐性先天性梅毒,>2岁者为晚期隐性先天性梅毒。

(4)儿童获得性梅毒:少见,临床表现与成人基本相似。

1)一期梅毒:特征性损害是硬下疳(TP侵入处红色小丘疹或硬结,而后形成浅溃疡,表面附有薄膜,稍挤捏可有浆液性渗出)。儿童外生殖器的硬下疳较成人小而易被忽略。硬下疳出现1周后,引流淋巴结肿大。

2)二期梅毒:以梅毒疹为特征。一般在硬下疳消退且间隔一段无症状期后发生,多始于躯干和四肢及掌跖部,典型皮疹初为深红铜色斑丘疹和斑点疹,多而对称,表面常有鳞屑,随皮疹消退,局部呈铜色或暗红色。皮疹出现前常有发热、头痛、骨关节酸痛、肝脾大及淋巴结肿大等全身症状。

3)三期梅毒:发生于感染后2~15年。病程长,如不治疗,可长达10~30年,甚至终生。可累及任何组织器官,常造成组织缺损和器官破坏,可致残疾或危及生命。主要表现包括:①皮肤黏膜损害:主要为结节性梅毒疹和树胶样肿。后者累及鼻腔和口腔可形成马鞍鼻和引起呼吸困难。②心血管梅毒:包括心肌树胶样肿、主动脉病变(主动脉炎、主动脉瘤和主动脉瓣关闭不全)、冠状动脉狭窄和心力衰竭等。③神经梅毒:可累及脑膜、脑实质和脊髓,或有麻痹性痴呆等。④其他损害:如肝梅毒、眼梅毒、骨膜炎和骨树胶样肿等。

3. 实验室和辅助检查

（1）常规检查：梅毒患儿应常规检查脑脊液。若脑脊液淋巴细胞数和蛋白增加以及 TP 血清学试验阳性，无论有无症状都可诊断为神经梅毒；先天性梅毒患者可有贫血和血小板减少以及血清转氨酶增高或伴胆红素增高。

（2）影像学检查：骨梅毒特征性表现为四肢长骨干骺端炎、骨膜炎及骨髓炎。干骺端炎尤为典型，表现为干骺端边缘锯齿状骨质破坏，临时钙化带增宽及其下方出现透亮带，且有多骨受累和对称性等特点。

4. 病原学检查

（1）暗视野显微镜检：取一期及二期梅毒硬下疳或皮疹的新鲜渗出物或刮取物等，用暗视野或墨汁显影镜检，可直接发现运动活泼的密螺旋体。

（2）血清学检查：新生儿或婴儿存在母体胎传抗体的干扰，当脐血相应抗体滴度明显高于母亲滴度，或者患儿血清非 TP 抗体水平较高或抗体效价持续增高时，有辅助诊断价值。

1）非 TP 抗原试验：检测血清抗非 TP 抗体。国内常采用快速血浆反应素（RPR）和甲苯胺红不加热血清试验（TRUST）作为梅毒的初筛。性病研究实验室（VDRL）试验是诊断神经梅毒唯一可靠的血清学方法，也可用于梅毒初筛。若定量测定可用于疗效观察，判断是否复发或再感染。易出现假阳性，需进一步做 TP 抗原试验来确诊。

2）TP 抗原试验：检测血清抗 TP 抗体。国内常用梅毒螺旋体血凝试验（TPA）和梅毒螺旋体明胶凝集试验（TPPA），也可采用梅毒螺旋体抗体微量血凝试验（MHA-TP）和荧光密螺旋体抗体吸收试验（FTA-ABS）。特异性抗体可持续存在，但与疾病活动的相关性较差，故不能用于观察疗效和判断复发或再感染。

（3）核酸检查：取病损部位分泌物、血清、脑脊液、羊水和胎盘组织等标本，用 PCR 等技术检测 TP 特异性 DNA 片段，有助于无症状及 TP 抗原试验阴性的可疑梅毒、暗视野显微镜检阴性的早期梅毒、伴有艾滋病的梅毒、神经梅毒和先天性梅毒的病原诊断。

【鉴别诊断】

1. 梅毒疹需与下列疾病鉴别：①伤寒：可有玫瑰疹，多局限于躯干，数目较稀少，持续发热等全身症状明显，肥达试验可阳性，梅毒血清学试验阴性。②药物疹：躯干可出现大小不等红斑，伴瘙痒明显，有相关用药史，停药后可消退，梅毒血清学试验阴性。

2. 神经梅毒需与结核性和化脓性脑膜炎等鉴别。结核性脑膜炎和化脓性脑膜炎的颅脑影像学显示相应病变(结核性脑膜炎常有颅底脑膜病变和脑积水；化脑常见硬膜下积液)，脑脊液常规检查可见蛋白显著增高和糖浓度明显降低等特点，脑脊液的病原学检查可帮助鉴别。

3. 骨梅毒需要与化脓性骨膜炎或骨髓炎、骨肿瘤及风湿性关节炎等鉴别。主要依赖临床和影像学表现特点以及梅毒血清学试验进行鉴别。

【治疗】

做到早治、规范、足量和治疗后定期随访。病原治疗首选青霉素。

1. **先天性梅毒的治疗**　对于母亲患有梅毒的高危新生儿，应根据母亲治疗状况及其临床类型采取相应治疗方案。对于无梅毒感染证据(无症状，血清非 TP 抗体滴度低于母亲的滴度)的新生儿，若母亲在怀孕前接受适宜抗病原治疗，无需治疗。若母亲在分娩前完成适宜抗病原治疗超过 4 周或为晚期梅毒者且非 TP 抗体滴度稳定或呈低水平并且无复发或再感染证据，建议在生后 4 周内单次肌内注射苄星青霉素 G 5 万 U/kg，其后定期随访。符合下列条件者应接受全疗程抗病原治疗：①有症状的先天性梅毒；②患有梅毒且未治疗或未正规治疗孕妇所生新生儿；③分娩前完成抗病原治疗不到 4 周或经正规治疗后 RPR 滴度未呈 4 倍降低孕妇所生新生儿。

(1) 早期先天梅毒：静脉滴注水剂青霉素 G。①脑脊液异常者：5 万 ~7.5 万 U/kg，q.6h.，疗程 10~14 天。②脑脊液正常者：<1 月龄，5 万 U/kg，q.12h.(≤7 日龄)或 q.8h.(>7 日龄)；≥1 月龄，5 万 ~7.5 万 U/kg，q.6h.，疗程 10 天。如无条件检查脑脊液时，可按脑脊液异常者的方案治疗。

(2) 晚期先天梅毒：水剂青霉素 G 5 万 U/kg，q.6h. 或 q.4h.，静脉滴注;或普鲁卡因青霉素 G,5 万 U/kg,肌内注射,q.d.,疗程 10~14 天。青霉素过敏者可口服红霉素,7.5~12.5mg/kg,q.6h.,连用 30 天。

2. **儿童获得性梅毒的治疗**　水剂青霉素 G 5 万 U/kg,q.6h. 或 q.4h.,静脉滴注,疗程 10 天;继用苄星青霉素 G 0.5 万 U/kg,单次肌内注射。青霉素过敏者可换用红霉素,5~7.5mg/kg,疗程 10~14 天,或头孢曲松,80mg/kg,q.d.,静脉滴注或肌内注射,疗程 10~14 天。8 岁以上儿童还可选择口服多西环素 100mg,q.12h.,早期梅毒疗程为 14 天,晚期梅毒或病程不明者疗程为 28 天。

3. **随访与疗效评估**

(1) 感染者:在疗程结束后 2、4、6、9 和 12 个月时复查血清非 TP 抗原试验以观察疗效(非 TP 抗体通常在治疗后 6 个月内有 4 倍降低,在治疗后 6~12 个月内转阴),以后每 6 个月复查 1 次,总随访期为 2~3 年。如果治疗后血清抗非 TP 抗体持续存在≥12 个月或有 4 倍增高,应考虑重新临床评估和再治疗。

(2) 脑脊液异常者:应每 6 个月复查 1 次脑脊液,直至细胞数和蛋白浓度正常为止。如果 2 年后仍不正常或每次复查无下降趋势且排除其他可解释的原因,应予以重新治疗。

(3) 未治疗的高危新生儿:①抗非 TP 抗体:于生后 1、2、4、6、12、18、24 月龄时检测或至转阴。从母体获得的抗非 TP 抗体通常在 6 月龄时消失。若≥6 月龄其抗体滴度不降低转阴或又增高,应考虑感染,需重新全面临床评估(包括脑脊液检查)和接受治疗。②抗 TP 抗体:于生后 12、18、24 月龄时检测或至转阴。从母体获得的抗 TP 抗体通常在生后 15 个月内可检出,若≥18 月龄抗 TP 抗体仍然存在,则应全面临床评估和接受治疗。

【预防】

1. **控制传播**　梅毒患者应及时接受彻底治疗。对患梅毒孕妇进行及时有效治疗是预防先天性梅毒的重要环节。婚前、产前和献血前及高危人群需进行梅毒血清学筛查,以便早期发现患者和防止梅毒母婴垂直传播和水平传播。

2. **个人防护**　尚无疫苗接种,主要是注意个人卫生。应加强健康教育,防止性乱和推行安全性行为。

➤ 附:先天性梅毒的诊治流程图

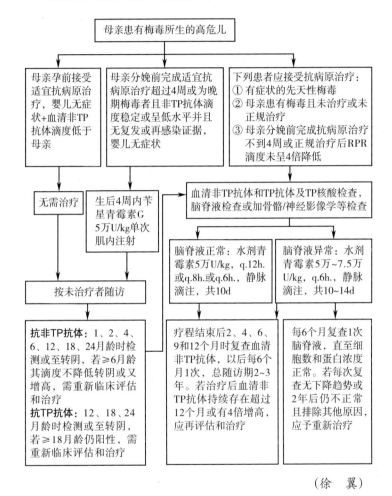

母亲患有梅毒所生的高危儿

母亲孕前接受适宜抗病原治疗,婴儿无症状+血清非TP抗体滴度低于母亲

母亲分娩前完成适宜抗病原治疗超过4周或为晚期梅毒者且非TP抗体滴度稳定或呈低水平并且无复发或再感染证据,婴儿无症状

下列患者应接受抗病原治疗:
① 有症状的先天性梅毒
② 母亲患有梅毒且未治疗或未正规治疗
③ 母亲分娩前完成抗病原治疗不到4周或正规治疗后RPR滴度未呈4倍降低

无需治疗

生后4周内苄星青霉素G 5万U/kg单次肌内注射

血清非TP抗体和TP抗体及TP核酸检查,脑脊液检查或加骨骼/神经影像学等检查

脑脊液正常:水剂青霉素5万U/kg,q.12h.或q.8h.或q.6h.,静脉滴注,共10d

脑脊液异常:水剂青霉素5万~7.5万U/kg,q.6h.,静脉滴注,共10~14d

按未治疗者随访

抗非TP抗体:1、2、4、6、12、18、24月龄时检测或至转阴,若≥6月龄其滴度不降低转阴或又增高,需重新临床评估和治疗
抗TP抗体:12、18、24月龄时检测或至转阴,若≥18月龄仍阳性,需重新临床评估和治疗

疗程结束后2、4、6、9和12个月时复查血清非TP抗体,以后每6个月1次,总随访期2~3年。若治疗后血清非TP抗体持续存在超过12个月或有4倍增高,应再评估和治疗

每6个月复查1次脑脊液,直至细胞数和蛋白浓度正常。若每次复查无下降趋势或2年后仍不正常且排除其他原因,应予重新治疗

（徐　翼）

第六节　钩端螺旋体病

【概述】

钩端螺旋体病(leptospirosis)简称钩体病,是由致病性钩端螺旋

体引起的动物疫源性传染病。疾病早期有高热、全身酸痛、结膜充血、腓肠肌压痛及浅表淋巴结肿大等钩体败血症表现;中期有肺出血、黄疸、肾炎、脑膜炎、呼吸和循环衰竭等脏器损害及功能障碍;晚期多数患者恢复,少数出现后发热、眼葡萄膜炎及闭塞性脑动脉炎等后发症。我国将本病纳入乙类法定传染病管理。

【病因和流行病学特征】

钩端螺旋体(leptospira)简称钩体,国际上采用基因种分类法将其分为致病性、中间型和腐生性三大类。致病性钩体有10个基因种,以问号钩端螺旋体(L.interrogans)流行最广;中间型有5个基因种偶尔使人和动物致病。致病性钩体至少有25个血清群和273个血清型。我国已知有19个血清群和75个血清型,最主要的流行株是波摩那群(洪水型钩体病的主要菌群)、黄疸出血群(稻田型钩体病的主要菌群)、犬群、流感伤寒群和七日群。鼠类(黑线姬鼠等)和家畜(猪、牛和犬等)是主要传染源。人和动物直接接触钩体污染的尿或间接接触污染的水或土壤是主要感染方式;儿童多在疫水中游泳或戏水而感染。水上娱乐活动或运动可增加感染风险;孕妇患钩体病可经胎盘感染胎儿;罕见人-人间传播方式。多见于青壮年,多为农民、渔民、屠宰工人、矿工、畜牧业和野外工作者等易暴露人群。新入疫区者发病率高且病情重。患病后能获得较为持久的同型钩体免疫力。本病以热带和亚热带地区流行较为严重,我国以西南和南方地区多见,多发生在夏季(6~10月份)。主要流行方式为稻田型、雨水型和洪水型。在洪水后可暴发流行。

【诊断】

1. **流行病学史** 在流行地区和流行季节的易感人群在发病前2~28天内有疫水或病畜及其排泄物接触史。

2. **临床表现** 潜伏期为2~28天,平均10天。按病程进展可分为三期。

(1)早期(败血症期):为起病后1~3天。急性起病,主要表现:①高热:常伴畏寒或寒战,多为稽留热,热程7天左右。②头痛和全身肌痛:以腓肠肌为著,重者不能走路。③眼结膜充血:伴眼痛和畏光,无分泌物。④浅表淋巴结肿大:以腹股沟多见,其次是腋窝。有压痛,无红肿及化脓。⑤其他:可有咽痛、咳嗽、恶心、呕吐、腹痛及腹泻等;轻度肝脾大;个别出现溶血性贫血、中毒性脑病或中毒性心肌炎等。

(2) 中期(器官损伤期):起病后 3~10 天。根据临床特点分为5型。

1) 流感伤寒型:最常见。有不同程度全身中毒症状,而无明显器官损害。轻者有发热、呕吐及腹泻等,似感冒,易漏诊。重者出现烦躁、抽搐、昏迷、休克及呼吸心搏骤停等危象。

2) 黄疸出血型:于病程第 4~8 天体温开始下降时出现:①黄疸:常迅速加深,在病程第 10 天达高峰。②肝脾大:轻至中度肝大伴触痛;脾大较成人少见。③出血:皮肤瘀点瘀斑、鼻出血、咯血或呕血等,严重者有消化道大出血、肺出血、休克或呼吸窘迫。④肾损伤:有少尿、蛋白尿及血尿,甚至肾衰竭。部分轻症在黄疸出现后全身中毒症状逐渐减轻,于短期内进入恢复期。重症可死于肾衰竭、大出血或肝性脑病。

3) 肺出血型:多见于年长儿。病情凶险,历时数小时至 24 小时不等。可分为三期:①先兆期:面色苍白和烦躁,呼吸和心率增快,肺部干湿啰音,可有咯血;②出血期:可在数小时内出现面色极度苍白或青灰,烦躁加重,呼吸和心率显著增快,双肺满布湿啰音,有奔马律,咯血不止,少数不咯血;③垂危期:极度烦躁不安,神志模糊甚至昏迷,口鼻大量涌血,可迅速窒息死亡。

4) 脑膜脑炎型:儿童多见。起病后 2~3 天出现剧烈头痛、喷射性呕吐和脑膜刺激征阳性等。部分有嗜睡、谵妄或抽搐及昏迷等脑实质受累表现。个别严重者可死于脑疝和呼吸衰竭。年长儿有时可突然出现偏瘫、失语或四肢强直性瘫痪。

5) 肾衰竭型:各型钩体病都可伴有不同程度肾损伤,于起病后2~3 天出现少尿、蛋白尿及管型尿,一般病情轻,短期内恢复。若与黄疸出血型或肺出血型相伴则病情严重,可死于急性肾衰竭。

(3) 后期(恢复期或后发症期):为起病后 7~14 天。少数发生后发症:①后发热:在热退 1~5 天后又发热(38℃左右),1~3 天内自行退热。极少数可第 3 次发热,持续 3~5 天。②眼后发症:常于退热后 1 周~

1个月发生,主要表现为虹膜睫状体炎、葡萄膜炎及脉络膜炎等。③神经系统后发症:常于病后数周至6个月内发生,主要是闭塞性脑动脉炎,表现为偏瘫、失语及反复多次短暂肢体瘫痪等。还可有Ⅲ、Ⅵ、Ⅸ和Ⅺ脑神经受累。

3. 实验室和辅助检查

(1) 常规检查:①血常规:白细胞总数及中性粒细胞数正常或轻度增高,重症有核左移和血小板减少,约半数后发热患者嗜酸性粒细胞增高。②尿常规:可有红细胞、白细胞、蛋白及管型。③脑脊液检查:脑膜脑炎型可见压力增高,蛋白增高,细胞数一般 $<500 \times 10^5/L$,以淋巴细胞为主,糖正常或稍低。④肝功能:黄疸出血型在第1~2周内血清胆红素逐渐升高,第3周逐渐下降;血清转氨酶明显升高。⑤血沉明显增快。重症可有低钠血症及肌酸激酶增高。

(2) 影像学检查:肺出血型胸部影像学,早期呈散在点片状阴影或小片融合;出血期呈双肺广泛片状或大片融合阴影。闭塞性脑动脉炎时,CT或MRI脑血管成像显示颈内动脉上段和大脑中动脉近端有狭窄。

4. 病原学检查

(1) 涂片镜检:发病后7~10天取血,2周后取尿液,脑膜脑炎型取脑脊液,用镀银法染色或直接在暗视野显微镜下找钩体,阳性率低。

(2) 病原分离:将标本接种于 Korthof 或 EMJH 培养基,一般在起病后10天内血液和脑脊液培养为阳性。尿培养在病程2周后呈阳性,但可持续至症状消退1个月后。还可将标本接种于幼龄豚鼠或金地鼠腹腔内,1周后取心血培养分离病原,或取病亡动物病变组织镜检可见大量钩体。

(3) 核酸检查:常用 PCR 法或等温扩增技术检测全血或血清、脑脊液(发病后7~10天)或尿液(发病2周后)中的钩体16S rDNA片段。限制性核酸内切酶指纹图谱可用于钩体鉴定、分型和变异等研究。

(4) 血清学检查:①显微凝集试验(显凝试验):采用型特异性抗原。单份血清凝集效价≥1:400或双份血清凝集效价≥4倍增高有诊断意义。与梅毒、回归热、莱姆病和军团菌病有交叉反应。②TR/Patoc Ⅰ属特异性抗原凝集试验:常用玻片凝集试验法。能检测血清及脑脊液中所有致病性钩体的特异性 IgM 抗体,可用于早期诊断。③间接凝集试验:采用钩体可溶性抗原吸附于乳胶或活性炭微粒载体。单份血清乳胶凝集效价 >1∶2 或炭粒凝集效价 >1∶8 为阳性,双份血清凝集效价 ≥4 倍增高有诊断意义。

【鉴别诊断】

1. **流感伤寒型的鉴别诊断** ①流行性感冒:流感病毒特异性 IgM 抗体或呼吸道分泌物中流感病毒抗原和核酸检查有助于鉴别。②伤寒:体温逐渐升高,头痛较轻,以便秘或腹泻等消化道症状为主,有特征性玫瑰疹和相对缓脉;肥达试验阳性,确诊依赖血、粪便和骨髓培养出伤寒沙门氏菌。③败血症:通常有原发感染病灶,血培养可检出致病菌。④川崎病:有特征性表现,如口唇潮红和皲裂、杨梅舌、指/趾端硬性水肿和脱皮以及心脏彩超有冠状动脉扩张等有助于鉴别。

2. **肺出血型的鉴别诊断** ①支气管扩张伴咯血:胸部 CT 影像学改变可确定支气管扩张。②肺结核:有发热、咳嗽及咯血,干扰素-γ释放试验阳性或 PPD 试验中度以上阳性,痰涂片或培养找到结核分枝杆菌。③大叶性肺炎:多由肺炎链球菌引起,冬春季多发,痰和血培养有肺炎链球菌生长。④特发性肺含铁血黄素沉着症:急性出血期与钩体病肺出血型相似,但通过痰液及支气管肺泡灌洗液找到含铁血黄素细胞可以明确诊断。

3. **黄疸出血型的鉴别诊断** ①急性黄疸型病毒性肝炎:血清肝炎病毒标志物阳性有助于鉴别诊断。②急性溶血性贫血:多有诱发溶血的病因,抗人球蛋白试验阳性,而显微凝集试验阴性。③肾综合征出血热:有特征性三大主症,即发热、出血和肾功能损害,伴有眼结膜、颜面、颈及胸部潮红与头痛、腰痛及眼眶痛。血清特异性 IgM 抗体阳性和组织细胞内检出汉坦病毒抗原或核酸可诊断。④细菌性胆道感染:常与胆石症并存,B 超检查可见胆囊增大和囊壁增厚,大部分可见胆囊结石。

4. **脑膜脑炎型的鉴别诊断** ①流行性乙型脑炎:夏季发病,高热伴有意识障碍、惊厥及病理征阳性等,血清特异性 IgM 抗体阳性或脑脊液检出乙脑病毒抗原或核酸可确诊。②结核性脑膜炎:有低热、盗汗及食欲减退等结核中毒症状;干扰素-γ释放试验或 PPD 试验阳性;

脑脊液蛋白常显著增高,糖及氯化物明显降低,涂片抗酸染色阳性或培养检出结核分枝杆菌。

【治疗】

应强调"早发现、早诊断、早治疗及就地抢救"的原则。

1. **一般治疗** 应卧床休息,给予足够热量和富含维生素 C 及 B 的饮食,并维持水、电解质和酸碱平衡,密切观察生命体征和病情变化。

2. **病原治疗** 强调早期应用。

(1) 重症病例:①青霉素 G:6.25 万 U/kg,q.6h.,静脉滴注,疗程 7 天。②头孢曲松:50mg/kg,q.d.,静脉滴注或肌内注射,疗程 7 天。

(2) 轻症病例:①多西环素:>7 岁用,2mg/kg,q.12h.,最大量 200mg/d,口服,疗程 7~10 天。②阿莫西林:10mg/kg,q.8h.,最大量 1 500mg/d,口服,疗程 7 天。③阿奇霉素:首日 20mg/kg,第 2 和 3 天 10mg/kg,q.d.。

3. **赫氏反应的预防和处理** 可在应用首剂青霉素前或同时给予糖皮质激素和镇静剂或采用首剂小剂量予以预防。若已发生赫氏反应,可给予冬眠合剂以镇静降温,必要时给予强心和升压等对症支持治疗。

4. **对症治疗**

(1) 肺出血型的治疗:绝对卧床休息和保持气道通畅;尽早使用氢化可的松(50~200mg/d)或适量地塞米松,其疗效迅速可靠,病情明显好转后减量或停用。烦躁不安者可给予镇静剂,如异丙嗪、氯丙嗪或苯巴比妥等。心功能不全者应用强心剂。

(2) 黄疸出血型的治疗:参照黄疸型病毒性肝炎的治疗。如有肾衰竭,参照第一章第十六节肾综合征出血热的急性肾衰竭处理。

(3) 脑膜脑炎型的治疗:应用甘露醇快速静脉滴注以降低颅内压,亦可加用利尿剂和地塞米松等防治脑水肿。

(4) 后发症的治疗:后发热和反应性脑膜炎采用对症治疗后短期可缓解。眼部后发症者需早期扩瞳,局部应用氢化可的松眼药水。神经系统后发症者应继续应用足量青霉素,并给予糖皮质激素和降低颅压药物及血管扩张剂等治疗。

【预防】

1. **控制传播** 积极开展防鼠灭鼠活动;管理好猪、牛及犬等家畜;改造疫源地和防止洪水泛滥等。早期发现和隔离患者,并对其血和尿等污染物严格消毒处理。注意饮食卫生,管理好水源,避免在疫水中游泳或嬉戏等。工作需要接触疫水时应穿戴保护性衣裤及手套。

2. 疫苗接种 有 2 种疫苗:钩端螺旋体多价灭活全菌疫苗(副作用大)和多价外膜疫苗(我国首创,副作用小)。易感人群在流行季节前 1 个月完成接种。

3. 药物预防 在流行季节,易感人群可口服多西环素,8 岁以上儿童 4mg/kg,最大量 200mg,每周 1 次。偶然接触过疫水者可口服多西环素紧急预防。高度疑似感染但无症状者,可肌内注射青霉素 G:80 万~120 万 U/d,连用 2~3 天。

➢ **附:钩端螺旋体病的诊治流程图**

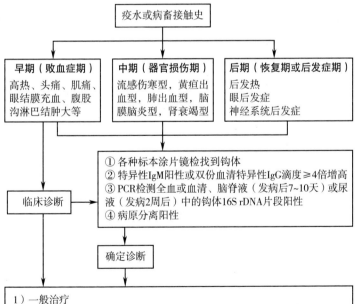

（徐 翼）

参考文献

1. 方峰,俞蕙.小儿传染病学.5版.北京:人民卫生出版社,2020:283-305.

2. CHERRY JD,HARRISON GJ,KAPLAN SL,et al. Feigin and Cherry's textbook of pediatric infectious diseases. 8th ed. Philadelphia:Elsevier,2018:1256-1284,1963-1975.

3. BRADLEY JS,NELSON JD,BARNETT ED,et al.Nelson's pediatric antimicrobial therapy.27th ed.Itasca:American Academy of Pediatrics,2021:52-53,66-67,110-111,119,125.

4. KLIEGMAN R,GEME JS.Nelson textbook of pediatrics.21st ed.Philadelphia:Elsevier,2019:1592-1609,1627-1628.

5. LANTOS PM,JEFFREY R,BOCKENSTEDT LK,et al.Clinical Practice Guidelines by the Infectious Diseases Society of America(IDSA),American Academy of Neurology(AAN),and American College of Rheumatology(ACR).2020 guidelines for the prevention,diagnosis and treatment of lyme disease.Clin Infect Dis,2021,72(1):1-8.

第六章 寄生虫病

第一节 阿米巴病

【概述】

阿米巴病(amoebiasis)是由溶组织阿米巴原虫感染引起的寄生虫病。感染者大多数处于病原携带状态,但可侵犯人体任何组织,最常侵入肠黏膜引起肠阿米巴病,又称阿米巴痢疾(amebic dysentery),病变主要位于盲肠和升结肠,其次为直肠和乙状结肠,易于复发和迁延为慢性,常发生肝、肺及胸膜等肠外阿米巴病,以肝阿米巴病(又称阿米巴肝脓肿)最为多见。我国将阿米巴痢疾纳入法定乙类传染病管理。

【病因和流行病学特征】

溶组织阿米巴原虫,可分为有感染性的包囊期和能增殖的滋养体期。其生活史的基本形式是包囊→小滋养体→包囊。成熟的四核包囊具有感染性,通过污染的食物或饮水进入人体消化道,不被胃液破坏,直至小肠下段,由于胰蛋白酶的消化作用,囊壁变薄,虫体开始活动并脱囊而出,发育成滋养体,继续分裂繁殖后侵入组织;随坏死组织脱落进入肠腔的滋养体可形成包囊排出体外。传染源为患者和无症状带包囊者。主要通过粪-口途径传播。经吞入包囊污染的食物、蔬菜和饮水等直接感染;或可经手、生活用具、苍蝇及蟑螂等间接经口感染。可重复感染。以热带及亚热带地区流行最为广泛,多为散发,偶因水源污染暴发。我国几乎各省均有病例报道,农村高于城市,儿童感染率随年龄增长而渐增。

【诊断】

1. **流行病学史** 常有不洁饮食习惯或与慢性患者密切接触史。

肠外阿米巴病患者常先有阿米巴痢疾或慢性腹泻病史。

2. 临床表现 潜伏期一般 1~2 周。可短至数天或长达数年。约 90% 以上为无症状带虫者。

(1) 阿米巴痢疾:大多起病缓,经过 1~3 周,病情逐渐加重。

1) 急性阿米巴痢疾:①轻型:大便次数 <3~5 次/d,呈稀糊便或稀水便,可伴下腹部不适或隐痛。②普通型:不发热或低热,每天腹泻多在 10 次左右,便中常有黏液与血,呈酱红色或果酱样,腥臭;可伴里急后重,腹痛轻。③暴发型:多见于婴幼儿、营养不良及免疫低下者。起病急,进展快,有高热、寒战、面色苍白及精神萎靡等明显中毒症状;有恶心、呕吐、腹痛及腹胀,大便次数达每天 20 次以上,多为血水样或脓胨状,常有里急后重,可大便失禁,腹部压痛明显,可出现脱水及代谢性酸中毒,甚至休克。易并发肠出血或肠穿孔。

2) 慢性阿米巴痢疾:主要表现为长期不规则或间歇性腹泻,持续数月或数年。可因饮食不当、疲劳或受寒等导致急性发作。发作时腹泻每天 3~5 次,有少许黏液及血,伴腹部不适、腹胀及食欲缺乏;病程长者可有贫血、营养不良或生长迟缓等。

(2) 肠外阿米巴病:①阿米巴肝脓肿:最常见,好发于肝右叶顶部,大小不等,小者如粟粒,大者可达 10cm,可单个或多个。主要表现有不规则的长期发热,伴有盗汗;肝大和肝区疼痛伴触痛;少数有黄疸。慢性病例可有进行性消瘦、贫血及水肿等。②其他:肝脓肿可破溃入胸腔,引起肺脓肿或胸膜炎;若破溃入心包常为致死性;肝脓肿还可破溃入腹腔,引起腹膜炎。阿米巴脑脓肿极为少见,可发展为脑膜脑炎。其他少见的还有阿米巴皮肤感染和膈下脓肿等。

3. 实验室和辅助检查

(1) 常规检查:①血常规:白细胞正常或偏高,肠外阿米巴病时白细胞增高;嗜酸性粒细胞正常或偏高;慢性病例可见中度贫血。②粪常规:典型粪便为暗红色果酱样,镜下见大量红细胞与少数白细胞。

(2) 影像学检查:①X 线钡剂灌肠:可见病变部位有充盈缺损、痉挛及壅塞。对肠道狭窄及阿米巴肉芽肿等有一定诊断价值。②胸部X 线检查:右侧膈肌升高,运动度受限,膈肌局部隆起者尤具诊断意义。可伴右肺肺不张或右侧胸腔积液。③超声、CT 和 MRI 检查:有助于发现阿米巴肝脓肿病灶。

(3) 结肠镜检查:可见散在溃疡,其表面有黄色脓液,溃疡间黏膜正常或稍有水肿。慢性患者除溃疡外,还可见黏膜增厚、肠道狭窄及息肉。

(4) 肝脓肿穿刺:穿刺物为红棕色脓液,有继发感染时脓液呈黄白色。

4. 病原学检查

(1) 直接涂片镜检:粪便或肠黏膜刮取物中查找到溶组织阿米巴滋养体或包囊可确诊。标本需新鲜,注意保暖。慢性患者和带虫者的粪便可用硫酸锌漂浮浓集法及碘液染色以提高阳性检出率。应反复检查,不少于 3 次送检。

(2) 免疫学检查:

1) 特异性抗体:①抗阿米巴 IgM:阳性有早期诊断价值。②抗阿米巴 IgA:症状期在唾液中可检测到,无症状期不能检出,故有诊断价值。③抗阿米巴 IgG:阳性有助于诊断,但不能区分新近感染与既往感染。阴性可除外该病。

2) 特异性抗原:用 ELISA 法检测血清、唾液或粪便内阿米巴凝集素抗原,有助于早期诊断侵袭性阿米巴病,同时可评价疗效(治疗后该抗原转阴)。

(3) 核酸检测:用 PCR 法检测粪便、脓液、肠组织和分泌物中特异性 DNA,可作为诊断依据。通过扩增产物电泳分析,可与其他阿米巴原虫进行鉴别。

【鉴别诊断】

1. 阿米巴痢疾

(1) 细菌性痢疾:多急性起病;全身中毒症状重,多伴有高热;大便次数多,里急后重明显,粪便中脓多于血;外周血白细胞总数和中性粒细胞计数以及 CRP 常有增高;粪常规显示白细胞明显增高或见巨噬细胞。

(2) 急性出血性坏死性小肠炎:起病急,大便呈暗红色或血水便,呕吐、腹痛、腹胀及腹部压痛明显。感染中毒症状重,容易发生休克。腹部影像学检查可见肠壁增厚和轮廓模糊、肠管胀气和肠间隙增宽等。

(3) 溃疡性结肠炎:长期腹泻,时轻时重,粪便含有黏液及脓血。X 线钡灌肠可见结肠袋形消失和肠壁呈铅管样。结肠镜检可见肠黏膜充血、水肿、糜烂及散在溃疡。反复病原学检查阴性,糖皮质激素和水杨酸偶氮磺胺吡啶治疗有效。

(4) 肠结核:长期低热伴盗汗、消瘦及贫血等,腹泻与便秘交替出现,粪便呈黄色稀粥样,可带有少量黏液或脓血。往往有原发性结核病灶存在。

2. 肝阿米巴病

(1) 原发性肝癌:发热、消瘦、右上腹痛及肝肿大等临床表现酷似阿米巴肝脓肿。甲胎蛋白定量、影像学检查(腹部超声、CT、放射性核素肝区扫描、选择性肝动脉造影及磁共振)、肝穿刺活检及抗阿米巴诊断性治疗有助于鉴别。

(2) 细菌性肝脓肿:起病急,感染中毒症状重。肝大不显著,局部压痛亦较轻。血常规、肝脓肿穿刺及细菌培养等检查可助于鉴别。抗菌药物治疗有效。

(3) 血吸虫病:在血吸虫病流行区易将肝阿米巴病误诊为急性血吸虫病。两者均有发热、腹泻及肝大等表现,但急性血吸虫病腹痛较轻,脾大较显著,嗜酸性粒细胞显著增加,大便孵化、结肠镜检查和虫卵可溶性抗原检测有助于鉴别。

【治疗】

1. **隔离和一般治疗** 急性阿米巴痢疾需肠道隔离至症状消失、大便连续 3 次未找到滋养体和包囊。急性期或急性发作期应卧床休息,以低脂易消化的流汁或半流汁饮食为宜,避免刺激性饮食。暴发型需及时输血和补液,维持水、电解质及酸碱平衡。慢性型患儿需注意休息和补充营养。

2. **病原治疗**　包括治愈侵袭性病变和清除肠腔内包囊。疗程结束后应随访粪便病原检查,每月 1 次,连续 3 次,以确认病原是否被清除。

(1) 无症状肠内原虫定植:巴龙霉素(paromomycin)25~30mg/(kg·d),分 3 次口服,疗程 7 天;或双碘喹啉(iodoquinol)30~40mg/(kg·d),分 3 次(最大量 650mg/次)口服,疗程 20 天(对碘过敏者及有严重肝肾疾病者禁用);或二氯尼特(diloxanide)20mg/(kg·d),分 3 次(最大量 500mg/次)口服,疗程 10 天。

(2) 阿米巴痢疾:甲硝唑 35~50mg/(kg·d),分 3 次口服,疗程 10 天;或替硝唑(>3 岁)50mg/(kg·d),最大量 2g,q.d.(与食物同服可减轻胃肠反应),疗程 3 天。后续口服巴龙霉素或双碘喹啉,剂量和疗程同上,以清除包囊。

(3) 肠外阿米巴病:甲硝唑 35~50mg/(kg·d),分 3 次(q.8h.)静脉滴注,可耐受时改为口服,疗程 7~10 天;或替硝唑(>3 岁)50mg/(kg·d),最大量 2g,q.d.,疗程 5 天。后续口服巴龙霉素或双碘喹啉,剂量和疗程同上,以清除包囊。阿米巴肝脓肿较大者,可重复治疗 1~2 个疗程,疗程间隔 5~7 天。

3. **对症和并发症治疗**　①阿米巴痢疾患者避免使用肠蠕动抑制剂和糖皮质激素。②大量肠出血者应及时输血。③并发肠穿孔或阑尾炎者需在有效抗阿米巴药物治疗基础上,给予外科治疗。④较大肝脓肿可行穿刺引流,每 3~5 天 1 次,3~5 次即可。如有细菌感染,可于抽脓后在腔内注入有效抗菌药物,以上治疗仍然无效者,可考虑外科切开引流。

【预防】

1. **控制传播**　及时发现及治疗阿米巴包囊携带者及患者。在流行地区加强卫生宣教;加强水源管理,粪便、垃圾、污水无害化处理,便后洗手,水果和生吃的蔬菜要洗净。

2. **提高人群免疫力**　合理饮食,锻炼身体,增加体质。

> ➤ 附:肠阿米巴病的诊疗流程图

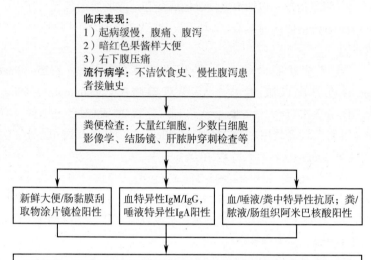

（许红梅）

第二节　疟　疾

【概述】

疟疾(malaria)是由疟原虫引起的寄生虫病,经按蚊叮咬传播,以周期性发热、贫血与肝脾大为主要临床特征。最常见间日疟、恶性疟和三日疟。疟疾呈全世界分布,以热带及亚热带地区为多见,是危害儿童健康的重要传染性疾病之一,我国于2021年宣布消灭本土疟疾,但仍有输入性病例发生。无并发症者经过治疗预后良好。恶性疟疾伴凶险发作者预后较差,脑型疟疾是最严重的临床类型,病死率高,并发严重黑尿热患者的病死率高。我国将疟疾纳入法定乙类传染病管理。

【病因和流行病学特征】

寄生人类的疟原虫有四种：间日疟原虫、恶性疟原虫、三日疟原虫和卵形疟原虫。我国以间日疟最常见。四种疟原虫的生活史基本相同：①疟原虫在人体内发育阶段：红细胞外期/（肝脏内）裂体繁殖→红细胞内期裂体反复几代繁殖。②疟原虫在蚊体内发育过程：雌雄配子体→合子→动合子→囊合子→子孢子。不同疟原虫完成一代裂殖体增殖所需时间不同，间日疟原虫和卵形疟原虫为48小时，恶性疟原虫为36~48小时，三日疟原虫为72小时。疟疾患者和带虫者为传染源。疟疾的传播媒介为按蚊，经叮人吸血传播。少数可通过输血和母婴途径传播。儿童是主要易感人群。感染后可获得一定免疫力，但维持时间不长。婴儿可从母体获得被动抗体，仅可维持6~9个月。各种疟疾间无交叉免疫。

【诊断】

1. **流行病学史**　来自疫区或曾到过疫区，近年来有疟疾发作史或近期有输血史。

2. **临床表现**　潜伏期：间日疟为10~20天；恶性疟为9~16天；三日疟为14~25天；卵形疟为13~15天。

（1）典型疟疾：临床发作经过三期：①寒战期：常突起寒战，面色苍白，唇指发绀，全身皮肤起鸡皮疙瘩，持续10~60分钟。②高热期：寒战逐渐停止后，体温迅速上升，常高达40~41℃，伴全身酸痛、头痛、烦躁甚至谵妄，面色潮红及呼吸急促，持续1~8小时。③大汗期：随后出现大汗淋漓，体温骤降，皮肤变冷，乏力，嗜睡，持续2~3小时。典型发作呈周期性；间日疟与卵形疟每隔1天发作1次；三日疟每隔2天发作1次；间歇期无任何临床症状。恶性疟发作不定时，且频发，无明显缓解期。多次发作后，常出现严重贫血。大多数患者伴有脾脏大，肝脏轻度大。

（2）重症疟疾或凶险发作：主要见于恶性疟，偶见于间日疟和三日疟。

1) 脑型疟疾:多见于免疫力低下或延误治疗者。主要由恶性疟原虫所致。急性起病,高热、头痛、烦躁、谵妄、昏迷及惊厥,可有脑膜刺激征和锥体束征。严重者可并发呼吸衰竭、心力衰竭、肺水肿、休克、肾衰竭及肝衰竭等危重症。

2) 其他类型:①超高热型:起病急,体温迅速上升至41℃以上,并持续不退。常伴有抽搐、谵妄、昏迷及大小便失禁,可在数小时内死亡。②胃肠型:恶心、呕吐及频繁腹泻,大便初为水样便,后有黏液和脓血,可有里急后重和剧烈腹痛。仅以腹痛为主而无腹泻者,易误诊为急腹症。重症伴有体温下降、皮肤厥冷及少尿或无尿,甚至休克。

(3) 其他类型疟疾:

1) 婴幼儿疟疾:病情较重,多为弛张热或持续高热,多无寒战及大汗。惊厥较多见,贫血严重,脾大明显,呼吸道及消化道症状往往较突出。容易复发。由于临床表现不典型,容易误诊。病死率高。

2) 先天性疟疾:孕妇产前感染疟疾,新生儿于出生后 5~6 天内发病,临床表现不典型,仅有发热、呕吐及惊厥,易误诊,但病情危重。

3) 输血后疟疾:潜伏期多为 7~10 天,与原虫类型及受血者的易感性有关,恶性疟较短,三日疟较长。因只有红细胞内期疟原虫,临床症状较轻。

4) 慢性疟疾:多次重复感染或未正规治疗所致。表现为时发时停,无规律,伴有精神萎靡、肝脾大、轻度黄疸、重度贫血及全身水肿。可并发肾炎或肝硬化。

(4) 并发症:①黑尿热:是疟原虫引起的急性血管内溶血,与患者红细胞中缺乏 6-磷酸脱氢酶(G6PD)且使用抗疟药物有关。多见于恶性疟。临床上急性起病,表现为寒战、高热、腰痛、酱油样尿、急性贫血及黄疸。严重者可发生急性肾衰竭。②疟疾肾病:是一种进行性发展的慢性膜性肾小球肾炎,多见于三日疟长期未愈的部分患者,主要表现为全身性水肿、腹水、蛋白尿和高血压,重者可发生急性肾衰竭。

3. 实验室检查　血常规:红细胞多在 3×10^{12}/L 以下,血红蛋白常为 30~80g/L。白细胞总数一般正常,中性粒细胞可达 80%~95%。脑脊液:压力增高,常规和生化检查改变甚微。

4. 病原学检查

（1）血液涂片：制备薄片或厚片，镜检找到疟原虫即可确诊。

（2）免疫学检查：①特异性循环抗原：是确诊依据。WHO 推荐快速免疫诊断试剂如疟原虫抗原富组氨酸蛋白-2（HRP-2）和乳酸脱氢酶（pLDH）检测卡，操作简单快速，敏感性和特异性较高，可鉴定疟原虫种属。②特异性 IgG 抗体：诊断价值有限，多用于流行病学调查和献血员筛查。

（3）病原核酸：常采用 PCR 法，如巢式 PCR、RT-PCR 和 PCR-ELISA 等，可直接检测血样和干血滴滤纸上的疟原虫基因如 18su rRNA，可鉴别虫种和虫株。

【鉴别诊断】

1. **败血症** 全身中毒症状重，有细菌感染病灶或转移性化脓病灶，白细胞总数及中性粒细胞增高，血培养可有病原菌生长。

2. **伤寒** 一般起病不急，有持续高热，但常无寒战及大汗；可有相对缓脉、玫瑰疹、白细胞减少及嗜酸性粒细胞消失等临床特点；肥达试验阳性有助于诊断；大便、血或骨髓培养阳性可予以确诊。

3. **急性血吸虫病** 来自血吸虫流行疫区，近期接触过疫水；有皮疹和嗜酸性粒细胞明显增高，血吸虫抗原皮试阳性，大便孵化虫卵阳性。

4. **钩端螺旋体病** 多在秋收季节发病，与接触疫水密切相关；根据临床典型症状"发热肌痛一身乏，眼红腿痛淋巴大"以及病原学诊断有助于鉴别。

5. **中毒型细菌性痢疾** 常有不洁饮食史及消化道症状，粪常规检查有白细胞及红细胞增多，大便培养可检出志贺氏菌。如果临床难以鉴别时，通常需要反复仔细查找疟原虫，必要时可先采用抗疟药物诊断性治疗。

【治疗】

1. **病原治疗** 轻症病例采用口服疗法，重症病例应选择肠外给药疗法。

（1）氯喹敏感的各型疟疾：

1）口服疗法：首选氯喹：首剂 10mg/kg（最大量 600mg），于其后 6、

24 及 48 小时再各服 5mg/kg。或替代选用羟氯喹:首剂 10mg/kg,于其后 6、24 及 48 小时再各服 5mg/kg。

2)肠外用药:青蒿琥酯:体重≥20kg,2.4mg/kg,体重 <20kg,3mg/kg(最大量 60mg),静脉滴注,于 0、12、24 和 48 小时使用(共 4 剂)。

3)预防间日疟或卵形疟复发:伯氨喹(需先检测 G6PD):0.5mg/kg,q.d.,疗程 14 天。若对伯氨喹耐药,可再用伯氨喹 30mg/d,疗程 28 天。

(2)耐氯喹的恶性疟或间日疟:

1)口服疗法,可选择:①复方蒿甲醚(artemether-lumefantrine):3 天内口服 6 剂(0、8、24、36、48 和 60 小时给药)。每剂用量:<15kg,1 片;≥15~25kg,2 片;≥25~35kg,3 片;>35kg,4 片。②阿托伐醌/氯胍(atovaquone-proguanil):每天用量:体重 5~8kg,儿童片剂(62.5mg/25mg)2 片;≥9~10kg,儿童片剂 3 片;≥11~20kg,成人片剂(250mg/100mg)1 片;≥20~30kg,成人片剂 2 片;≥31~40kg,成人片剂 3 片;>40kg,成人片剂 4 片。疗程 3 天。③奎宁:10mg/kg,t.i.d.,最大量 2g/d,疗程 3~7 天;加用多西环素(2mg/kg,q.12h.)或克林霉素(10mg/kg,t.i.d.,最大量 1 800mg/d),疗程 7 天。

2)肠外用药:静脉用青蒿琥酯,剂量和用法同上,其后每天 1 次,可连用 3~5 天。24 小时后需选用一种下列药物:①复方蒿甲醚;②阿托伐醌/氯胍;③多西环素(孕妇用克林霉素);剂量和疗程同上。

3)预防间日疟或卵形疟复发:伯氨喹(同氯喹敏感的各型疟疾)。

2. 对症治疗

(1)高热:采用物理及药物降温,最好将温度控制在 38.5℃以下。

(2)脑型疟疾:及早使用脱水剂或加用利尿剂以减轻脑水肿,必要时使用糖皮质激素。惊厥者可酌情给予镇静止惊药物。

(3)黑尿热:立即停用伯氨喹类药物,改用青蒿类药物。可应用糖皮质激素控制急性溶血。若贫血严重者,可少量多次输血。少尿或无尿时,按肾衰竭处理。

【预防】

1. 控制传播　对患者和带虫者均要进行正规治疗。应加强环境卫生,消灭蚊虫滋生地。还要加强对血液制品的管理,防止血液传播。

2. 保护易感者

（1）一般预防：在流行地区，采用蚊帐、蚊香、纱窗、纱门及涂擦避蚊油（邻苯二甲酸二甲酯）等防蚊措施。

（2）药物预防：高疟区和暴发流行区居民在流行季节应预防性服药。初次进入流行区者需预防性用药。预防方案：

1）非耐氯喹疟疾流行区：氯喹 5mg/kg（最大量 300mg），每周 1 次（提前 1 周用药直至离开疫区后 4 周）。对于严重或持续（数月）暴露感染性蚊子者，给予伯氨喹（需先检测 G6PD）0.5mg/kg，q.d.，在氯喹预防的后 2 周同时服用，以预防间日疟或卵形疟复发。

2）耐氯喹疟疾流行区：①阿托伐醌/氯胍：儿童片剂每天用量：体重 5~8kg，1/2 片；≥9~10kg，3/4 片；≥11~20kg，1 片；≥20~30kg，2 片；≥30~40kg，3 片；>40kg，4 片（或成人片剂 1 片）。提前 1~2 天用药直至离开疫区后 7 天。②甲氟喹：每周 1 次（提前 1 周用药直至离开疫区后 4 周），<5kg，5mg/kg；≥5~9kg，1/8 片；≥10~19kg，1/4 片；≥20~30kg，1/2 片；≥31~45kg，3/4 片；≥45kg，1 片（成人剂量）。③多西环素（>7 岁）：2mg/kg（最大量 100mg），q.d.。提前 1~2 天用药直至离开疫区后 4 周。④伯氨喹（需先检测 G6PD）：0.5mg/kg，q.d.。提前 1 天用药直至离开疫区后 5 天。

➤ 附：疟疾的诊疗流程图

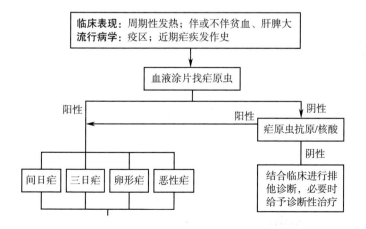

1）氯喹敏感的各型疟疾
口服疗法：氯喹（首剂10mg/kg，于其后6h、24h及48h再各服5mg/kg）
或替代选用羟氯喹（用法用量同氯喹）
肠外用药：青蒿琥酯（体重>20kg：2.4mg/kg，<20kg：3mg/kg，i.v.，
于0、12h、24h和48h使用四剂）
2）耐氯喹的恶性疟或间日疟
口服疗法：复方蒿甲醚片（3d内6剂：0、8h、24h、36h、48h和60h给
药。每剂：<15kg，1片；≥15~25kg，2片；≥25~35kg，3片；>35kg，
4片）或阿托伐醌/氯胍（按体重每天用量：儿童片剂，5~8kg，2片；
≥9~10kg，3片。成人片剂≥11~20kg，1片；≥20~30kg，2片；≥31~
40kg，3片；>40kg，4片。疗程3d）
肠外用药：静脉用青蒿琥酯四剂，其后每天1次，可连用3~5d，24h后需
加口服复方蒿甲醚片或阿托伐醌/氯胍等

（许红梅）

第三节　弓 形 虫 病

【概述】

弓形虫病（toxoplasmosis）是由刚地弓形虫（简称弓形虫）引起的
人兽共患性寄生虫病。多为隐性感染。弓形虫可通过胎盘传播引起
先天性弓形虫病，导致流产、早产、死胎或严重疾病。生后获得性感染
者轻症仅有淋巴结肿大，重者引起严重的脑炎或肺炎。弓形虫也是艾
滋病患者的重要机会感染病原之一。

【病因和流行病学特征】

弓形虫原虫，其中间宿主是包括人在内的哺乳类、鸟类、鱼类和
爬行类动物。终宿主为猫和猫科动物（也可作中间宿主）。弓形虫的
生活史：①在中间宿主的肠外期，包括滋养体（速殖子）及包囊（内含
缓殖子）2种形态。②在终末宿主的肠内期，包括裂殖体、配子体和卵
囊3种形态；除配子体外，其余各期均有感染性。畜禽，尤其是猫及猫
科动物，是人弓形虫病的主要传染源。弓形虫经胎盘传播感染胎儿，
引起先天性感染。生后获得性感染主要通过食入含弓形虫包囊的生
肉或未煮熟肉类、蛋类、奶类或与感染家猫密切接触而获得。携带包
囊的苍蝇和蟑螂可作为媒介污染食物。偶经输血、器官移植或皮肤黏

膜损伤途径感染。长期使用免疫抑制剂、免疫缺陷及恶性肿瘤患者为高危人群。动物饲养员、屠宰场和肉类加工厂及弓形虫病实验室人员的感染率增高。多呈散发，偶见家庭聚集。

【诊断】

1. **流行病学史** 母亲既往有早产、流产或死胎病史。有与猫等宠物密切接触史，或进食过未煮熟的肉类、蛋类及奶类，或长期免疫抑制治疗及免疫缺陷等病史。

2. **临床表现**

（1）获得性弓形虫病：①免疫正常者感染：多为无症状性感染。有症状者仅占10%~15%，常在感染后1~3周出现单个或多个淋巴结肿大，无粘连，质较硬，仅有轻微触痛。全身淋巴结均可受累，以头颈部最多见。少数可伴发热、乏力、肌痛和肝脾大。免疫正常个体的获得性弓形虫病通常为自限性过程。②免疫抑制者感染：常出现严重的全身播散性弓形虫病，表现为高热、皮疹、肝脾大、视网膜脉络膜炎、脑膜脑炎、白内障、心肌炎、肝炎及肺炎等，以脑弓形虫病最常见，可暴发起病而迅速死亡。

（2）先天性弓形虫病：孕早期感染常致流产、早产、死胎及畸形如无脑儿、无颅骨。孕中晚期感染者多在生后数月至数年出现各种先天畸形：①眼部异常：表现为视网膜脉络膜炎、虹膜睫状体炎、无眼、单眼及小眼等，多累及双眼。②神经系统损害：表现为脑积水、脑钙化、小头畸形、无脑儿、无颅骨、脑瘫、癫痫及智力低下等。③其他畸形：硬软腭裂、兔唇、无肛、两性畸形、先天性心脏病等。④其他表现：可伴有发热、皮疹、肺炎、支气管炎、肝脾大、水肿、黄疸、淋巴结肿大、心肌炎、呕吐和腹泻等表现。

3. **实验室检查** 外周血白细胞总数正常或略有升高，淋巴细胞和嗜酸性细胞比例稍有增高，有时可见异型淋巴细胞（<6%）。

4. **病原学检查**

（1）直接涂片：取急性期患者的血液、脑脊液、骨髓、胸腔积液以及羊水等，离心后取沉淀物涂片，吉姆萨染色，在高倍镜下发现速殖子即可确诊为急性感染。阳性率不高。

（2）病理组织：取活组织穿刺物或病理切片染色镜检找虫体，或用免疫酶或荧光法检测，是确诊依据，阳性率较高。

（3）动物接种：取上述体液或病变组织，经处理后接种于小鼠腹腔内，1~2 周后收集腹水行涂片或取内脏组织切片染色镜检找虫体，有确诊意义。

（4）免疫学检查：①特异性抗体：特异性 IgM 于感染后 5 天即可为阳性，可用于先天性感染和急性感染的早期诊断。特异性 IgG 可作为既往感染的证据。②特异性抗原：常用 McAb-ELISA 和双抗体夹心 ELISA 法检测血清及体液中弓形虫代谢或裂解产物。有早期诊断和确诊价值，尤其适于因各种原因抑制抗体反应者，也是观察疗效的指标。

（5）病原核酸：采用定量 PCR 技术检测弓形虫 DNA 如 B1 基因片段，有现症感染的诊断意义并可指导治疗。常用于检测羊水样本以确定先天性感染。

【鉴别诊断】

1. **其他病原所致宫内感染**　先天性弓形虫病应与先天性巨细胞病毒、风疹病毒、梅毒螺旋体和单纯疱疹病毒等感染相鉴别。主要依靠病原学检查予以鉴别。

2. **其他病原所致眼病**　弓形虫视网膜脉络膜炎需与巨细胞病毒、风疹病毒、单纯疱疹病毒、结核病、梅毒、钩端螺旋体病、布鲁菌病、组织胞浆菌病和类肉瘤病等引起的眼病相区别。主要根据视网膜损害表现和病原学检查包括免疫学检查来帮助鉴别。

3. **结核性脑膜炎和病毒性脑炎**　弓形虫脑膜脑炎应与结核性脑膜炎、病毒性脑炎等相鉴别。主要依据脑脊液直接涂片、培养病原体和免疫学方法等来帮助鉴别。

4. **传染性单核细胞增多症**　主要由 EB 病毒引起。大多有发热、咽扁桃体肿大和颈淋巴结肿大三联征，常有脾大或伴肝大，血常规见淋巴细胞总数和型淋巴细胞比率明显增多等有助于鉴别；病原学检查可明确病因。

5. **淋巴瘤**　有多部位尤其是深部淋巴结肿大，伴有明显贫血，影像学检查发现病理性淋巴结等可助于鉴别。淋巴结活检发现肿瘤细胞可以确诊。

【治疗】

1. **病原治疗**　免疫正常个体的急性弓形虫病有明显自限性,极少需要抗病原治疗。

(1) 获得性弓形虫病:

1) 严重急性获得性弓形虫病:①乙胺嘧啶和磺胺嘧啶联用。口服乙胺嘧啶(2 天内 1mg/kg,b.i.d.,最大量 50mg/d,以后剂量减半,0.5mg/kg,b.i.d.,最大量 25mg/d;与食物同服可减轻胃肠反应,每剂乙胺嘧啶都需加服亚叶酸钙 10~25mg,共 2~4 周);加服磺胺嘧啶(25~50mg/kg,q.i.d.,最大量 4~6g/d)。②替代疗法:不能耐受磺胺者,可选择口服阿奇霉素(10mg/kg,q.d.,10 天一疗程)、克林霉素或阿托伐醌与乙胺嘧啶联用。

2) 活动性弓形虫视网膜脉络膜炎:①磺胺嘧啶和乙胺嘧啶联用。乙胺嘧啶的用法同上。磺胺嘧啶:首剂 75mg/kg,随后 50mg/kg,q.12h.,口服,最大量 4g/d,加服亚叶酸钙 10~20mg/d。②复方磺胺甲噁唑:25mg/kg,t.i.d. 或 q.i.d.,直至可使用上述一线治疗方案。

3) 孕妇的治疗:乙酰螺旋霉素,12.5~25mg/kg,q.i.d.,口服。

4) 疗程:一般在病情缓解后继用 2 周(约 3~6 周);HIV 感染患者需延长疗程,直至 CD4 细胞 >200 个/mm^3。

(2) 先天性弓形虫病:磺胺嘧啶 50mg/kg,q.12h.(在新生儿黄疸消退后开始使用);加用乙胺嘧啶 2mg/(kg·d),连用 2 天(负荷量),其后 1mg/kg,q.d.,疗程为连用 2~6 个月,再改为每周 3 次用药直至 1 岁。加服叶酸(亚叶酸钙)10mg,每周 3 次。

2. **辅助治疗**

(1) 糖皮质激素:有活动性视网膜脉络膜炎和中枢神经系统感染(先天性弓形虫病患儿脑脊液蛋白 >1g/dl)患者可同时使用糖皮质激素,如口服泼尼松 0.5mg/kg,b.i.d.,直至疾病缓解或先天性弓形虫病患儿脑脊液蛋白恢复正常。

(2) 眼科治疗:眼病患者鼓励接受眼科治疗。

【预防】

1. **控制传播** 搞好环境卫生,做好水源、粪便及禽畜的管理。防止生食和未煮熟的肉类食品。

2. **孕期预防** 孕妇应避免接触猫。对孕妇定期检查及追踪观察,怀孕初期感染者建议人工流产,怀孕中期和后期感染者应予病原治疗。

➤ 附:弓形虫病的诊疗流程图

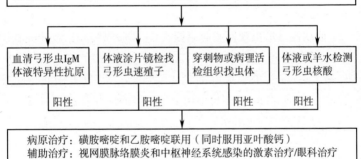

先天性弓形虫病: 生后及婴幼儿出现眼和神经系统损害(脑积水、脑钙化、小头畸形和视网膜脉炎)伴发热或肝脾大、肺炎、淋巴结肿大及黄疸等
免疫抑制者感染: 严重全身播散性弓形虫病。发热、皮疹、肝脾大、视网膜脉络膜炎、心肌炎、肺炎及脑炎等,以脑弓形虫病最常见
免疫正常者感染: 主要表现为淋巴结肿大,少见伴发热和肝脾大等
流行病学: 母亲异常孕育史;猫等接触史;进食未熟蛋/奶/肉类等

血清弓形虫IgM体液特异性抗原	体液涂片镜检找弓形虫速殖子	穿刺物或病理活检组织找虫体	体液或羊水检测弓形虫核酸
阳性	阳性	阳性	阳性

病原治疗:磺胺嘧啶和乙胺嘧啶联用(同时服用亚叶酸钙)
辅助治疗:视网膜脉络膜炎和中枢神经系统感染的激素治疗/眼科治疗

(许红梅)

第四节 黑 热 病

【概述】

黑热病(Kala-azar)又称内脏利什曼病(visceral leishmaniasis),是由利什曼原虫寄生于人体肝和脾等内脏组织巨噬细胞中所引起的一种慢性虫媒性传染性寄生虫病,经白蛉传播,临床上以长期不规则发热、进行性脾大、消瘦、贫血或全血细胞减少及血浆球蛋白增高为特征。我国将黑热病纳入法定丙类传染病管理。

【病因和流行病学特征】

与人体致病有关的利什曼原虫(*Leishmania donovani*)属有五种,包括杜氏利什曼原虫、婴儿利士曼原虫、热带利什曼原虫、墨西哥利什曼原虫和巴西利什曼原虫。杜氏利什曼原虫和婴儿利士曼原虫主要引起内脏利什曼病,热带利什曼原虫和墨西哥利什曼原虫主要引起皮肤利什曼病,巴西利什曼原虫主要引起黏膜皮肤利什曼病。在我国,杜氏利什曼原虫是主要致病虫种。其生活史分为前鞭毛体(寄生白蛉消化道)和无鞭毛体(又称利-杜小体,LD body,寄生于人体)。

患者与病犬为主要传染源。中华白蛉是我国黑热病的主要传播媒介,通过白蛉叮咬传播利什曼原虫,偶可经破损皮肤和黏膜、胎盘或输血途径传播。全球数十个国家有流行或散发,我国流行于长江以北 17 个省市自治区。主要有三种流行病学类型:①人源型:主要见于平原地区,绝大多数为年长儿和青年。②人犬共患型:多见于丘陵地带,以 5 岁以下儿童为主。③野生动物源型:见于黑热病自然疫源地,10 岁以下儿童多见。发病无明显季节性。病后获得持久免疫力。

【诊断】

1. **流行病学史**　来自疫区或曾经到过疫区,有白蛉叮咬史。

2. **临床表现**　潜伏期不确定,平均 3~6 个月,最短 10 天,最长可达 9 年。起病多隐匿或呈亚急性。

(1) 长期发热:约 1/3~1/2 病例呈双峰热型,也可为其他热型。发热持续 3~5 周后消退;数周后可再度升高,如此复发与间歇相交替,可持续 1 年以上。全身中毒症状不明显。

(2) 肝脾和淋巴结肿大:发病后 2~3 周即可有脾大,呈进行性增大,6 个月脾大可平脐,甚至达盆腔。肝大稍晚,淋巴结呈轻至中度肿大,无明显压痛。

(3) 其他表现:可有腹部不适和饱胀感。婴幼儿还会有腹泻、夜啼及烦躁等。晚期可出现贫血、出血、乏力、食欲缺乏及消瘦,发育障碍,头发稀少而无光泽,皮肤干燥,面色黄并有黑色素沉着。重症可出现心脏扩大和心力衰竭。常并发肺炎或败血症等。

3. **实验室检查**　血常规常见全血细胞减少,甚至中性粒细胞缺乏;嗜酸性粒细胞数减少,贫血呈中度,血小板减少。血浆球蛋白显著增高和白蛋白降低。

4. **病原学检查**

(1) 利-杜小体检查:取骨髓、脾、淋巴结及肝组织穿刺涂片或病理组织切片,在显微镜下找到无鞭毛体(利-杜小体)。

(2) 病原体培养:取骨髓、脾、淋巴结及肝组织穿刺液培养,可检出利什曼原虫的前鞭毛体。

(3) 核酸检查:取骨髓穿刺液或血液,用 PCR 法检测利什曼原虫特异性 DNA;或用病原宏基因组第二代测序(mNGS)检测利什曼原虫基因序列。

(4) 免疫学检查:①特异性抗原:用 ELISA 等检测血清中特异性循环抗原。②特异性抗体:用重组抗原试纸条(rK39 dipstick)可快速诊断;或用间接荧光抗体试验、直接凝集试验和 ELISA 等方法检测特异性抗体。

5. **诊断标准**

(1) 疑似病例:根据流行病学资料,结合临床有长期不规则发热、进行性脾大、肝脏轻至中度大、全血细胞减少和高球蛋白血症等,或有鼻出血及齿龈出血等症状,可诊断为黑热病疑似病例。对高度疑似病例,如果未检出病原体或特异性抗原抗体检测为阴性,可进行诊断性治疗,疗效显著有助于黑热病诊断。

(2) 临床诊断病例:如果疑似病例有黑热病特异性抗原和/或抗体检测阳性,为临床诊断病例。

(3) 确诊病例:如果检出利-杜小体或培养出利什曼原虫的前鞭毛体,或检出利什曼原虫的 DNA 片段或基因序列为确诊病例。

【鉴别诊断】

1. **结核病**　起病隐匿,有午后潮热、盗汗、咳嗽及食欲缺乏,结核免疫试验(PPD 皮试和干扰素-γ 释放试验)和胸部影像学检查可助于鉴别。

2. **伤寒** 有发热、腹胀及脾大,白细胞总数降低,血或骨髓培养和大便培养阳性可助于鉴别。

3. **疟疾** 周期性出现寒战、高热及大汗;血液涂片找到疟原虫可确诊。

4. **布鲁菌病** 有反复发作的发热、多汗、游走性关节痛、肝脾大和淋巴结肿大及白细胞计数降低,血液或骨髓标本细菌培养可助诊断。

5. **血液病和肿瘤** 需注意与白血病、恶性组织细胞病及霍奇金病等血液系统恶性肿瘤相鉴别。可通过骨髓检查和组织病理活检进行鉴别。

【治疗】

1. 病原治疗

(1)两性霉素 B 脂质体:3mg/kg,q.d.,在第 1~5 天、第 14 天和第 21 天静脉滴注。

(2)葡萄糖酸锑钠(natrium stibogluconate):20mg/kg,q.d.,静脉或肌内注射,疗程 28 天或更长。

(3)米替福新(miltefosine):<12 岁,1.25mg/kg,b.i.d.;≥12 岁,体重 30~44kg 者 50mg,b.i.d.,体重≥45kg 者 50mg,t.i.d.,最大量 150mg/d,餐后口服,疗程 28 天。

2. **对症治疗** 发热期间注意休息与营养;针对并发症给予输血或输注粒细胞或输注血小板以及抗感染等相应治疗。

3. **脾切除** 巨脾或伴脾功能亢进者经多种治疗无效时应考虑脾切除。术后再给予病原治疗,治疗 1 年后无复发者视为治愈。

【预防】

1. **控制传播** 治疗患者和捕杀病犬。在白蛉活动季节喷洒 DDV 及曲膦酯等药物,以杀灭白蛉、防止其滋生。

2. **个人防护** 使用蚊帐、纱门、纱窗防止白蛉侵袭,夜间可在身体暴露部位涂擦邻苯二甲酸二甲酯,防白蛉叮咬。

➤ 附:黑热病的诊治流程图

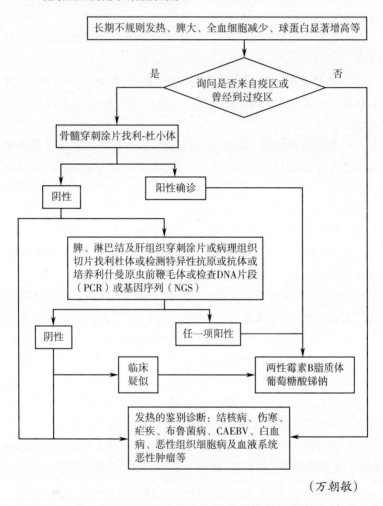

（万朝敏）

第五节　血吸虫病

【概述】

血吸虫病（schistosomiasis）是由裂体吸虫（血吸虫）的成虫寄生于人体静脉系统所引起的寄生虫病。其流行区与钉螺地理分布一致，故有地方性。我国流行的是日本血吸虫,主要累及肝脏和结肠。临床表现复杂多样,轻重不一。我国将血吸虫病纳入乙类法定传染病管理。

【病因和流行病学特征】

日本血吸虫的生活史分为成虫、虫卵、毛蚴、母胞蚴、子胞蚴、尾蚴和童虫 7 个阶段。终末宿主为人和多种哺乳动物,中间宿主为淡水螺类。接触疫水时,尾蚴从皮肤或黏膜侵入,处于发育成熟中的童虫进入皮肤血管,经历从皮肤到肺、从肺到肝内静脉及从肝到肠系膜静脉三个移行阶段。患者与保虫宿主(牛、猪、犬、羊、鼠、马、猫和兔等)都是传染源。血吸虫病的传播必须具备 3 个环节:①水源被患者或保虫宿主的粪便污染;②钉螺;③接触疫水。我国血吸虫病流行地区有湖北、湖南、江苏、安徽、江西、四川和云南等。15~20 岁青壮年感染率最高,5 岁以下儿童感染率较低。婴幼儿接触疫水后易发生急性血吸虫病。流行区居民可多次重复感染。

【诊断】

1. **流行病学史** 来自血吸虫病疫区或曾到过疫区并接触过疫水。

2. **临床表现** 潜伏期 30~60 天,平均为 40 天。

(1)急性血吸虫病:可先有尾蚴性皮炎,在接触疫水后数分钟至数小时于尾蚴侵入部位出现蚤咬样红色皮损,瘙痒,无痛,一般在 2~3 天内自行消退,重复接触尾蚴者可伴有全身水肿及多形性红斑。在暴露后 1~2 个月,出现不同程度发热,体温早晚波动很大。热程一般为 2~3 周,重症可迁延数月。半数以上患者有消化系统症状,如食欲缺乏、呕吐、腹痛及腹泻。多为稀水便,部分有黏液血便,轻者每天 3~5 次,重者可达 20 次以上,严重者有腹胀,甚至腹水和腹膜刺激征。可伴有荨麻疹、血管神经性水肿及呼吸道症状,如咳嗽、气喘、胸痛,甚至血痰。重者可出现神志淡漠、心肌受累、严重贫血及极度消瘦等表现。90% 以上有肝大,以肝左叶大为主。可伴有轻度脾大。黄疸少见。

(2)慢性血吸虫病:占血吸虫病例的 90%。轻者多无明显症状。

重复感染者可表现为慢性血吸虫肉芽肿肝病和结肠炎。多有明显肝脾大、腹痛及慢性腹泻。部分患者有持续性脓血便。随病情进展,可发生肝硬化。

(3) 晚期血吸虫病:病程多在 5~15 年以上,主要表现为显著脾大、腹水、长期腹泻和生长发育障碍。根据其临床特点可分为巨脾型(最常见)、腹水型、结肠增殖型及侏儒型。上消化道出血是晚期血吸虫病最常见和最严重并发症。在失血、感染、手术及电解质紊乱等情况下易诱发肝性脑病。

(4) 异位血吸虫病:是由于血吸虫成虫在门脉系统以外的静脉异位寄生,形成血吸虫卵肉芽肿所致。

1) 肺血吸虫病:多见于急性血吸虫病患者。主要是幼虫移行和虫卵沉积引起的肺间质病变。呼吸道症状大多数轻微,肺部体征不明显。

2) 脑血吸虫病:虫卵肉芽肿病变主要分布于颞、顶及枕叶,其次是小脑。临床表现类似脑膜脑炎。如果虫卵沉积于脊髓,可出现下肢感觉异常、下肢迟缓性瘫痪、大小便失禁或尿潴留。

3) 其他异位损害:皮肤、肾脏、膀胱、睾丸、卵巢、心包、腮腺、子宫、胃及阑尾等都可发生异位损害,较为罕见。皮肤损害多表现为皮疹伴瘙痒。

3. 实验室和辅助检查

(1) 血常规:急性期白细胞总数多在 $(10\sim43.9)\times10^9$/L 之间,呈类白血病反应。嗜酸性粒细胞比率在急性期一般≥20%,最高 90%,但危重型可不增高甚至消失;慢性期轻度增多,常在 20% 以内。晚期常有贫血或脾功能亢进引起的白细胞、红细胞和血小板减少。

(2) 肝功能和凝血功能:急性期血清 ALT 可轻度增高,慢性期和晚期多正常。血清 γ-球蛋白可升高,晚期白蛋白明显降低,白蛋白与球蛋白比值倒置,凝血酶原时间延长,胆碱酯酶活力降低,血清单胺氧化酶(MAO)、腺苷脱氨酶(DAD)和透明质酸(HA)均见明显升高。

(3) 乙状结肠镜检:可见结肠溃疡、黄色的虫卵结节、肠息肉及瘢痕狭窄。

(4) 影像学检查:①肺部:主要为粟粒状、小片状、斑片状或片絮状改变,肺门边缘模糊,可累及胸膜或有胸腔积液。肺部病变可持续3~6个月。②头部:脑血吸虫病患者可见脑皮层或皮层下多发或单发结节状病灶。③肝脏:早期肝左叶增大;晚期整体萎缩,肝裂增宽,边缘不光滑,呈结节样外凸,门脉增粗,肝内和门脉可有钙化。④结肠:可见肠壁增厚和钙化。

(5) 超声波:急性血吸虫病主要显示肝脾大和肝回声增强。慢性感染时肝体积缩小,回声增强及分布不均。晚期有门静脉和脾静脉增宽。可见胆囊增大,胆囊壁水肿增厚等。

4. 病原学检查

(1) 粪便检查:粪便中检出虫卵和孵化出毛蚴是确诊证据。常用毛蚴孵化法和改良加藤厚涂片法。每天1次且连续3天送检可提高阳性率。

(2) 直肠黏膜活检:通过直肠镜取病变处黏膜,置于2块玻片之间,在显微镜下检查虫卵,阳性率很高。

(3) 免疫学检查:

1) 皮内试验:用成虫抗原作皮内注射,15分钟后观察反应,若皮丘直径超过0.8cm且伴有红晕和瘙痒,视为阳性。感染2周后可呈阳性,感染后4~7周全部阳性。与粪检虫卵阳性符合率为90%左右。

2) 循环抗原:双抗体夹心ELISA法。能反映活动性感染,还可估计存活虫量,评价和判断治疗效果。

3) 特异性抗体:①环卵沉淀试验(COPT),用作疾病筛查和疫情监测;②ELISA法,未治疗者特异性抗体阳性有确诊意义。如果受检者经过治疗,特异性抗体仍然阳性,并不能确定是否有成虫寄生,亦不能区分现症感染与既往感染。

(4) 病原核酸:用定量PCR技术检测血清和粪便中血吸虫DNA(多选择线粒体DNA),可用于早期诊断。

【鉴别诊断】

1. 急性血吸虫病的鉴别诊断

（1）伤寒及副伤寒：有明显中毒症状；外周血白细胞计数减少，嗜酸性粒细胞绝对数减低或为零。肥达试验的凝集效价持续增高。粪便、血或骨髓培养可检出伤寒或副伤寒沙门氏菌。

（2）细菌性败血症：多见弛张热，全身中毒症状重，白细胞计数增高，以中性粒细胞增高及核左移和中毒颗粒为特征，可有皮肤、胸肺、胆道或泌尿道等部位感染灶，血培养常可培养出致病细菌。

（3）结核病：可有结核病接触史；胸部影像学可见肺部结核病灶；TST 中度以上阳性或结核分枝杆菌干扰素-γ 释放试验阳性或痰涂片抗酸杆菌阳性或培养出结核分枝杆菌。

2. 慢性血吸虫病的鉴别诊断

（1）慢性肠炎及肠结核：①慢性痢疾或结肠炎：为志贺氏菌或其他肠道致病菌或阿米巴原虫等所致的结肠慢性感染，但不伴肝脾大或肝硬化表现，大便细菌培养或粪便找到溶组织阿米巴滋养体可确诊。②肠结核：常伴有午后潮热、盗汗及食欲缺乏等结核中毒症状，胃肠道影像学或结肠镜检查有助于诊断。

（2）慢性病毒性肝炎：大多有食欲缺乏、肝区不适及乏力等，大便有时稀溏，但大便常规无异常，转氨酶常反复增高，血清肝炎标志物检查有助于鉴别。

3. 晚期血吸虫病的鉴别诊断　　应与肝外型门静脉高压症和肝炎后肝硬化相鉴别。前者以脾大为突出表现，常因侧支循环静脉曲张破裂引起消化道出血，肝功能通常正常。后者有慢性病毒性肝炎病史，肝脏合成功能不良或有失代偿表现，肝炎病毒标记物为阳性。

【治疗】

1. 病原治疗　　首选吡喹酮治疗。如果首次治疗后仍排虫卵，可间隔 6~12 周后再次吡喹酮治疗。

（1）急性血吸虫病：总剂量 120mg/kg（体重超过 60kg 者按 60kg 计），采用 6 天疗法：50% 总量在 2 天内服，余量在 4 天内服完，每天分

2~3 次服用。

(2) 慢性血吸虫病:体重 <30kg,总剂量 70mg/kg;体重 ≥30kg,总剂量 60mg/kg,采用 2 天疗法,每天分 2~3 次。

(3) 晚期血吸虫病:一般情况良好者总剂量 40~60mg/kg,采用 2 天疗法,每天分 2~3 次;体弱或有并发症者按总剂量 60mg/kg,采用 3 天疗法,每天分 3 次;严重感染者可按总量 90mg/kg,采用 6 天疗法,每天分 3 次。

2. 对症支持治疗 急性血吸虫病患者应住院治疗。高热者需退热和补液,以保证充足的水分和电解质平衡。高热及中毒症状严重者可使用糖皮质激素。合并感染者,选用相应抗菌药物。对慢性感染者,需加强支持治疗,补充维生素和蛋白质。

3. 外科治疗 巨脾、门静脉高压及上消化道出血等患者可择期行脾切除或分流术。结肠增殖肥厚形成的肠梗阻和广泛多发性息肉应及早手术。

【预防】

1. 控制传播 在流行区对人群和家畜进行普查普治,从根本上控制和消灭传染源。消灭钉螺是预防本病的关键环节。严格粪便管理,防止粪便污染水源,新鲜粪便必须经无害化处理后方能用于施肥。

2. 个人防护 提倡安全用水,饮用水必须经物理或化学方法处理后才能使用;尽量避免与疫水接触,禁止儿童到河沟戏水。对必须接触疫水者应采取个人防护措施,如穿防护衣裤或皮肤涂抹防虫药物。

3. 药物预防 ①蒿甲醚:在接触疫水后 15 天服用 1 次,6mg/kg,以后每 15 天服药 1 次,连续 4~10 次。②青蒿琥酯:在接触疫水后 7 天服用 1 次,6mg/kg,以后每 7 天服药 1 次,连续 8~15 次或脱离疫区后 7 天再服 1 次。对于重疫区暴露人群和短期(不足 7 天)接触疫水人群,可于首次接触疫水后 7 天、14 天和 15 天各服 1 次。

➤ 附:急性血吸虫病的诊疗流程图

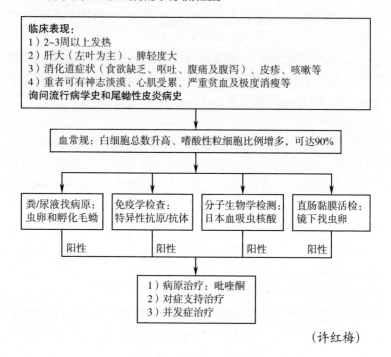

（许红梅）

第六节　华支睾吸虫病

【概述】

华支睾吸虫病（Clonorchiasis）又称肝吸虫病（liver fluke diseases），是华支睾吸虫寄生于人体肝胆系统引起的一种人兽共患的寄生虫病。主要临床特征有腹痛、腹泻、食欲减退及肝大等。重度感染可导致营养不良、胆管炎、胆囊炎及胆结石,甚至肝硬化等。

【病因和流行病学特征】

华支睾吸虫又称肝吸虫,成虫雌雄同体。华支睾吸虫的虫卵经过淡水螺(第一中间宿主)和淡水鱼或虾(第二中间宿主)的体内发育成为囊蚴,人或哺乳动物因生食或未经煮熟的含有肝吸虫囊蚴的淡水鱼或虾而感染,囊蚴内的幼虫在人体十二直肠内脱囊逸出,并沿胆道移行至肝脏,主要在肝内中、小胆管中寄生,偶尔会侵入肝外和胰腺导管,有时移居较大胆管或胆总管,约需 1 个月发育为成虫并可排卵,虫卵随胆汁进入肠道。成虫在人胆管内可活 20~30 年。

肝吸虫病主要分布在亚洲,我国除内蒙古、青海、宁夏和西藏外,在 30 个省、市、自治区和特别行政区都有该病流行或病例报道。患者和保虫宿主动物(包括猫、狗、猪及鼠等)为主要传染源。人群普遍易感,25~30 岁为高峰年龄段。

【诊断】

1. **流行病学史**　有生食或半生食淡水鱼(包括鲜鱼、干鱼和腌鱼等)或虾史或有食烤鱼史,或在流行区有生活或旅游或捕鱼史

2. **临床表现**　潜伏期 7~40 天,平均 30 天。

(1) 急性华支睾吸虫病:见于一次食入大量华支睾吸虫囊蚴者。常以腹痛和腹泻为首发症状,还可有发热、头痛及食欲缺乏等,腹痛呈持续性刺痛,进餐后加剧,类似胆囊炎。绝大多数有不同程度肝大及肝区痛,部分伴有脾大及黄疸。

(2) 慢性华支睾吸虫病:①轻度感染:多在慢性感染早期,常无症状。②中度感染:起病缓慢,有不同程度乏力、腹胀、右上腹痛及慢性腹泻;肝大(一般在 3cm 以内),以左叶更明显,肝表面略有结节感。可有压痛;部分有轻度脾大;还可伴头晕、失眠、食欲缺乏及贫血等。③重度感染:上述表现明显加重。慢性重复感染者可合并胆囊炎、胆绞痛及阻塞性黄疸,晚期形成胆汁性肝硬化及门静脉高压征。异位寄生可造成异位损害,如成虫阻塞胰管引起胰管炎及胰腺炎等。可出现严重营养不良和生长发育障碍,甚至引起侏儒症。

3. **实验室和辅助检查**

(1) 血常规:急性期嗜酸性粒细胞绝对计数可增高,个别病例出现嗜酸性粒细胞类白血病反应。可有不同程度贫血。

(2) 影像学检查:①腹部超声:肝实质点状回声增粗和增强,有短棒状、索状或网状回声;肝内胆管轻度扩张,以部分节段扩张为常见,同时伴有管壁增厚和回声增强,肝外胆管可见层叠排列的“双线征”回声;胆囊壁毛糙,囊内常见漂浮斑点、“小等号”样光带及沉淀物回

声,可见"双线征"或"细条征"等。②腹部 CT 或 MRI:肝内弥漫性胆管扩张,肝被膜下小胆管呈囊状或杵状扩张。

4. **病原学检查**

(1) 虫卵检查:①粪便检查:可用直接涂片法、改良加藤厚涂片法、水洗沉淀法及盐酸乙醚离心沉淀法等检查粪便中虫卵。一般在急性感染症状出现后 3~4 周才能找到。②十二指肠引流液检查:取十二指肠引流液或胆汁检出虫卵的机会较大。一旦找到虫卵,可确定诊断。

(2) 成虫检查:可通过内镜如 ERCP 或手术来发现肝吸虫的成虫。

(3) 免疫学检查:①特异性抗体:应用间接血凝试验(PHA)或 ELISA 检测血清中特异性抗体,有辅助诊断意义。血清特异性 IgG 抗体水平与其粪便中虫卵计数呈正比。②特异性抗原:用双抗体夹心 ELISA 法检测粪便中成虫的可溶性代谢抗原,有协助诊断价值。

(4) 核酸检查:取十二指肠引流液或胆汁等,用 PCR 法检测华支睾吸虫特异性核酸片段,敏感性和特异性均佳。

【鉴别诊断】

1. **病毒性肝炎**　在有肝大和黄疸时,要与病毒性肝炎相鉴别,病毒性肝炎时肝功能常有明显异常,但外周血嗜酸性粒细胞不增多。病原学检查可助鉴别。

2. **日本血吸虫病**　在门脉性肝硬化时,应与血吸虫病相鉴别,血吸虫病有疫区的疫水接触史,可通过直肠黏膜活检,检查到血吸虫虫卵,血清血吸虫特异性抗体阳性可确诊。

3. **肝片形吸虫病**　在右上腹痛、腹泻、肝大及嗜酸性粒细胞增高等急性起病者,有时要与肝片形吸虫病鉴别,该病多发生于牛羊牧区,因生食含有肝片吸虫囊蚴的水生植物或饮用污染水,也可因生食或半生食含有肝片形吸虫童虫的牛、羊的内脏(如肝)而感染。其童虫在移行过程中以肝细胞为食,对肝脏损伤严重。粪便检查和/或十二指肠引流液检出肝片形吸虫虫卵可确诊。

【治疗】

1. **病原治疗**

(1) 吡喹酮(praziquantel):首选药物。用法:25mg/kg,t.i.d.,连服

2 天（总剂量：150mg/kg）。总剂量也可根据轻、中及重度感染，分别为 90mg/kg、120mg/kg 和 150mg/kg，2 天服完。

（2）阿苯达唑：5mg/kg，q.12h.，疗程 7 天。可根据感染程度加大或减少剂量，或延长疗程。也可与吡喹酮联合使用，但剂量要减半。粪便中虫卵常在治疗后 1 周内消失，但症状缓解可能需要数月。治疗后 1 个月虫卵未转阴者可再服 1 个疗程。

2. **对症治疗** 对重度感染、营养不良、肝功能异常或肝硬化者，应加强营养、纠正贫血及保护肝脏，以改善全身状况，并及时抗病原治疗。对于急性胆囊炎、胆石症、胆总管炎或胆道梗阻等并发症，应给予手术治疗，并加用抗菌药物。

【预防】

1. **控制传染源** 加强粪便管理，人粪或猫、狗、猪等粪便需经无害化处理，避免污染水源及鱼塘。消灭各种淡水螺。流行区的猫、狗等家畜有条件者予以定期驱虫。在流行区对居民进行普查普治。

2. **切断传染途径** 是预防本病的关键环节。不吃未经煮熟的鱼或虾；不喝生水、不吃生菜；不用盛过生鲜水产品的器皿盛放其他直接入口的食品；加工过生鲜水产品刀具等必须清洗消毒后才可使用；不用生的水产品喂猫、犬及猪等动物。

➢ **附：华支睾吸虫病的诊治流程图**

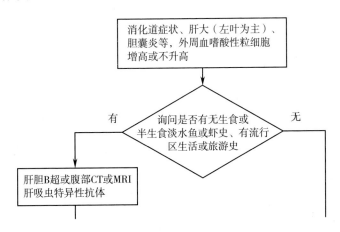

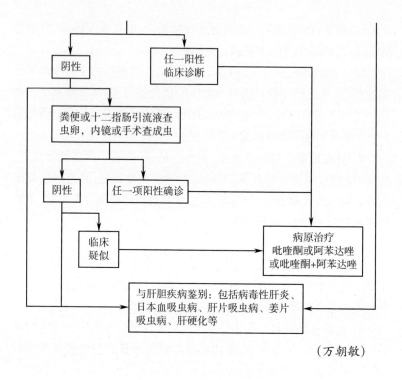

（万朝敏）

第七节 并殖吸虫病

【概述】

并殖吸虫病（paragonimiasis）又称肺吸虫病（lung fluke diseases），是由并殖吸虫引起的人兽共患性寄生虫病。主要临床表现为长期咳嗽、胸痛、咳铁锈色痰和游走性皮下包块。

【病因和流行病学特征】

对人体致病的并殖吸虫（*Paragonimus*）至少有 7 种。我国主要流行卫氏并殖吸虫（*P. westermani*）和斯氏狸殖吸虫（*P. skrjabini*），又名四川并殖吸虫（*P. szechuanensis*）。卫氏并殖吸虫的保虫宿主有猫、狗、狼、狐狸、虎、猪及果子狸等，主要寄生于终末宿主（人）的肺组织，引起肺部疾病，从食入幼虫到发育为成虫，一般需 2~3 个月。斯氏狸殖吸虫主要寄生于犬科、猫科和灵猫科等动物的肺，人并非其终末宿主,在人体内主要以未成熟的幼虫形式存在,不能发育为成虫而产卵,引起的疾病主要是幼虫移行症。

并殖吸虫的第一中间宿主是螺科类,第二中间宿主是淡水蟹和蝲蛄,在流行区,人主要通过生食或半生食(腌吃、醉吃、烧烤吃)淡水蟹或蝲蛄被感染,也可通过饮用含有囊蚴的生水而感染;还可因生食或半生食感染的野生动物或家养动物的肉类而被感染。以儿童与青少年多见。我国浙江和东北各省以卫氏并殖吸虫病为主;四川、云南、贵州、甘肃、陕西、湖南、湖北、山西及江西等地以斯氏狸殖吸虫病占绝大多数。

【诊断】

1. **流行病学史** 来自流行地区,生食用或半生食过淡水蟹或蝲蛄或野生动物或家养动物的肉类,或生饮过溪水。

2. **临床表现** 潜伏期一般3~6个月,短者数天,长者可达2年以上。

(1) 急性并殖吸虫病:为幼虫于腹腔和胸腔内移行所致。起病急,可有发热、不适、腹泻或上腹痛等;可有荨麻疹或喘息,随后可出现胸膜炎性胸痛、咳嗽及气急等。

(2) 慢性并殖吸虫病:大多数患者发现时已为慢性期。可有食欲缺乏、乏力和消瘦,部分有发热、哮喘发作和/或荨麻疹等。有以下临床类型:①胸肺型:以卫氏并殖吸虫病多见。主要表现为咳嗽和咳痰,痰中少量血或铁锈色或棕褐色痰;少数咯血;可因渗出性胸膜炎有胸痛和胸闷等。②皮下型:以斯氏狸殖吸虫病多见。典型表现为游走性皮下包块,大小不等,形态各异,多为单个,常位于腹壁、胸部、腰背部、下肢、腹股沟区及眼眶或面部。包块紧贴皮下与周围组织有粘连,少数可达肌层,触之可活动或有轻压痛,表面皮肤正常。③腹型:表现为腹痛、腹泻、腹胀、恶心及呕吐;可有全腹或右下腹轻压痛,偶可扪及腹部包块。累及肝脏者可有肝大,可形成嗜酸性肝脓肿或囊肿,严重感染者可有黄疸。偶有脾大和腹水。④脑脊髓型:以脑型多见。脑型可有头痛、呕吐、瘫痪、失语、视力减退、意识迟钝、癫痫发作、共济失调及感觉障碍等。脊髓型主要表现为脊髓受压部位以下运动障碍伴感觉缺损,可发生截瘫。⑤其他类型:如累及心包引起心包积液或致缩窄性心包炎;累及阴囊可见阴囊大小不等包块。

3. 实验室和辅助检查

(1) 常规检查:外周血白细胞总数可升高,急性期可高达 $40 \times 10^9/L$,嗜酸性粒细胞比率可达 30%~40%。血沉增快。外周血 IgE 水平可增高。

(2) 脑脊液等体液检查:①脑脊液:压力增高,蛋白含量轻度增加,糖和氯化物正常,常发现嗜酸性粒细胞升多,偶可找到虫卵。②浆膜腔积液:包括胸腔积液、腹水及心包积液,外观多呈草黄色或血性,蛋白定量明显增高,白细胞数增高,分类以多核细胞为主,嗜酸性粒细胞绝对计数增高。

(3) 影像学检查:

1) 肺部:早期胸膜反应及支气管周围炎症表现非常显著。活动期可见浸润性阴影、囊状或多囊状影、不规则的线形病变或结节影。恢复期表现为形态多样的纤维化瘢痕或钙化灶。

2) 脑部:头颅 CT 可显示不规则出血灶及高密度"肿块"样病灶,伴周围水肿,脑回明显肿胀,脑白质呈指状压迹改变。头颅 MRI 显示短 T_1 和长 T_2 出血灶;还可见脑内不规则水肿和"隧道征"等病变。

4. 病原学检查

(1) 痰液和肺泡灌洗液检查:取卫氏并殖吸虫感染后 2~3 个月的痰液或肺泡灌洗液,镜检可见虫卵、嗜酸性粒细胞及夏科-莱登晶体。斯氏狸殖吸虫病患者的痰中查不到虫卵,但可见大量嗜酸性粒细胞或夏科-莱登晶体。

(2) 粪便检查:卫氏并殖吸虫病患者有 15%~40% 可在粪便中找到虫卵。

(3) 浆膜腔积液检查:离心沉淀物中偶可查到虫卵和夏科-莱登晶体。

(4) 组织病理:取皮下包块或结节组织,病理检查可见不规则坏死腔穴和窦道,可见夏科-莱登晶体,部分可见虫卵、童虫或成虫,周围有大量嗜酸性粒细胞浸润。

(5) 免疫学检查:①特异性抗体:可在感染后 2~3 周,用 ELISA 法利用成虫可溶性抗原检查血清、脑脊液和浆膜腔积液中特异性抗体，有临床诊断价值；②循环抗原：用酶联免疫吸附抗原斑点试验(AST-ELISA)检测循环抗原，有临床诊断价值，还可用于疗效评价。

【鉴别诊断】

1. 肺型并殖吸虫病的鉴别诊断

(1) 肺结核：常有低热、乏力、咳嗽及咯血等症状，主要依靠 PPD 皮试、痰液涂片和培养等病原学检查和胸部增强 CT 检查等助诊。

(2) 结核性胸膜炎：以发热、咳嗽伴患侧胸痛和气急等为主要表现，依靠 PPD 皮试、胸腔积液涂片和培养等病原学检查等协助诊断。

2. 肺外并殖吸虫病的鉴别诊断

(1) 原发性癫痫：有阳性家族史，以典型大发作或典型小发作为主要表现，颅脑 CT 或 MRI 未发现异常，脑电图有异常癫痫波发放。

(2) 脑肿瘤：以头痛、呕吐、抽搐、精神症状及意识障碍为主要表现，主要依靠颅脑 CT 或 MRI 等检查协助诊断。

【治疗】

1. 病原治疗

(1) 吡喹酮：首选药物。用法：25mg/kg，t.i.d.，连服 2 天；或总剂量为 150~225mg/kg，分 3 天服完(三日疗法)。重症和脑型者 1 周后可重复 1 个疗程。

(2) 三氯苯达唑(triclabendazole)：5mg/kg，q.d.，连用 3 天；或 10mg/kg，单剂或服 2 次。需与食物同服。

2. 对症治疗 对咳嗽或咯血者可给予镇咳或止血剂。胸痛或腹痛者可给予止痛剂。癫痫发作者需使用抗癫痫药物控制发作。颅压增高者可应用脱水剂。瘫痪者可采用针刺和理疗等物理疗法。

3. 外科治疗 并殖吸虫病的肺内病灶比较分散，不宜手术治疗。但内科治疗无效者，尤其是脑型或脊髓型有压迫症状时，可考虑通过外科手术摘除囊肿或结节等。胸膜粘连明显者可行胸膜剥离术。

【预防】

1. 控制传染源 积极治疗患者和患病家畜。捕杀对人有害的保虫宿主。

2. **阻断传播** 在流行区要加强卫生宣传教育,提高自我防范意识,提倡科学烹调,不食生或半生的溪蟹和蝲蛄,不饮生溪水。教育群众不随地吐痰和大小便,防止虫卵入水。

➢ 附:并殖吸虫病的诊治流程图

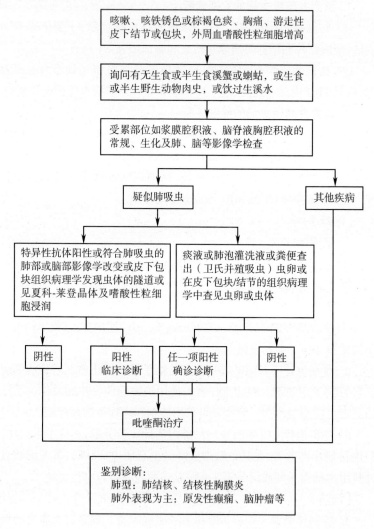

咳嗽、咳铁锈色或棕褐色痰、胸痛、游走性皮下结节或包块,外周血嗜酸性粒细胞增高

询问有无生食或半生食溪蟹或蝲蛄,或生食或半生野生动物肉史,或饮过生溪水

受累部位如浆膜腔积液、脑脊液胸腔积液的常规、生化及肺、脑等影像学检查

疑似肺吸虫　　　　　其他疾病

特异性抗体阳性或符合肺吸虫的肺部或脑部影像学改变或皮下包块组织病理学发现虫体的隧道或见夏科-莱登晶体及嗜酸性粒细胞浸润

痰液或肺泡灌洗液或粪便查出(卫氏并殖吸虫)虫卵或在皮下包块/结节的组织病理学中查见虫卵或虫体

阴性　　　阳性临床诊断　　　任一项阳性确诊诊断　　　阴性

吡喹酮治疗

鉴别诊断:
　肺型:肺结核、结核性胸膜炎
　肺外表现为主:原发性癫痫、脑肿瘤等

(万朝敏)

第八节 丝 虫 病

【概述】

丝虫病(filariasis)是丝虫寄生于人体淋巴管及淋巴结内引起的慢性传染病。早期主要表现为淋巴管炎与淋巴结炎,晚期主要表现为淋巴管阻塞及由此产生的系列表现。我国将本病纳入丙类传染病管理。

【病因和流行病学特征】

寄生于人体的丝虫有 8 种,包括班氏丝虫(*Wuchereria bancrofti*)、马来丝虫(*Brugia malayi*)、帝汶丝虫、罗阿丝虫、盘尾丝虫、常现丝虫、链尾丝虫和奥氏丝虫。我国仅有斑氏丝虫和马来丝虫流行。丝虫的幼虫在蚊体内发育,成虫在人体内发育,为雌雄异体,常缠结在一起寄生于淋巴管及淋巴结内。血中有微丝蚴的患者或带虫者是主要传染源。班氏丝虫的主要传播媒介为淡色库蚊和致倦库蚊,马来丝虫的主要传播媒介为嗜人按蚊和中华按蚊。人群普遍易感。病后免疫力低,常反复感染。感染季节多在 5~10 月份。我国已于 2008 年基本控制丝虫病的流行,但仍存在输入性或可能残存的传染源引起传播的潜在风险。

【诊断】

1. **流行病学史** 来自疫区或曾经到过疫区,有蚊虫叮咬史。

2. **临床表现** 潜伏期 3~12 个月,甚至更长。部分感染者无临床症状,但在潜伏期后出现微丝蚴血症,成为带虫者,如不治疗,微丝蚴血症可持续 10 年以上。儿童病例常见腹股沟和滑车淋巴结炎及淋巴管炎,可见皮下一条"红线"离心性发展,以下肢多见。青春期后男性可表现为精索炎、附睾炎或睾丸炎,局部压痛,有结节形成。慢性淋巴水肿和阴囊积水在儿童很少见。斑氏丝虫可引起泌尿系统及腹部淋巴管阻塞而致乳糜尿。继发细菌感染会促进象皮肿的进展。在局部淋巴管炎和淋巴结炎发作时,常有畏寒、发热、头痛、关节酸痛和荨麻疹等表现,即为丝虫热。另外,微丝蚴能引起热带肺嗜酸性粒细胞增多症,以夜间发作性咳嗽、哮喘、持续性嗜酸性粒细胞增多及血清 IgE

水平升高为主要特征。

3. **实验室检查** 外周血白细胞总数一般正常,但在丝虫热时常增高;嗜酸性细胞明显增高。

4. **病原学检查**

(1)微丝蚴检查:在晚上9时至次晨4时取血样涂片,镜检观察微丝蚴在血中卷曲摆动情况。还可取体液和尿液,采用直接涂片法、离心浓集法及薄膜过滤浓集法,镜检观察微丝蚴。

(2)组织活检成虫:在肿大淋巴结或可疑结节的抽取物或切除结节组织中找成虫或微丝蚴。

(3)免疫学检查:用ELISA双抗体法和斑点ELISA法检测血液中班氏或马来丝虫循环抗原,有诊断意义。检测血清抗丝虫抗体,有辅助诊断价值。

【鉴别诊断】

1. **其他病原所致淋巴结炎、淋巴管炎、精索炎、附睾炎及睾丸炎** 这些疾病很少表现为周期性发作,无外周血嗜酸性粒细胞增多,血涂片不能查见微丝蚴。

2. **腹腔结核或肿瘤** 乳糜尿与象皮肿应与腹腔结核或肿瘤压迫所致者相鉴别,这些患者没有急性丝虫病史,血涂片不能查见微丝蚴,腹部影像学检查和PPD皮试等有助于排查。

【治疗】

1. **病原治疗** 主要是杀灭成虫。

(1)乙胺嗪(diethylcarbamazine citrate):可杀灭微丝蚴和成虫,对马来丝虫病的疗效更佳。用法:2mg/kg,t.i.d.,疗程12天,或6mg/kg,单剂顿服。对于热带肺嗜酸性粒细胞增多症,采用2mg/kg,t.i.d.,疗程12~21天。

(2)呋喃嘧酮(furapyrimidone):为我国研发的抗丝虫新药,可杀灭微丝蚴与成虫,对马来丝虫病和班氏丝虫病都有良好疗效。总剂量140mg/kg,采用7天疗法,对班氏丝虫病的疗效优于乙胺嗪。

(3)多西环素(doxycycline):可作为替代选择。2mg/kg,b.i.d.,最大量200mg/d,疗程4~6周。

2. 对症治疗 ①急性淋巴管炎及淋巴结炎:可口服泼尼松、保泰松及阿司匹林,疗程 2~3 天。有细菌感染者需加用抗菌药物。②乳糜尿:卧床休息,抬高骨盆部,多饮开水,多食淡菜,限制脂肪和蛋白摄入。③热带肺嗜酸性粒细胞增多症:可用糖皮质激素减轻炎症,使用支气管扩张剂缓解支气管痉挛。

3. 象皮肿的治疗 ①保持患肢皮肤清洁,避免挤压摩擦及外伤;②辐射热烘绑疗法:将患肢放入砖砌腿炉或电烘箱内,温度 60~100℃,每天或隔天 1 次,每次 30 分钟,1 个月为 1 疗程,1 年内可行 2~3 个疗程;③外科疗法:下肢严重者可施行皮肤移植术,阴囊象皮肿可施行整形术。

【预防】

1. 普查普治 对既往确诊丝虫病并接受过治疗者进行复查复治;对以往未检测者进行补查补治;加强流动人口的管理,发现患者,及时治疗直至转阴。

2. 阻断传播 加强对血检阳性户的蚊媒监测,发现感染者,即以感染者为中心,向周围人群扩大查血和灭蚊,以清除疫点和防止继续传播。

➤ 附:丝虫病的诊治流程图

```
┌─────────────────────────────────────────────────────────┐
│ 淋巴结炎和淋巴管炎,或伴发热、荨麻疹等;夜间发作性咳嗽伴哮喘       │
│ 来自疫区或曾到过疫区,有蚊虫叮咬史                             │
└─────────────────────────────────────────────────────────┘
                          ↓
┌─────────────────────────────────────────────────────────┐
│ 1)血常规:嗜酸性粒细胞增多                                    │
│ 2)血清IgE水平升高                                           │
│ 3)血涂片检查微丝蚴                                           │
│ 4)组织活检找到成虫或微丝蚴                                     │
└─────────────────────────────────────────────────────────┘
                          ↓
┌─────────────────────────────────────────────────────────┐
│ 1)病原治疗:①乙胺嗪2mg/kg, t.i.d., 疗程12天,或6mg/kg,单剂顿服; │
│ ②呋喃嘧酮总剂量140mg/kg,连服7天;③多西环素2mg/kg, b.i.d., 最大量 │
│ 200mg/d,疗程4~6周                                          │
│ 2)对症治疗和象皮肿的治疗                                      │
└─────────────────────────────────────────────────────────┘
```

(舒　敏)

第九节 钩 虫 病

【概述】

钩虫病(ancylostomiasis)是由钩虫寄生于人体小肠所引起的肠道寄生虫病,其主要临床表现有贫血、营养不良和胃肠功能失调,儿童严重感染者可出现严重贫血和生长发育障碍。感染后无临床症状时,称为钩虫感染。

【病因和流行病学特征】

人兽共患性钩虫有9种,寄生于人体的主要有十二指肠钩口线虫和美洲板口线虫,其成虫呈半透明米黄色或淡红色,长约1cm,寄生于小肠上段,所产虫卵随粪便排出,在适宜土壤中发育为杆状蚴和丝状蚴(钩蚴),当钩蚴接触人体皮肤或黏膜时,受温度刺激即侵入人体,随血液循环,通过肺部和气管上行至咽喉部,再到达肠道发育为成虫。钩虫病和钩虫感染者是唯一传染源。皮肤接触污染的土壤为主要传播途径。婴幼儿可因尿布或衣物晾晒在或落在沾有钩蚴的地面上而受染。生食被污染的蔬菜或使用被污染的食具可经口腔黏膜感染。偶有经胎盘感染引起先天性钩虫病。十二指肠钩口线虫还可经母乳传播。钩虫病遍及全球,我国除西藏和西北干寒地区外的区域都有本病存在。

【诊断】

1. **流行病学史** 来自疫区,有赤足下田或污染土壤接触史。

2. **临床表现**

(1)幼虫所致症状:①钩蚴性皮炎:幼虫钻入的局部皮肤有针刺、烧灼和奇痒感,出现红色斑丘疹,1~2天内出现红肿及水疱,搔破后可有浅黄色液体流出,而后结痂和脱皮,于数天内消失,多位于手指和足趾间。若有继发细菌感染则形成脓疱,可有发热和淋巴结炎。②呼吸道症状:幼虫移行至肺时,可出现咳嗽和痰中带血,常伴有畏寒、发热等全身症状。重者可有持续性干咳、胸痛和哮喘。若一次性大量感染钩蚴,可引起哮喘发作。

(2)成虫所致症状:主要表现慢性低色素小细胞性贫血和低蛋白

血症及胃肠功能紊乱,少数出现喜食生米、生豆,甚至泥土、煤渣、破布等"异嗜症"。

(3) 婴儿钩虫病:主要表现为排柏油样黑便、贫血、腹泻、食欲缺乏及生长发育落后等,常伴肝脾大,易并发支气管肺炎或肠出血等,病死率较高。

3. 实验室检查

(1) 常规及生化检查:大便隐血多呈阳性。常见低色素小细胞性贫血,网织红细胞正常或轻度增高;白细胞总数和嗜酸性粒细胞在早期增高,后期特别是有严重贫血时则降低。可有低蛋白血症。

(2) 血清铁和骨髓象:血清铁浓度显著降低,一般在 9μmol/L 以下。骨髓呈增生现象。

4. 病原学检查 ①虫卵检查:采用直接涂片或饱和盐水漂浮法,检出钩虫卵可确诊。②钩蚴培养:大便培养经 5~6 天孵出钩蚴或痰中找到钩蚴等可确诊。③成虫检查:大便淘洗或肠镜检查,找到钩虫的成虫是确诊依据。

【鉴别诊断】

1. 贫血的鉴别诊断 需与其他原因引起的缺铁性贫血及其他贫血如再生障碍性贫血、溶血性贫血和恶性贫血等相鉴别。需结合病史、伴随症状、血象、血清铁及骨髓检查等进行鉴别。

2. 黑便的鉴别诊断 需与消化性溃疡相鉴别。消化性溃疡的上腹部疼痛呈周期性发作并有节律性,常伴有反酸和嗳气等症状。内镜检查可助于鉴别。

【治疗】

1. 病原治疗 ①阿苯达唑(albendazole):又称丙硫咪唑。2 岁以上儿童 400mg,一次顿服。如有必要,可重复使用。②甲苯达唑(mebendazole):又称甲苯咪唑。100mg,q.d.,连服 3 天;或 500mg,一次顿服。③双羟萘酸噻嘧啶(pyrantel pamoate):简称噻嘧啶。11mg/kg,q.d.,最大量 1g/天,连服 3 天。若用一种驱钩虫药未驱尽时,可换用另一种药物,借以提高疗效和减少副作用。

2. 对症治疗 主要是治疗贫血和营养不良。给予富含维生素和蛋白质饮食。有贫血时,同时补充铁剂与高蛋白饮食。常用硫酸亚铁,20~30mg/(kg·d),分 3 次,服用铁剂时间宜长,以补足组织内贮存铁。

【预防】

1. 普查普治和卫生宣教 在流行地区进行普查、普治。不要随地大便,以防止土地被含有虫卵的粪便污染。

2. 加强个人防护 避免皮肤直接与土壤接触,教育儿童不在泥土上玩耍,婴幼儿穿开裆裤不宜直接坐在土地上,以防止钩蚴入侵;不喝生水,不吃生菜,以防止钩蚴经口传染。

➤ **附:钩虫病的诊治流程图**

```
┌─────────────────────────────────────────────────┐
│     贫血、黑便、食欲缺乏、腹泻、营养不良;         │
│     来自钩虫病疫区,有赤足接触泥地史               │
└─────────────────────────────────────────────────┘
                        ↓
┌─────────────────────────────────────────────────┐
│ 1)粪便检查:粪便隐血阳性                         │
│ 2)血常规:低色素小细胞性贫血                     │
│ 3)血清铁浓度显著降低                             │
│ 4)病原学检查:粪便中查到钩虫卵或孵出钩蚴         │
└─────────────────────────────────────────────────┘
                        ↓
┌─────────────────────────────────────────────────┐
│ 1)驱虫治疗:①阿苯达唑2岁以上儿童400mg,顿服。   │
│ ②甲苯达唑100mg,q.d.,连服3天;或500mg,顿服。   │
│ ③双羟萘酸噻嘧啶11mg/kg,q.d.,最大量1g/d,连服3天│
│ 2)对症治疗:治疗贫血和营养不良                   │
└─────────────────────────────────────────────────┘
```

(舒 敏)

第十节 蛔 虫 病

【概述】

蛔虫病(ascariasis)是由似蚓蛔线虫寄生于人体小肠内所引起的寄生虫病。最常见于儿童。临床上可无症状,或出现反复发作的脐周疼痛和食欲缺乏,重者可影响生长发育,因其有钻孔习性,可引起多种并发症。

【病因和流行病学特征】

蛔虫形似蚯蚓,雌雄异体。雌虫的虫卵随粪便排出。虫卵对外界抵抗力强,常用化学消毒剂及化肥不影响其发育。食用的腌菜和泡菜的盐水不能杀死虫卵。加热至 60~65℃ 5 分钟可将虫卵杀死。蛔虫病患者和无症状感染者为传染源。人体感染的主要途径是经口吞入感染期虫卵。主要通过污染的手或不洁蔬菜、瓜果和饮水等,也可通过鸡、犬和蝇类等机械性携带扩散而传播。蛔虫病与环境卫生和个人卫生密切相关。儿童患病率高于成人。

【诊断】

1. **流行病学史**　有排虫或吐虫史,或有生食含有虫卵的蔬菜或瓜果史。

2. **临床表现**　潜伏期约 8 周左右。大多数蛔虫感染者无症状,称为蛔虫感染。长期中至重度感染者出现临床症状,称为蛔虫病。

(1) 肠蛔虫病:主要表现为反复发作性脐周痛(无压痛及腹肌紧张),可有食欲缺乏、恶心、呕吐、腹泻或便秘、荨麻疹、夜惊、磨牙及异食癖等。成虫在某些情况(如发热或麻醉或某些驱虫药)下可引起移行症。

(2) 幼虫移行症:短期内生食含大量虫卵的蔬菜或瓜果者,于 7~9 天后出现低热、乏力、咽部异物感、阵咳或哮喘样发作,偶有痰中带血丝,少数伴荨麻疹。持续 7~10 天后逐渐缓解。

(3) 并发症:①胆道蛔虫症:最常见。突发剑突下或右上腹阵发性剧烈疼痛,伴辗转不安、大汗淋漓及面色苍白,有时可吐出蛔虫。体征轻,仅有剑突下轻压痛伴腹肌轻度紧张,虫体可自行退出而腹痛缓解,但可反复发作。可继发胆囊炎、胆管炎、胰腺炎及肝脓肿等。②机械性肠梗阻:多为不完全性。表现为阵发性脐周痛、频繁呕吐、明显腹胀伴肠型及蠕动波。腹部扪及条索状包块为其特征。梗阻时间过长可并发肠穿孔或肠扭转。蛔虫钻入阑尾可引起阑尾炎。③蛔虫性腹膜炎:蛔虫穿过小肠壁进入腹腔,引起腹痛、腹胀及全腹压痛等腹膜炎表现。

3. **实验室检查**　有幼虫移行症时,常有外周血嗜酸性粒细胞增高和血清 IgE 水平升高。

4. **病原学检查**　有时可从大便或呕吐物中排出蛔虫成虫。取粪便直接涂片或浓集法查蛔虫卵。蛔虫性肺炎或幼虫移行所致过敏性肺炎者,痰中可查见幼虫。

【鉴别诊断】

1. **消化性溃疡**　腹痛部位多为上腹部,疼痛发作可与进食等相关或夜间发作,常伴反酸或嗝逆,内镜可协助诊断。

2. **蛔虫病并发症的鉴别诊断**

(1) 肠套叠:表现为阵发性哭闹不安、呕吐及排果酱样血便,腹部检查触到腊肠样包块,腹部超声可显示其特殊征象。

(2) 急性阑尾炎:急性发作转移性右下腹痛或初起即为右下腹痛,查体右下腹固定压痛伴反跳痛和肌紧张。白细胞总数、中性粒细胞及 CRP 增高。腹部 B 超发现阑尾肿胀、积液或包裹积液(脓)。

(3) 结核性腹膜炎:常有结核病史或结核病接触史,长期低热伴有腹痛、腹胀、腹水、腹部包块或腹壁柔韧感;腹水检查和影像学检查及 PPD 皮试阳性有助于诊断。

(4) 急性胆囊炎和急性胰腺炎:急性胆囊炎常有发热伴右上腹剧烈绞痛,阵发性加重,腹部超声和胆道造影等可鉴别。与急性胰腺炎的鉴别有时困难,高度怀疑者可行十二指肠引流找虫卵,或内镜胰胆管造影(ERCP)帮助诊断。

【治疗】

1. **病原治疗**

(1) 一线治疗:苯咪唑类。2 岁以上儿童可用:①阿苯达唑:400mg,单剂顿服。②甲苯达唑:100mg,b.i.d.,连服 3 天;或 500mg,单剂顿服。2 岁以下儿童的安全性数据不足,服用时应权衡利弊。

(2) 替代治疗:①伊维菌素:0.15~0.2mg/kg,单剂顿服。②硝唑尼特(nitazoxanide,NTZ):1~3 岁 100mg,4~11 岁 200mg,≥12 岁 500mg,b.i.d.,连服 3 天。

(3) 哌嗪(piperazine):有抗胆碱能作用,可使虫体肌肉麻痹,适用于并发机械性肠梗阻或胆道蛔虫症患者。75mg/kg,空腹或睡前顿服,最大量 3g/d,连用 2 天。重度感染可连服 3~4 天或 1 周后再重复治疗一次。

2. **幼虫移行症的治疗**　症状明显者可用常规剂量糖皮质激素如泼尼松 3~5 天,同时驱虫治疗。

3. **并发症的治疗** ①胆道蛔虫病:原则为解痉止痛、早期驱虫及抗感染。解痉治疗可使蛔虫从胆道退出。驱虫首选哌嗪,效果不佳时,可选用阿苯达唑或甲苯达唑。发热者应使用抗菌药物。并发急性化脓性胆管炎、肝脓肿或出血坏死性胰腺炎者需外科治疗。②蛔虫性肠梗阻:给予禁食、胃肠减压、解痉止痛、纠正脱水及酸中毒。腹痛缓解后驱虫,首选哌嗪。并发肠坏死、穿孔、腹膜炎及完全性肠梗阻者应及时手术治疗。

【预防】

主要是普治患者,杜绝感染来源;做好粪便管理;讲究个人卫生,防止虫卵入口。

➤ 附:蛔虫病的诊治流程图

```
┌─────────────────────────────────────────────────┐
│ 反复发作性脐周疼痛、食欲缺乏、呕吐、腹泻或便秘、荨麻疹; │
│ 有排虫或吐虫史,生食含有虫卵的蔬菜或瓜果              │
└─────────────────────────────────────────────────┘
                        ↓
┌─────────────────────────────────────────────────┐
│              粪便查见蛔虫卵                          │
└─────────────────────────────────────────────────┘
                        ↓
┌─────────────────────────────────────────────────┐
│ 1)驱虫治疗:①苯咪唑类(2岁以上):阿苯达唑400mg,顿服;甲苯达唑 │
│ 100mg,b.i.d.,连服3d,或500mg,顿服。②伊维菌素:0.15~0.2mg/kg,顿 │
│ 服。③硝唑尼特:1~3岁100mg,4~11岁200mg,≥12岁500mg,b.i.d.,连服 │
│ 3d。④哌嗪:75mg/kg,空腹或睡前顿服,最大量3g/d,连用2d。重度感染 │
│ 者连服3~4天或1周后重复治疗一次                        │
│ 2)并发症治疗:对症治疗;哌嗪驱虫;必要时外科治疗        │
└─────────────────────────────────────────────────┘
```

(舒 敏)

第十一节 蛲 虫 病

【概述】

蛲虫病(pinworm disease)是蛲虫寄生于肠道内所引起的寄生虫病。儿童常见,临床上以肛周和会阴部瘙痒和夜眠不安为主要特点。

【病因和流行病学特征】

蠕形住肠线虫(*Enterobius vermicularis*),简称蛲虫,形体细小如白色线头,虫卵在人体肠腔内发育成幼虫(蚴),雌雄虫交配后,雄虫很快死亡并被排出。当人熟睡后,肛门括约肌松弛,雌虫顺肠腔移动到肛门外,在肛门周围排卵,当患儿用手搔抓时,虫卵可再经口食入而形成自身感染。患者为传染源。经粪-口途径传播。感染期卵也可散落在衣裤、被褥或玩具及食物上,经吞食或随空气吸入经鼻咽部进入消化道而感染。蛲虫病多见于学龄前和学龄儿童。在卫生条件差的地区或集体机构内易于传播。常见自身重复感染。

【诊断】

1. **流行病学史** 集体机构内小朋友、玩伴及其家人有类似表现的患者。

2. **临床表现** 主要表现为肛周和会阴部奇痒,尤以夜间为甚,造成睡眠不佳、烦躁、手乱抓、外阴皮疹发红及遗尿,时有食欲缺乏、恶心、呕吐及腹泻等。偶因蛲虫异位寄生引起子宫内膜炎、输卵管炎及尿道炎等。部分患者可无症状。

3. **病原学检查** 于入睡后 1~3 小时,检查其肛周或内裤可见白色棉线样细小成虫;或于清晨大便前或洗澡前用棉拭或透明胶纸在肛周采样,镜检找虫卵。

【鉴别诊断】

1. **会阴部感染或湿疹** 蛲虫引起会阴部皮肤瘙痒和皮疹,与会阴真菌感染和湿疹表现相似。肛周查见蛲虫或虫卵是诊断蛲虫病的直接证据。

2. **泌尿道感染** 蛲虫病并尿道炎的临床表现与一般泌尿道感染相似,可通过尿液常规检查或尿培养加以区别。

【治疗】

药物驱虫应与预防措施同步,才能达到根治的目的。

1. **病原治疗** ①甲苯达唑:100mg,单剂顿服。<2 岁应权衡利弊谨慎使用。②阿苯达唑:≥2 岁或体重≥20kg,400mg;<2 岁,200mg,单剂顿服。③双羟萘酸噻嘧啶:11mg/kg(最大量 1g),单剂顿服。2 周内可复治 1 次。如果仍然失败,应考虑治疗全部密切接触者,并在 2 周后再次治疗以预防再次感染。

2. **外用药** 蛲虫软膏或 2% 白降汞软膏等,睡前涂于肛门部,可杀虫止痒。

【预防】

1. **防止自身重复感染**　加强手卫生,常剪指甲,饭前便后洗手,纠正吃手指的坏习惯。蛲虫病患儿睡觉时穿全裆裤,不让手接触肛门,晨起后洗澡或清洗局部并换洗内裤,勤换睡衣及卧具,内衣和卧具等用开水烫洗或日晒消毒。

2. **防止交叉感染**　由于蛲虫病易在托幼机构内流行,也可在家庭成员之间传播,故发现孩子患蛲虫病后,应在集体机构和家庭内进行普查普治。

➢ 附:蛲虫病的诊治流程图

```
┌─────────────────────────────────────────────────┐
│   肛周及会阴部瘙痒、睡眠不宁、食欲缺乏、呕吐、腹泻;      │
│        托幼机构、玩伴及家中有类似患者                 │
└─────────────────────────────────────────────────┘
                       ↓
┌─────────────────────────────────────────────────┐
│ 1)入睡后1~3小时,肛周或内裤上查见成虫                 │
│ 2)清晨大便前用棉拭或透明胶纸在肛周采样,显微镜下检查虫卵  │
└─────────────────────────────────────────────────┘
                       ↓
┌─────────────────────────────────────────────────┐
│ 1)病原治疗:①甲苯达唑:100mg,顿服。②阿苯达唑:≥2岁或体重 │
│ ≥20kg:400mg;<2岁:200mg,顿服。③双羟萘酸嘧啶:11mg/kg │
│ (最大量1g),顿服。2周内可复治1次。如果仍然失败,应考虑治疗全部 │
│ 密切接触者,并在2周后再次治疗以防止再次感染              │
│ 2)外用药:蛲虫软膏或2%白降汞软膏等,睡前涂于肛门部        │
│ 3)注意个人卫生,防止自身重复感染                       │
└─────────────────────────────────────────────────┘
```

(舒　敏)

第十二节　类圆线虫病

【概述】

类圆线虫病(strongyloidiasis)是由粪类圆线虫引起的寄生虫病,临床表现复杂多样,大多数无症状,典型表现为胃肠炎、肺炎和皮肤改变,主要因变态反应所致。免疫低下者可病情严重,甚至导致死亡。

【病因和流行病学特征】

粪类圆线虫(*Strongyloides stercoralis*)是寄生生活世代和自身生活

世代交替的兼性寄生虫。成虫寄生在人体十二指肠和空肠黏膜及黏膜下,排出的虫卵立即孵化释出杆状蚴,在温暖潮湿的土壤中,经自生世代发育为丝状蚴和成虫。在某些情况下,杆状蚴在肠腔内发育为感染性丝状蚴,穿过肠黏膜或肛周皮肤,重新进入感染循环,形成体内自身感染。患者和带虫者为传染源。主要通过接触含有感染性丝状蚴的粪便或污染的土壤经皮肤感染。我国有 26 个省(自治区)发现粪类圆线虫感染者,主要流行于南部地区,以海南省的感染率最高。有家庭聚集性。

【诊断】

1. **流行病学史** 有与泥土接触的病史。

2. **临床表现**

(1) 皮肤病:①急性感染期:幼虫穿过皮肤处有水疱性丘疹,可引起匐行症;躯干部和臀部(特别是肛周)有线状或带状荨麻疹样皮疹。②慢性感染期:为自身感染的幼虫引起肛周或臀部皮肤弥漫性皮疹,可为肉芽肿性,有时迅速进展为瘀点、瘀斑,并出现脓毒症样表现(超感染)。

(2) 胃肠炎:常见上腹痛和食欲缺乏。迁延性感染表现为慢性腹泻、呕吐和腹胀,还可发生蛋白和脂肪吸收障碍,排恶臭且多泡沫的白色粪便,甚至严重脂肪泻,可伴低蛋白性水肿、生长发育迟缓、维生素 B_{12} 和叶酸缺乏。重度感染时可出现麻痹性肠梗阻、电解质紊乱和脱水,甚至肠穿孔或全身衰竭。

(3) 肺炎:幼虫在肺移行时可引起过敏性肺炎和哮喘,常有低热、咳嗽及咳痰,或引起胸膜炎。重度感染者有呼吸困难、咯血及高热等。

(4) 其他表现:幼虫可移行到脑、肝、心及骨骼肌等部位,引起强烈的免疫反应而有相应表现,还可导致播散型感染,常见败血症样表现、休克或呼吸窘迫。虫体代谢产物及死亡崩解产物可引起全身中毒症状(如发热)、贫血及神经症状(如烦躁、失眠)等。

3. **实验室检查** 急性感染期外周血嗜酸性粒细胞常达 15%~85%;血清 IgE 水平常升高。慢性感染时,嗜酸性粒细胞增高可为其唯一表现。但在超感染和播散型感染时,嗜酸性粒细胞及血清 IgE 水平通常不升高。

4. 病原学检查

（1）幼虫检查：粪便中查见杆状蚴或丝状蚴。超感染或播散型感染者可在痰液或肺泡灌洗液、尿、腹水或皮肤活检组织甚至脑脊液中找到幼虫。

（2）虫卵检查：粪便可检出虫卵。采用沉淀法和贝氏分离法可提高检出率。

（3）成虫检查：胃和十二指肠引流液可检出粪类圆线虫的成虫。

（4）特异性抗体：用 ELISA 法检查血清中抗丝状蚴抗原的 IgG 抗体，有利于慢性感染和亚临床感染的诊断。

【鉴别诊断】

1. 其他病原所致肠炎 当主诉为脓血便或水样便时，应与细菌性痢疾、阿米巴痢疾、钩虫病及溃疡性结肠炎等相鉴别，主要依靠病原学检查助诊。

2. 消化性溃疡 当主诉为腹痛时，应与胃和十二指肠溃疡等相鉴别。消化性溃疡常表现为上腹痛、嗳气及反酸等症状，十二指肠溃疡疼痛多在餐后 2~3 小时出现，可通过内镜检查鉴别。

【治疗】

对于确诊病例，无论有无症状，都需要抗病原治疗。还要保持大便通畅，注意保持肛门周围洁净，以防止自身感染。

1. 病原治疗 ①伊维菌素：首选。0.2mg/kg，q.d.，疗程 1~2 天。体重 <15kg 儿童应权衡利弊谨慎使用。②阿苯达唑：8mg/kg，q.12h.，最大量 800mg/d，连服 7 天，若为播散型感染或超感染可延长疗程（至少 10 天或直至粪便中不能检出虫卵）。治疗后每 15 天检查粪便中病原体，若阳性可重复治疗。

2. 对症治疗 皮肤瘙痒者可用抗组胺药物。哮喘患者可吸入 β-受体激动剂。重症患者应积极采取对症及支持疗法，纠正水和电解质紊乱和控制继发感染等。

【预防】

要注意个人防护，避免发生自身感染，尤其是临床应用激素或免疫抑制剂之前，应做类圆线虫的常规检查，若发现有感染，应给予彻底治疗,以免发生重度自身感染。还要加强粪便及水源管理。

> 附:类圆线虫病的诊治流程图

```
┌─────────────────────────────────────────────────────────┐
│ 水泡样丘疹或荨麻疹样或肉芽肿样皮疹,胃肠炎,肺炎或哮喘等; │
│ 有与泥土接触的病史                                        │
└─────────────────────────────────────────────────────────┘
                            ↓
┌─────────────────────────────────────────────────────────┐
│ 1)外周血嗜酸性粒细胞明显增多                             │
│ 2)粪便中查见杆状蚴或丝状蚴或虫卵;痰液或BALF、尿、腹水、皮肤活│
│ 检或脑脊液中查见幼虫                                      │
│ 3)特异性IgG抗体检测阳性                                  │
└─────────────────────────────────────────────────────────┘
                            ↓
┌─────────────────────────────────────────────────────────┐
│ 1)病原治疗:①伊维菌素0.2mg/kg,q.d.,疗程1~2d,体重<15kg慎用;│
│ ②阿苯达唑8mg/kg,q.12h.,最大量800mg/d,连服7d,若为播散型感染或│
│ 超感染者可延长疗程(至少10d或直至粪便中未检出虫卵)。治疗后每15d检│
│ 查粪便中病原体,若阳性可重复治疗                          │
│ 2)对症治疗;重症支持治疗                                 │
│ 3)防止自身感染                                          │
└─────────────────────────────────────────────────────────┘
```

(舒 敏)

第十三节　广州管圆线虫病

【概述】

广州管圆线虫病(angiostrongyliasis cantonensis)是由广州管圆线虫引起的人兽共患性食源性寄生虫病。感染后幼虫在人体内移行,主要侵犯内脏,尤其是中枢神经系统,表现为嗜酸性粒细胞性脑膜炎和脑膜脑炎等。

【病因和流行病学特征】

广州管圆线虫(*Angiostrongylus cantonensis*)主要寄生于终宿主鼠类(如黑家鼠、褐家鼠及野鼠等)肺动脉及右心内,第1期幼虫经呼吸道至消化道随粪便排出,在潮湿或有水的环境中发育3周,幼虫被中间宿主吞入体内或主动钻入,发育为第2期幼虫和第3期幼虫,后者为感染性幼虫。有78种软体动物(陆地蜗牛、淡水螺和蛞蝓类等)为中间宿主。蛙、鱼、虾、蟹及猪等为转续宿主。感染的终宿主与体内含感染性幼虫的中间宿主和转续宿主都是传染源。人因生食或半生食含第 3 期幼虫的中间宿主或转续宿主而感染,生吃被幼虫污染的蔬菜、瓜果或喝生水也可感染。感染性幼虫还可经皮肤感染。在人体内虫体停留在第 4 期幼虫或成虫早期(性未成熟)阶段。本病主要流行于东南亚地区及太平洋岛屿,我国主要分布于浙江、福建、江西、湖南、广东、广西、海南和台湾省或自治区。易感人群主要为青壮年。婴幼儿可通过接触感染。

【诊断】

1. **流行病学史** 近期生食或半生食螺肉及其他淡水产品,或有接触感染的中间宿主或转续宿主史。

2. **临床表现** 潜伏期 1~36 天,儿童潜伏期平均 14 天。

(1)发热:早期多有发热,可呈间歇热或弛张热,持续时间长短不一。

(2)脑膜炎或脑膜脑炎:以头痛最为常见,初为间歇性,后发作渐频或发作期延长或呈持续性,呈胀裂性痛,难以忍受;常伴呕吐、感觉异常、肌肉酸痛、皮肤触摸痛和颈项强直;可有精神症状;可有第Ⅱ、Ⅲ、Ⅳ、Ⅵ和Ⅶ对脑神经受损征象;重者可有瘫痪、惊厥及昏迷,甚至死亡。

(3)眼病:可出现眼痛、视物模糊、畏光及复视,甚至出血、视网膜脱离及失明。早期眼底检查多无异常,后期可见视神经盘水肿和视网膜静脉扩张。

(4)其他表现:部分有皮疹及局部皮肤痛觉过敏。呼吸系统受累可出现咳嗽及肺部影像学改变;消化系统受累可有腹痛、腹泻或便秘等,但持续时间较短;部分患者有肝大。

(5)儿童临床特点:多以嗜酸性粒细胞性脑膜炎及脑膜脑炎为主要表现,病情一般较重,常见嗜睡、发热、肌肉抽搐、四肢无力或弛缓性瘫痪及昏迷等。肺部感染及眼部受累较成人多见。

3. **实验室和辅助检查**

(1)常规检查:外周血白细胞计数正常或轻度升高,嗜酸性粒细胞增多,常达 8%~37%。脑脊液压力升高,外观清亮或稍黄浊,白细胞增多,常达 $(50~1\,400)\times10^6/L$,嗜酸性粒细胞常达 10%~62%;蛋白正常或升高;糖和氯化物多在正常范围。

（2）影像学检查：肺部受累者可见小斑片状毛玻璃浸润灶和小结节病灶。病灶以两肺野周边部散在分布为特点。神经系统表现多样化，可累及脑实质、脑膜、脑室管膜、神经根或脊髓，表现为多结节样强化和软脑膜异常强化，长条形强化病灶是其特征性表现。

4. 病原学检查

（1）镜检找病原体：可在脑脊液、眼部及尸检组织中查找幼虫或发育早期成虫。找到虫体是确诊依据。脑脊液的幼虫检出率仅为2.5%~10%。

（2）特异性抗原：用ELISA法检测脑脊液及血清中广州管圆线虫蚴的可溶性抗原，阳性可作为确诊依据。脑脊液的检出率高于血清检出率。

（3）特异性抗体：ELISA或间接荧光抗体试验法。在感染后30~50天，血清特异性IgG抗体水平最高，阳性率为100%。血清特异性IgM抗体阳性，提示新近感染。

【鉴别诊断】

1. **脑囊尾蚴病**　有明确食入生蔬菜史；以持续性头痛、癫痫及精神异常为主要表现；脑脊液以淋巴细胞增多为主；头颅CT或MRI有典型含囊尾蚴的囊状病灶；囊尾蚴特异性抗体阳性；组织活检可找到囊尾蚴。

2. **曼氏裂头蚴病**　有用生蛙肉贴敷治病或生食蛙肉或蛇肉，或进食未煮熟的淡水鱼和虾蟹史，以发热、皮疹及皮下游走性肿块为主要表现。组织活检找到曼氏裂头蚴。外周血白细胞计数及嗜酸性粒细胞比例均升高。血清抗曼氏裂头蚴IgG及IgM抗体阳性。

3. **脑型并殖吸虫病**　有生食溪蟹、蝲蛄、淡水虾或饮用生溪水史；临床有咳嗽、咯血、咳铁锈色痰、胸腔积液及皮下游走性包块等表现；肺部影像学有病灶；并殖吸虫特异性抗体阳性；皮下包块活检可查到虫体或虫卵。

4. **犬弓首线虫蚴病**　有与狗的密切接触史，以食欲缺乏、发热、皮疹及腹痛等为主。动态超声可见肝内"游走性"片状或条索状实质性病灶。外周血白细胞及嗜酸性粒细胞比例均明显升高。血清抗犬弓首线虫蚴IgG及IgM抗体阳性。

【治疗】

尚无疗效满意的抗病原药物,以对症治疗为主。

1. **对症治疗** 发热者可给予物理降温或药物降温。头痛严重者可酌情给予镇痛剂。高颅压者应及时静脉滴注 20% 甘露醇等降低颅内压,酌情腰椎穿刺抽取适量脑脊液以缓解高颅压。眼部受累者应予眼科治疗(激光治疗或手术治疗)。

2. **糖皮质激素** 可缩短头痛病程和减少腰穿次数,常口服泼尼松 (0.5~1mg/kg,q.12h.,最大量 60mg/d),重者可静脉用地塞米松,疗程 2 周。

3. **阿苯达唑** 需与泼尼松同用。7.5mg/kg,q.12h.,口服 14 天。

【预防】

1. **个人防护** 在流行区应尽量避免生食或半生食转续宿主(鱼、虾、蟹、蛙及蛇等)的肉;被螺及软体动物爬过的蔬菜,食用前必须充分洗净;不吃生菜;不喝生水。

2. **控制传播** 食品管理部门要加强对螺类食物的监管。防止在加工螺类过程中受感染。加强灭鼠工作,以控制传染源。

➢ **附:广州管圆线虫病的诊治流程图**

临床表现:
1)发热;头痛;精神异常等;眼病;肺炎
2)脑膜刺激征;脑神经损伤
流行病学: 生食或半生食受染螺类、蛙、鱼、虾、蛇等;生食被幼虫污染的蔬菜、瓜果或喝生水

↓

1)血常规:嗜酸性粒细胞明显增多
2)脑脊液:白细胞计数升高,嗜酸性粒细胞明显增多
3)影像学检查:头颅和/或胸部发现病灶
4)眼底检查:后期可见视神经盘水肿、视网膜静脉扩张及出血等
5)脑脊液或组织镜检找病原体;特异性抗原及抗体检测阳性

↓

1)对症治疗:退热;镇痛;降颅压(脱水剂,腰穿);眼科治疗
2)激素:泼尼松0.5~1mg/kg,q.12h.,最大量60mg/d;重者:静脉用地塞米松,疗程2周
3)阿苯达唑:需与激素同用。7.5mg/kg,q.12h.,连服14d

(舒 敏)

第十四节　带绦虫病和囊尾蚴病

一、带绦虫病

【概述】

带绦虫病(taeniasis)是猪带绦虫或牛带绦虫的成虫寄生于人体小肠所致的寄生虫病。临床上可有轻微消化道症状,大便中有白色带状节片排出。

【病因和流行病学特征】

带绦虫为雌雄同体。在我国,感染人的带绦虫有猪带绦虫(*taenia solium*,又称链状带绦虫)和牛带绦虫(*taenia saginata*,又称肥胖带绦虫)。人为猪带绦虫和牛带绦虫终宿主,成虫寄生于人的小肠,虫卵和妊娠节片随粪便排出体外,经污染的蔬菜等进入猪或牛的肠道而发育成为钩蚴,钩蚴穿过肠壁进入横纹肌内,发育为囊尾蚴,人通过生食或半生食含有活的囊尾蚴的猪肉或牛肉而被感染。囊尾蚴进入人体后,在小肠内逐渐分裂形成体节后,经过 2~3 个月发育为成虫,成虫在人体内可成活 10~20 年,成虫的虫体脱节,节片和虫卵随大便从肛门排出体外。牛带绦虫活动力较强,成虫虫体脱节后可主动从肛门逸出。带绦虫病的流行与饮食习惯有密切关系,喜食生肉的地区感染率高。猪带绦虫病主要散发于华北、东北、内蒙古及西北一带,地方性流行区见于云南。牛带绦虫病在我国西南各省及西藏、内蒙古及新疆等少数民族地区有地方性流行。

【诊断】

1. **流行病学史**　有进食生或未熟的猪肉或牛肉史;或与带绦虫病患者有密切接触史;或有粪便中或肛门外发现白色带状节片样虫体史。

2. **临床表现**　潜伏期约 2~3 个月。可无症状或症状轻微。最具特征性的临床表现是发现大便中白色虫体节片,猪带绦虫病可表现为间歇性地随粪便排出节片,牛带绦虫表现为肛门自发排出节片,有时伴肛门部位瘙痒。少数患儿有恶心、厌食、腹部隐痛、腹泻、体重减轻及荨麻疹等症状。偶尔因成虫缠绕,可引起肠梗阻。因孕节活动,偶可引起阑尾炎和胆总管炎等。

3. **实验室检查** 部分患者外周血嗜酸性粒细胞轻度增高。

4. **病原学检查**

(1) 粪便检查:肛门溢出节片或粪便检查出虫卵和节片。采用重复和浓缩法可提高检出阳性率。采取肛拭子检查牛带绦虫的虫卵阳性率较高。猪带绦虫与牛带绦虫的虫卵形态相同,可从节片和头片的形态上加以区别。

(2) 免疫学检查:

1) 粪抗原检测:人粪便中排出的绦虫代谢物、分泌物、节片及虫卵等虫体组织,统称粪抗原,在绦虫感染后不久即可持续检出粪抗原,驱虫治疗后消失。阳性可协助诊断。

2) 特异性抗体:检测血清抗虫体特异性抗体有助于绦虫病感染或寄生的诊断,但抗体存在时间较长,不能区分现症感染与既往感染。

【治疗】

主要为抗寄生虫药物治疗。

1. **吡喹酮** 是根除绦虫成虫的高效药物,剂量为 5~10mg/kg,顿服,1 小时后服泻药,若治疗后 1 周时肛门或粪便中还有节片,可 10 天后再次治疗。

2. **氯硝柳胺(niclosamide)** 仅对成虫有致死作用。在治疗猪带绦虫病时,存在虫体释出成熟虫卵发生囊虫病的危险,应先服止吐药,并服泻药使死亡节片迅速排出。剂量:单次口服剂量为 50mg/kg,儿童最大剂量 2g。

【预防】

1. **控制传染源** 治疗患者和带虫者。

2. **阻断传播** 避免吃生或半生的猪肉和牛肉。加强肉类检查;不准出售有囊蚴的猪肉和牛肉;做好粪便管理;加强猪和牛管理,防止牲畜受带绦虫感染。

二、囊尾蚴病

【概述】

囊尾蚴病(cysticercosis),俗称囊虫病,是猪带绦虫的幼虫即囊尾蚴寄生于人体组织如皮下组织、肌肉、眼和中枢神经系统等部位所引起的疾病。

【病因和流行病学特征】

人是猪带绦虫的终宿主,同时也是中间宿主,人若吞食猪带绦虫的虫卵,在小肠内发育为幼虫,穿过肠壁,进入血液循环而散布全身,可在皮下及肌肉、脑和眼等组织内形成囊尾蚴。人可通过生食或半生食被感染猪的内脏而食入虫卵受染,或通过猪带绦虫病患者的自体感染,即自身排出粪便中的虫卵带入口内再次感染,或因呕吐返胃,使肠内虫卵返入胃或十二指肠,而孵出囊尾蚴感染。也可通过饮入或食入含有猪带绦虫虫卵污染的水或食物而感染。囊虫可在人体内成活数年到数十年。人不是牛带绦虫的适宜中间宿主,故牛带绦虫的幼虫不引起人囊尾蚴病。囊尾蚴病的流行病学特征与猪带绦虫病相同。

【诊断】

1. **流行病学史**　有猪带绦虫病和囊尾蚴病流行区旅居史,或有猪带绦虫病史(粪便排出白色节片),或有与猪带绦虫病患者的密切接触史。

2. **临床表现**　潜伏期:3个月至数年。

(1) 脑囊尾蚴病:癫痫发作、颅压增高及精神症状是三大主要症状;其他可有头痛、头晕、呕吐、神志不清、失语、肢体麻木、局部抽搐、听力障碍、精神障碍、痴呆、偏瘫及失明等。

(2) 皮下及肌肉囊尾蚴病:约2/3囊尾蚴病患者有皮下或肌肉内结节,多位于躯干、头、颈、上肢及大腿上端,直径约0.5~2.0cm,无压痛,与周围组织无粘连,数目不等(1个到数百个),多分批出现,可自动消失。可有肌酸痛无力、发胀、发麻或假性肥大。

(3) 眼囊尾蚴病:多为单眼,可表现为视力障碍、反复眼痛及复视,常可见虫体蠕动。囊尾蚴一旦死亡可造成玻璃体浑浊、视网膜脱离及视神经萎缩。可并发白内障,继发青光眼等可致眼球萎缩而失明。

3. 实验室和辅助检查

(1) 血常规:部分患者嗜酸性粒细胞轻度增高。

(2) 脑脊液检查:在脑囊尾蚴病时,脑脊液的细胞数和蛋白可轻度增加,糖和氯化物正常或略低。

(3) 检眼镜检查:有助于眼囊尾蚴病的诊断。

(4) 影像学检查:①超声:皮下及肌肉内结节显示囊尾蚴典型征象;眼囊尾蚴病可见眼内圆形或卵圆形囊尾蚴。②脑部 CT 或 MRI:90% 以上脑囊尾蚴病患者 CT 可见单发或多发圆形或卵圆形密度减低区或增高区或钙化。MRI 可鉴别囊尾蚴的死活,并有利于发现脑室内及脑室孔部位的病变。

4. 病原学检查

(1) 虫卵和节片:粪便检查可见带绦虫卵和节片,可作为间接证据。

(2) 囊尾蚴:手术摘除结节经压片或囊尾蚴孵化试验,检出囊尾蚴有确诊意义。

(3) 病理检查:皮下或肌内结节或手术摘除结节病理检查发现囊尾蚴。

(4) 特异性抗体:血清或脑脊液中抗囊尾蚴抗体阳性,有助于诊断。单一实质损害时,血清抗体常为阴性,但在多发损害中常为阳性。

【鉴别诊断】

1. 皮下及肌肉囊尾蚴结节的鉴别诊断

(1) 多发性神经纤维瘤:有阳性家族史,皮肤有浅棕色斑点,结节呈串珠样沿神经干走向分布,活组织检查可确诊。

(2) 脂肪瘤:有家族史,瘤体质软,分叶状,常呈对称性,可有巨大型,活检组织病理检查可确诊。

2. 脑囊尾蚴病的鉴别诊断

(1) 原发性癫痫:常有阳性家族史,颅脑 CT 或 MRI 无阳性发现,脑电图有异常癫痫波发放。脑囊尾蚴病常有绦虫病史和皮下及肌肉结节,免疫学检查及病原学检查可确诊。

(2) 颅内肿瘤:临床表现相似,主要通过头部 CT 或 MRI 检查帮助鉴别。

(3) 结核性脑膜炎:脑脊液蛋白明显增高,细胞数中等增高,糖和氯化物明显降低,脑脊液涂片或培养或核酸检查可发现结核分枝杆菌,颅脑 CT 显示颅底脑膜炎、脑积水及血管炎等表现也有助于鉴别。

【治疗】

包括抗寄生虫药物治疗、对症治疗和手术治疗。应结合囊尾蚴的部位、数量和活力等因素选择治疗方法,强调个体化治疗。对无生活力的囊蚴病以对症治疗为主。有癫痫发作时,应先控制癫痫发作,可采用苯妥英、卡马西平及左乙拉西坦等;有脑水肿或颅压增高者需先降颅压,如脱水剂和地塞米松(每天 0.2~0.4mg/kg)治疗;脑积水者可考虑手术治疗。

1. **脑囊尾蚴病的治疗**

(1) 1~2 个有活力囊尾蚴患者的治疗:阿苯达唑 7.5mg/kg,b.i.d.,最大量 1 200mg/d;或吡喹酮 50mg/(kg·d),分 3 次服,疗程 10~14 天。在驱虫治疗启动前至少 1 天就应开始糖皮质激素治疗:泼尼松 1mg/(kg·d)或地塞米松 0.1mg/(kg·d),持续至停用驱虫药物后快速减停,以减轻死虫所致炎症反应。

(2) >2 个有活力囊尾蚴患者的治疗:采用阿苯达唑和吡喹酮联合治疗,加糖皮质激素治疗。剂量、疗法和疗程同上。

2. **眼囊尾蚴病的治疗** 方法是手术摘取虫体,或对症治疗。

3. **其他部位囊尾蚴病的治疗** 脊髓部位的囊尾蚴病常不行驱虫治疗,以免加重炎症反应。

➢ **附:带绦虫病的诊治流程图**

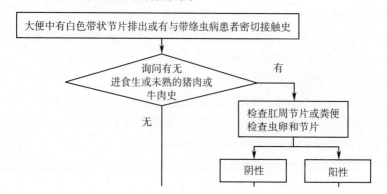

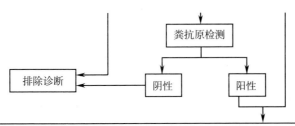

1）吡喹酮：5~10mg/kg，顿服，1h后服泻药。若治疗后1周时肛门或粪便中还有节片，可10d后再次治疗
2）氯硝柳胺：50mg/kg，顿服。治疗猪带绦虫病时应先服止吐药，并服泻药

> ➤ 附：囊尾蚴病的诊治流程图

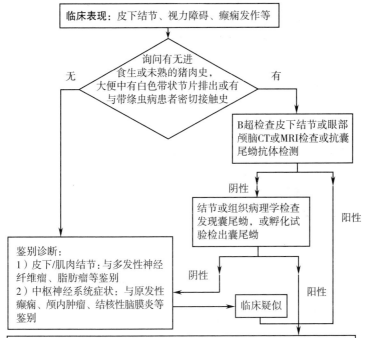

脑囊尾蚴病：阿苯达唑（7.5mg/kg，b.i.d.），或吡喹酮（每天50mg/kg），>2个有活力囊尾蚴患者需联合使用，疗程10~14d。驱虫治疗前至少1d开始激素治疗（每天泼尼松1mg/kg或地塞米松0.1mg/kg，持续至停用驱虫药物后快速减停）
眼囊尾蚴病：手术摘取虫体，或对症治疗
脊髓囊尾蚴病：常不行驱虫治疗

（万朝敏）

第十五节 包 虫 病

【概述】

包虫病（hydatid disease）是棘球绦虫的中绦期幼虫所致的人兽共患性寄生虫病，又称棘球蚴病（echinococcosis）。在我国流行的主要是细粒棘球蚴引起的囊型包虫病和多房棘球蚴引起的泡型包虫病。临床上以慢性消耗为主，以肝包虫病最多见，也可累及其他器官。

【病因和流行病学特征】

囊型包虫病的病原体为细粒棘球绦虫（*Echinococcus granulosu*）的幼虫，泡型包虫病的病原体为多房棘球绦虫（*Echinococcus multilocularis*）的幼虫。细粒棘球绦虫的成虫主要寄生于犬科食肉动物的小肠上段，羊、牛、骆驼等动物和人是主要中间宿主。多房棘球绦虫的成虫主要寄生于狐、狗、狼和猫等；鼠类为主要中间宿主，人类可被虫卵感染，但并非适宜的中间宿主。细粒棘球绦虫或多房棘球绦虫的孕节或虫卵经污染动物皮毛、牧场、畜舍、蔬菜、土壤和水源等，被中间宿主吞食后在肠内孵出，钻入肠壁，经血液循环至全身各处，分别发育成棘球蚴和泡球蚴，即包虫囊肿，分别引起囊型包虫病（囊型棘球蚴病）和泡型包虫病（泡型棘球蚴病）。

狗是主要传染源。人主要通过与狗的密切接触，经口摄入虫卵而被感染。大多在儿童期感染，在青少年和成人期发病。我国以囊型包虫病为主，囊型包虫病高发流行区在高山草甸地区及气候寒冷、干旱少雨的牧区及半农半牧区，以新疆、青海、甘肃、宁夏、西藏、内蒙古、云南及四川北部等地较为严重。泡型包虫病较少见，我国在新疆、青海、宁夏、甘肃和四川等地有病例报道。

【诊断】

1. **流行病学史** 来自流行区或曾到过疫区，有羊或狗等的接触史。

2. **临床表现** 潜伏期 1~30 年。

（1）囊型包虫病：

1）肝囊型：占 80%~85%。早期无自觉症状，常在影像学检查中发现。可有肝区隐痛、消化不良、消瘦及贫血。体检有肝大和上腹部包块。肝功能多正常。

2）脑和眼包虫病：在虫体较小时就可有症状，儿童多数为脑和眼包虫病。脑包虫病主要表现为癫痫发作和高颅压。

3）其他部位包虫病：①肺部：以右肺下叶多见，有干咳、气促、胸痛、胸闷及咯血等。②骨骼：多见于骨盆、锥体和长骨干骺端，可有骨质破坏或骨折。

4）过敏反应：包囊破裂所致。常见荨麻疹、哮喘发作及血管神经性水肿。严重者可发生过敏性休克。

（2）泡型包虫病：泡球蚴主要寄生在肝脏，亦可扩散和转移而累及肺和脑等器官。肝病变的表现类似肝癌，有肝区痛和压迫或坠胀感，可伴有腹痛、黄疸、消化不良及门静脉高压等。体检有肝大或右上腹肿块，质地硬伴有结节感。几乎都有肝功能异常。晚期患者有恶病质。病程长达 1~5 年或更长。

3. **实验室及辅助检查**

（1）血常规：白细胞计数大多正常，有继发感染时白细胞总数及中性粒细胞比例增高。部分患者外周血嗜酸性粒细胞增高。

（2）影像学检查：①超声：棘球蚴囊肿的超声图像很具特征性，囊肿与正常组织界限分明，外壁光滑，内壁回声不规整等。②X 线、CT 或 MRI：可见棘球蚴病的基本特征改变。

4. **病原学检查**

（1）病原检查：在手术活检组织、切除病灶或肝包囊破入的相应部位如腹腔积液、胸腔积液、尿、粪及痰中检出棘球蚴的囊壁和碎片及原头蚴。

（2）免疫学检查：①特异性抗原：用双抗体夹心 ELISA 法等检测循环抗原或循环免疫复合物，阳性有助于诊断。②特异性抗体：用 ELISA 法或 PVC 薄膜快速 ELISA 法检测特异性 IgG 抗体，可协助诊断。

【鉴别诊断】

1. **肝囊肿** 可长期存在，无临床症状，肝脏影像学检查显示囊壁较薄。

2. **细菌性肝脓肿** 除肝区疼痛外,有高热、寒战等全身中毒症状,外周血白细胞数和 C 反应蛋白明显升高。

3. **肿瘤性疾病** 脑部和眼部棘球蚴病应与相应部位的肿瘤性疾病鉴别,可通过影像学检查和病理活检相鉴别。

【治疗】

基于包虫囊肿的大小、部位和类型制订个体化治疗方案。

1. **介入治疗** 使用 PAIR 技术(percutaneous aspiration injection re-aspiration drainage),在 CT 引导下经皮穿刺抽吸囊液,然后灌注高渗盐水,再吸出囊液。

2. **手术治疗** 对于大囊肿(10cm 以上)、合并感染及眼和脑部包虫囊肿,手术切除病变部位是临床首选的治疗方法,在切除时应防止外漏。囊型包虫病首选外科根治术。泡型包虫病就诊时大多病变已较广泛,因其对阿苯达唑的疗效并不确定,唯一可靠的治疗仍然是广泛手术切除病灶。

3. **药物治疗**

(1) 囊型包虫病的治疗:①单用阿苯达唑:5~7.5mg/kg,b.i.d.,最大量 800mg/d,与食物同服,连续服药 1~6 个月或更长或多疗程治疗(4 周为 1 个疗程,间隔期为 2 周,共需 6~10 个疗程);或者作为手术或 PAIR 治疗的辅助疗法,在外科治疗前 4~30 天启动阿苯达唑治疗,持续服用至术后至少 1 个月。甲苯达唑可作为替代用药选择,但在 PAIR 术后的用药时间需延至 3 个月。②糖皮质激素:在病原治疗期间同时使用,可用减轻水肿。

(2) 泡型包虫病的治疗:首选手术治疗。术后服用阿苯达唑:5~7.5mg/kg,b.i.d.,最大量 800mg/d,以减少复发。疗程不定(术后需要随访监测至少 2 年)。

【预防】

1. **控制传染源** 加强对家犬和牧犬的驱虫治疗,驱虫后的粪便要进行无害化处理。

2. **阻断传播** 不喝生水,不食生菜。儿童应避免与狗密切接触;如果接触狗以后应洗手。应洗净与狗粪接触的蔬菜。严格执行肉食品卫生检测制度和动物检疫制度。

> 附:包虫病的诊治流程图

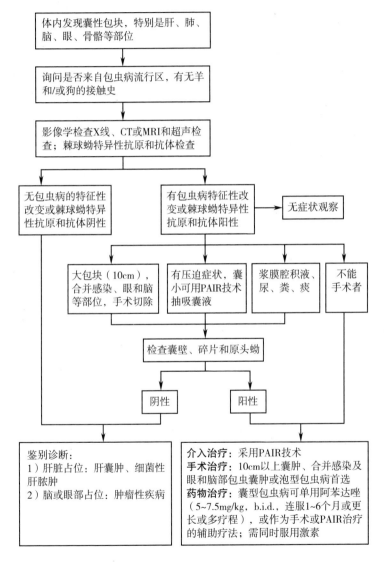

（万朝敏）

参考文献

1. 方峰,俞蕙.小儿传染病学.5版.北京:人民卫生出版社,2020:306-367.

2. CHERRY JD,HARRISON GJ,KAPLAN SL,et al. Feigin and Cherry's textbook of pediatric infectious diseases. 8th edition. Philadelphia:Elsevier,2019:2113-2270.

3. BRADLEY JS,NELSON JD. Nelson's pediatric antimicrobial therapy. 27th edition. Itasca:American Academy of Pediatrics,2021:192-216.

4. LALLOO DG,SHINGADIA D,BELL DJ,et al. UK malaria treatment guidelines 2016. J Infection,2016,72:635-649.

5. DAVID NG,HENRY FC,MICHAEL SS,et al. The SANFORD guide to antimicrobial therapy. 50th ed. Sperryville:Antimicrobial Therapy,Inc,2020:160-177.

6. 何礼贤,肖长红,陆权,等.国家抗微生物治疗指南.2版.北京:人民卫生出版社,2017:41-50.

7. 中华人民共和国卫生行业标准.黑热病诊断标准 WS258-2006.

8. 中华人民共和国卫生行业标准.华支睾吸虫病诊断标准 WS309-2009.

9. 中华人民共和国卫生行业标准.并殖吸虫病的诊断标准 WS380-2012.

10. 中华人民共和国卫生行业标准.囊尾蚴病的诊断标准 WS381-2012.

11. 中华人民共和国卫生行业标准.包虫病的诊断标准 WS257-2006.

附　录

附录1　我国需要报告的法定传染病一览表

分类	疾病
甲类	鼠疫、霍乱
乙类	传染性非典型肺炎、艾滋病、病毒性肝炎、脊髓灰质炎、人感染高致病性禽流感、甲型H1N1流感、麻疹、流行性出血热、狂犬病、流行性乙型脑炎、登革热、炭疽、痢疾、肺结核、伤寒、流行性脑脊髓膜炎、百日咳、白喉、新生儿破伤风、猩红热、布鲁氏菌病、淋病、梅毒、钩端螺旋体病、血吸虫病、疟疾、人感染H7N9禽流感
丙类	流行性感冒、流行性腮腺炎、风疹、急性出血性结膜炎、麻风病、流行性和地方性斑疹伤寒、黑热病、包虫病、丝虫病、除霍乱、细菌性和阿米巴性痢疾、伤寒和副伤寒以外的感染性腹泻、手足口病

附录2　中华人民共和国传染病报告卡

卡片编号：_____　　　报卡类别：1. 初次报告 2. 订正报告

姓名 *：_____（患儿家长姓名：_____）
有效证件号 *：□□□□□□□□□□□□□□□□□□
性别 *：□男　□女
出生日期 *：_____年___月___日(如出生日期不详，实足年龄：_____年龄单位：□岁　□月　□天)
工作单位(学校)：_____　　联系电话：_____
患者属于 *：□本县区　□本市其他县区　□本省其他地市　□外省
　　　　　□港澳台　□外籍

现住址(详填)*：_____省_____市_____县(区)_____乡(镇、街道)_____村_____(门牌号)

人群分类 *：
□幼托儿童、□散居儿童、□学生(大中小学)、□教师、□保育员及保姆、□餐饮食品业、□商业服务、□医务人员、□工人、□民工、□农民、□牧民、□渔(船)民、□干部职员、□离退人员、□家务及待业、□其他(　　　　　　)、□不详

病例分类 *：(1) □疑似病例、□临床诊断病例、□确诊病例、□病原携带者
　　　　　　(2) □急性、□慢性(乙型肝炎 *、血吸虫病 *、丙肝)
发病日期 *：_____年____月____日
诊断时间 *：_____年____月____日____时
死亡日期：_____年____月____日

甲类传染病 *：
□鼠疫、□霍乱

乙类传染病 *：
□传染性非典型肺炎、艾滋病(□艾滋病患者、□ HIV)、病毒性肝炎(□甲型、□乙型、□丙型、□丁型、□戊型、□未分型)、□脊髓灰质炎、□人感染高致病性禽流感、□麻疹、□流行性出血热、□狂犬病、□流行性乙型脑炎、□登革热、炭疽(□肺炭疽、□皮肤炭疽、□未分型)、痢疾(□细菌性、□阿米巴性)、肺结核(□利福平耐药、□涂阳、□仅培阳、□菌阴、□未痰检)、伤寒(□伤寒、□副伤寒)、□流行性脑脊髓膜炎、□百日咳、□白喉、□新生儿破伤风、□猩红热、□布鲁氏菌病、□淋病、梅毒(□Ⅰ期、□Ⅱ期、□Ⅲ期、□胎传、□隐性)、□钩端螺旋体病、□血吸虫病、疟疾(□间日疟、□恶性疟、□未分型)、□人感染 H7N9 禽流感

丙类传染病 *：
□流行性感冒、□流行性腮腺炎、□风疹、□急性出血性结膜炎、□麻风病、□流行性和地方性斑疹伤寒、□黑热病、□包虫病、□丝虫病、□除霍乱、细菌性和阿米巴性痢疾、伤寒和副伤寒以外的感染性腹泻病、□手足口病

其他法定管理以及重点监测传染病：

续表

订正病名： ＿＿＿＿＿＿＿	退卡原因： ＿＿＿＿＿＿＿＿＿
报告单位： ＿＿＿＿＿＿＿	联系电话： ＿＿＿＿＿＿＿＿＿
填卡医生 *： ＿＿＿＿＿＿＿	填卡日期 *： ＿＿＿年＿＿月＿＿日
备注：	

注:填卡说明

卡片编码:由报告单位自行编制填写。

姓名:填写患者或献血员的名字,姓名应该和身份证上的姓名一致。

家长姓名:14 岁及以下的患儿要求填写患者家长姓名。

有效证件号:必须填写有效证件号,包括居民身份证号、护照、军官证、居民健康卡、社会保障卡、新农合医疗卡。尚未获得身份识别号码的人员用特定编码标识。

性别:在相应的性别前划"√"。

出生日期:出生日期与年龄栏只要选择一栏填写即可,不必同时填报出生日期和年龄。

实足年龄:对出生日期不详的用户填写年龄。

年龄单位:对于新生儿和只有月龄的儿童,注意选择年龄单位为天或月。

工作单位(学校):填写患者的工作单位。学生、幼托儿童须详细填写所在学校及班级名称。

联系电话:填写患者的联系方式。

病例属于:在相应的类别前划"√",用于标识患者现住地址与就诊医院所在地区的关系。

现住地址:至少须详细填写到乡镇(街道)。现住址的填写,原则是指患者发病时的居住地,不是户籍所在地址。如患者不能提供本人现住地址,则填写报告单位地址。

职业:在相应的职业名前划"√"。

病例分类:在相应的类别前划"√"。

发病日期:本次发病日期;病原携带者填初检日期或就诊时间;采供血机构报告填写献血者采血日期。

诊断时间:本次诊断日期,需填写至小时;采供血机构填写确认实验的日期。

死亡日期:病例的死亡时间。

疾病名称:在作出诊断的病名前划"√"。

其他法定管理以及重点监测传染病:填写纳入报告管理的其他传染病病种名称。

订正病名:订正报告填写订正前的病名。

退卡原因:填写卡片填报不合格的原因。

报告单位:填写报告传染病的单位。

填卡医生:填写传染病报告卡的医生姓名。

填卡日期:填写本卡时的日期。

备注:用户可填写文字信息,如最终确诊非法定报告的传染病的病名等。诊断为耐多药肺结核或订正诊断为耐多药肺结核的患者在此栏补充填写"MDRTB"。报告卡带"*"部分为必填项目。

附录 3　常见急性传染病的潜伏期、隔离期和观察期

病名	潜伏期		隔离期	接触者观察期
	常见	最短至最长		
病毒性肝炎　甲型	30 天左右	15~45 天	自发病之日起共 3 周	密切接触者医学观察不少于 40 天
乙型	60~90 天	45~160 天	急性期隔离至病情稳定	急性肝炎密切接触者医学观察 45 天
丙型	56 天	30~180 天	同上	
戊型	36 天	15~70 天	自发病之日起不少于 30 天	密切接触者医学观察 60 天
脊髓灰质炎	7~14 天	4~35 天	自发病之日起不少于 40 天	集体机构儿童医学观察 20 天
伤寒	7~14 天	3~30 天	症状消失后每隔 5 天做粪培养，连续 2 次阴性	医学观察 25 天
副伤寒	8~10 天	2~15 天	同伤寒	医学观察 15 天
霍乱、副霍乱	1~3 天	数小时~7 天	症状消失后 6 天，并隔日做粪培养，连续 3 次阴性	医学观察 5 天，并大便培养 3 次阴性

续表

病名	潜伏期		隔离期	接触者观察期
	常见	最短至最长		
细菌性痢疾	1~2天	数小时~7天	症状消失后粪培养连续2次阴性	医学观察7天
阿米巴痢疾	7~14天	4天~1年	症状消失，大便连续3次无滋养体及包囊	不检疫
食物中毒			患者集中隔离，治疗至症状消失后	不检疫
沙门氏菌	18小时	4小时~3天		
葡萄球菌	2.5~3小时	0.5~6小时		
肉毒杆菌	12~36小时	2小时~10天		
嗜盐菌	6~20小时	1~99小时		
流感	1~3天	数小时~4天	症状消失或热退后2天	大流行期同集体机构人员检疫4天
麻疹	10天（被动免疫可延长至28天）	6~21天	出疹后5天，合并肺炎者延长至出疹后10天	易感者医学观察21天

续表

病名	潜伏期		隔离期	接触者观察期
	常见	最短至最长		
风疹	14~21 天	5~25 天	一般不需隔离，必要时隔离至出疹后 5 天	不检疫
水痘	14 天	10~21 天	全部结痂	医学观察 21 天
流行性腮腺炎	16~18 天	12~25 天	腮腺肿胀完全消退	医学观察 30 天
手足口病	3~5 天	2~14 天	发病后 14 天	集体机构儿童检疫 10 天
猩红热	2~4 天	1~7 天	有效抗菌药物治疗后至少 24 小时	医学观察 7 天
白喉	2~4 天	1~7 天	症状消失后 14 天或喉试子培养 2 次阴性	医学观察 7 天
百日咳	7~14 天	5~21 天	有效抗菌药物治疗后 5 天或痉咳后 21 天	医学观察 21 天
流行性脑脊髓膜炎	2~3 天	1~10 天	症状消失后 3 天或病后 7 天	医学观察 7 天
流行性乙型脑炎	10~14 天	4~21 天	体温正常者隔离在防蚊室内	不检疫

病名	潜伏期		隔离期	接触者观察期
	常见	最短至最长		
流行性斑疹伤寒	10~12天	5~23天	彻底灭虱或体温正常12天	彻底灭虱,医学观察21天
肾综合征出血热	7~14天	4~60天	急性症状消失	不检疫
狂犬病	1年以内	4天~19年	症状消失	不检疫,被可疑狂犬咬伤后注射疫苗
布鲁菌病	14~21天	3天~1年以上	症状消失	不检疫
鼠疫 腺鼠疫	2~5天	2~8天	至淋症状消散	医学观察9天,预防接种或注射血清者检疫12天
鼠疫 肺鼠疫	1~3天	原发感染数小时~6天;预防接种者可长达9-12天	症状消失后每隔3天做痰培养,连续3次阴性	同上
炭疽	不超过2周	皮肤炭疽1~5天;肺炭疽12小时~数月;肠炭疽1天	症状消失,细菌学检查2次阴性	医学观察12天

病名	潜伏期			隔离期	接触者观察期
	常见	最短至最长			
钩端螺旋体	7~14 天	2~28 天		症状消失,痊愈	不检疫
回归热	7~8 天	2~14 天		彻底灭虱或体温正常 12 天	彻底灭虱,医学观察 15 天
疟疾					
恶性疟	12 天	9~16 天		不隔离	不检疫
间日疟	10~12 天	10~20 天		住室内应防蚊、灭蚊	
卵形疟	13~15 天	(长潜伏期原虫可达6个月以上)			
三日疟	14~25 天	14~45 天			
登革热	5~8 天	2~15 天		在有防蚊设施的室内至病后 7 天	不检疫

附录 4　常见传染病的隔离和消毒方法

顺序	消毒对象	消毒方法			灭菌方法	备注
		预防性消毒	疫源地消毒与医院消毒			
			一般传染病疫源地	病毒性肝炎		
1	患者吐泻物,分泌物(如粪,尿,呕吐物,痰液等)		①1份粪便或粪尿混合物加1/20份漂白粉(100ml粪尿混合物加漂白粉5g)充分搅匀消毒1h ②10%漂白粉澄清液与吐泻物等量,充分搅匀加盖消毒1h ③尿:100ml尿液加漂白粉1g,充分搅匀,消毒1h	①1份粪便或粪尿混合物加1/5份漂白粉(100ml粪便加漂白粉20g),充分搅匀,消毒2h ②尿:100ml尿液加漂白粉3g,充分搅匀,消毒2h		

续表

顺序	消毒对象	消毒方法			灭菌方法	备注
		预防性消毒	疫源地消毒与医院消毒			
			一般传染病疫源地	病毒性肝炎		
2	生活污水	余氯量为 4~5mg/L	①10 000ml污水加漂白粉 2g(有效氯含量为70mg/m³)消毒 1h ②0.005%液氯消毒 1h ③10 000ml污水加次氯酸钠 5ml,消毒 1h ④余氯量 4~5mg/L	①10 000ml污水加漂白粉 4g消毒 1.5h(有效氯含量 140mg/m³) ②0.01%液氯消毒 1.5h ③10 000ml污水加次氯酸钠 10ml,消毒 1.5h ④余氯量 10mg/L		①化粪池沉底粪便先用 20%漂白粉充分搅匀,消毒 2h后排放 ②污水加氯量应据污水加氯后污水中余氯含量适当增减 ③余氯量:结核病污水 6~8mg/L
3	盛装吐污物的容器、痰盂、玻璃杯、氧气湿化瓶、吸引瓶等	①煮沸 10min ②0.2%过氧乙酸浸泡 30min ③1 000mg/L有效氯浸泡 30min	①煮沸 10min ②0.5%过氧乙酸浸泡 30min ③1 000mg/L有效氯浸泡 30min	①煮沸 20min ②0.5%过氧乙酸浸泡 1h ③2 000mg/L有效氯浸泡 1h		马桶可用消毒液反复洗擦;过氧乙酸每天更换,含氯消毒剂 3天更换 1次

续表

顺序	消毒对象	消毒方法			灭菌方法	备注
		预防性消毒	疫源地消毒与医院消毒			
			一般传染病疫源地	病毒性肝炎		
4	食具、饮具、奶具、熟食具、压舌板和剩余食物、杯	①煮沸10min ②0.2%过氧乙酸浸泡30min ③含250mg/L有效碘伏浸泡30min ④250mg/L有效氯浸泡30min	①煮沸10min ②0.5%过氧乙酸浸泡30min ③含500mg/L有效碘伏浸泡30min ④500mg/L有效氯浸泡30min	①煮沸20min ②0.5%过氧乙酸浸泡1h ③含1000mg/L有效碘伏浸泡1h ④1000mg/L有效氯浸泡1h		煮沸时可放2%苏打或肥皂液增强效果,时间从水沸腾时算起,消毒物全部浸在水中;碘伏消毒时发现颜色变浅应及时更换
5	房屋(厕所)地面、墙壁、门面、家具及运送患者的工具等	①0.2%过氧乙酸喷雾或洗擦 ②500mg/L有效氯喷雾或洗擦	①0.5%过氧乙酸喷雾或洗擦 ②1000mg/L有效氯喷雾或洗擦	①0.5%过氧乙酸喷雾或洗擦 ②2000mg/L有效氯喷雾或洗擦		喷雾消毒时要求物品表面湿透均匀;墙壁一般喷至2m高即可

顺序	消毒对象	消毒方法			灭菌方法	备注
		预防性消毒	疫源地消毒与医院消毒			
			一般传染病疫源地	病毒性肝炎		
6	衣服、被褥、玩具、尿布等	①煮沸 10min 0.2%过氧乙酸浸泡 30min ②尿布用开水泡，玩具可用 0.5%次氯酸钠浸泡 30min	①煮沸 10min 0.5%过氧乙酸浸泡 30min ②甲醛熏蒸消毒 >6h ③环氧乙烷消毒 >6h ④医院婴儿室尿布用压力蒸汽消毒 15min	①煮沸 20min 0.5%过氧乙酸浸泡 1h ②甲醛熏蒸消毒 12h ③环氧乙烷消毒 12h ④压力蒸汽消毒 30min		床上用品可用左述消毒液喷雾消毒后日光暴晒。甲醛消毒时，物品要悬挂不可扎紧
7	皮毛、羽毛	①蒸汽 100℃消毒 20min ②环氧乙烷消毒 6h	①蒸汽 100℃消毒 20min ②环氧乙烷消毒 6h	①蒸汽 100℃消毒 30min ②环氧乙烷消毒 12h		
8	书报、信件、钱币、化验单、饭菜票等	①甲醛消毒 6h ②微波照射 4min	①甲醛消毒 6h ②环氧乙烷消毒 6h ③微波照射 4min	①甲醛消毒 12h ②环氧乙烷消毒 12h ③微波照射 7h		物品分开堆放，不要扎紧微波功率>500W，消毒物品必须用湿布包裹

续表

顺序	消毒对象	消毒方法				备注
		预防性消毒	疫源地消毒与医院消毒		灭菌方法	
			一般传染病疫源地	病毒性肝炎		
9	手	①含 250mg/L 有效碘的碘伏洗刷 1min ②0.2% 过氧乙酸浸泡 1min	①含 250mg/L 有效碘的碘伏洗刷 2min ②0.2% 过氧乙酸浸泡 2min	①含 1 000mg/L 有效碘的碘伏洗刷 2min ②0.2% 过氧乙酸浸泡 2min		消毒后最好用流动水冲洗； 外科手术及注射部位皮肤消毒用 5 000mg/L 有效碘伏涂擦 2 次,作用 2min
10	体温表	①1% 过氧乙酸浸泡 5min 后,更换同前新消毒液再次浸泡 30min,二次处理 ②含 1 000mg/L 有效碘的碘伏浸泡 30min ③1 000mg/L 有效氯浸泡 30min				应先用棉球擦净体温表； 肛表与口表分放 不同容器消毒,须全部浸入液体内； 消毒后体温表应用冷开水或酒精洗擦干后使用

407

续表

顺序	消毒对象	消毒方法				备注
		预防性消毒	疫源地消毒与医院消毒		灭菌方法	
			一般传染病疫源地	病毒性肝炎		
11	试管、玻片、注射或抽血用橡皮条、针灸针、口腔科一般器械		①煮沸10min ②2%戊二醛泡消毒30min ③含250mg/L有效碘的碘伏消毒30min	①煮沸20min ②2%戊二醛浸泡消毒1h ③含1000mg/L有效碘的碘伏消毒1h	压力蒸汽121℃,>20min或126℃,>15min	尽量使用一次性用品;灭菌温度、时间可根据消毒对象选择
12	血压计、热水袋、冰袋、听诊器等	①0.5%过氧乙酸擦擦 ②250mg/L有效氯擦擦	①甲醛熏蒸6h ②0.5%过氧乙酸擦擦 ③环氧乙烷消毒6h	①甲醛消毒12h ②0.5%过氧乙酸擦擦 ③环氧乙烷消毒12h		
13	化验室测余标本、病理标本、手术肢体、垃圾、死者衣物及使用后一次性医疗用品		①焚毁 ②用1%漂白粉澄清液或漂白0.5%过氧乙酸或1000mg/L有效氯溶液浸湿,放置1h后倒弃 ③粪、尿、血块等剩余标本,按粪便消毒法处理或焚毁	①焚毁 ②3%漂白粉澄清液或0.5%过氧乙酸或2000mg/L有效氯溶液浸湿,放置2h后倒弃 ③粪、尿、血块等剩余标本,按粪便消毒法处理或焚毁		

续表

顺序	消毒对象	消毒方法			灭菌方法	备注
		预防性消毒	疫源地消毒与医院消毒			
			一般传染病疫源地	病毒性肝炎		
14	尸体、接尸车、停尸车	①0.2%过氧乙酸喷雾或擦拭 ②0.5%次氯酸钠喷雾或擦拭	①0.5%过氧乙酸喷雾或擦拭 ②1%次氯酸钠喷雾或擦拭			
15	透析器械				①2%戊二醛浸泡10h ②10%甲醛浸泡32h ③环氧乙烷24h	尽量使用一次性透析器械；消毒后使用前要用足够灭菌水冲洗
16	不耐热手术用器械、口镜等口腔科器械		2%戊二醛消毒30min	2%戊二醛消毒1h	2%戊二醛泡4~10h	消毒后使用前要用冷开水冲洗或用灭菌水冲洗

续表

顺序	消毒对象	消毒方法			灭菌方法	备注
		预防性消毒	疫源地消毒与医院消毒			
			一般传染病疫源地	病毒性肝炎		
17	手术器械、注射器、输液用具				压力蒸汽 121℃,>20min 或 126℃,>15min	据物品种类选择温度和时间;消毒体积不超过 30cm×30cm×25cm
18	内镜	2%戊二醛消毒 10~30min	2%戊二醛消毒 1h	①2%戊二醛消毒 1h ②环氧乙烷消毒 12h		连续使用时患者间隔消毒 10min;每天使用前和结束后消毒 30min;消毒后用冷开水冲洗

续表

顺序	消毒对象	消毒方法				备注
		预防性消毒	疫源地消毒与医院消毒		灭菌方法	
			一般传染病疫源地	病毒性肝炎		
19	托幼机构桌、椅、坐车、围栏、熟食台、营养室专用抹布等	①0.2%过氧乙酸擦擦或浸泡20min ②含250mg/L有效碘的碘伏擦擦或浸泡20min ③250mg/L有效氯擦擦或浸泡20min	①0.5%过氧乙酸擦或浸泡30min ②含500mg/L有效碘的碘伏擦或浸泡30min ③500mg/L有效氯擦或浸泡30min	①0.5%过氧乙酸擦擦或浸泡1h ②含1 000mg/L有效碘的碘伏擦或浸泡1h ③1 000mg/L有效氯擦或浸泡1h		
20	清洁用具	①0.2%过氧乙酸浸泡消毒30min ②500mg/L有效氯浸泡消毒30min	①0.5%过氧乙酸泡消毒30min ②1 000mg/L有效氯浸泡消毒30min	①0.5%过氧乙酸浸泡消毒1h ②2 000mg/L有效氯浸泡消毒1h		

续表

顺序	消毒对象	消毒方法			灭菌方法	备注
		预防性消毒	疫源地消毒			
			一般传染病疫源地	病毒性肝炎		
21	空气	①开窗通风每天2~3次 ②空气消毒剂喷雾(按使用说明)	①空气消毒剂喷雾(用量根据各产品使用说明) ②乳酸：每100立方米12ml加等量水,加热蒸发消毒30min ③甲醛：每立方米加水20ml,加热蒸发消毒2~4h ④紫外线照射：每立方米1.5W,消毒1h			喷雾消毒应选择雾滴较小的喷雾器; 紫外线灯管的功率应≥70W·s/cm²

注:(1) 消毒药物标准含量:①过氧乙酸≥18%;②漂白粉有效氯≥25%;③碘伏有效碘≥0.5%;④次氯酸钠有效氯10%;⑤甲醛溶液含甲醛36%~40%。

(2) 呼吸道传染病如白喉、流感等消毒方法可参照一般传染病疫源地消毒方法处理。

(3) 甲醛熏蒸物品消毒方法:①加热法:按每立方米用甲醛80ml与等量水混合后倒在容器皿内加热蒸发;②氧化法:用甲醛80ml/m³加水40ml和高锰酸钾40g(或漂白粉60g)进行氧化消毒。先将氧化剂高锰酸钾或漂白粉倒入盆内,加水拌成糊状,然后将甲醛倒入,加水搅成糊状,要悬挂。

(4) 环氧乙烷消毒法:按每立方米用环氧乙烷0.4~0.8g计算,消毒6小时或12小时,被消毒物品不能重叠。投药时注意安全,周围不能有火种。

(5) 经戊二醛消毒后物品必须用无菌蒸馏水冲洗后方可使用,浸泡炭钢类物品时还应加入0.5%亚硝酸钠作为防锈剂。

(俞 意)

附录 5　国家免疫规划疫苗儿童免疫程序表（2021 年版）

可预防疾病	疫苗种类	接种途径	剂量	英文缩写	出生	1个月	2个月	3个月	4个月	5个月	6个月	8个月	9个月	18个月	2岁	3岁	4岁	5岁	6岁
乙型病毒性肝炎	乙肝疫苗	肌内注射	10 或 20μg	HepB	1	2					3								
结核病¹	卡介苗	皮内注射	0.1ml	BCG	1														
脊髓灰质炎	脊灰灭活疫苗	肌内注射	0.5ml	IPV			1	2											
	二价脊灰减毒活疫苗	口服	1粒或2滴	bOPV					3								4		
百日咳、白喉、破伤风	百白破疫苗	肌内注射	0.5ml	DTaP				1	2	3				4					
	白破疫苗	肌内注射	0.5ml	DT															5

413

续表

可预防疾病	疫苗种类	接种途径	剂量	英文缩写	出生	1个月	2个月	3个月	4个月	5个月	6个月	8个月	9个月	18个月	2岁	3岁	4岁	5岁	6岁
												接种年龄							
麻疹、风疹、流行性腮腺炎	麻腮风疫苗	皮下注射	0.5ml	MMR								1		2					
流行性乙型脑炎[2]	乙脑减毒活疫苗	皮下注射	0.5ml	JE-L								1			2				
	乙脑灭活疫苗	肌内注射	0.5ml	JE-I								1、2			3				4
流行性脑脊髓膜炎	A群流脑多糖疫苗	皮下注射	0.5ml	MPSV-A							1		2						
	A+C群流脑多糖疫苗	皮下注射	0.5ml	MPSV-AC												3			4

可预防疾病	疫苗种类	接种途径	剂量	英文缩写	接种年龄															
					出生	1个月	2个月	3个月	4个月	5个月	6个月	8个月	9个月	18个月	2岁	3岁	4岁	5岁	6岁
甲型病毒性肝炎³	甲肝减毒活疫苗	皮下注射	0.5ml 或1ml	HepA-L										1					
	甲肝灭活疫苗	肌内注射	0.5ml	HepA-I										1	2				

注:¹主要指结核性脑膜炎和粟粒性肺结核等重症结核病。²选择乙脑减毒活疫苗接种时,采用两剂次接种程序。选择乙脑灭活疫苗接种时,采用四剂次接种程序;乙脑灭活疫苗第1,2剂间隔7~10天。³选择甲肝减毒活疫苗接种时,采用一剂次接种程序。选择甲肝灭活疫苗接种时,采用两剂次接种程序。

(俞　意)

国家卫生健康委员会"十三五"规划教材

全国高等职业教育教材

供护理、助产专业用

营养与膳食

第 4 版

全国高等职业教育教材